JAMT技術教本シリーズ

臨床検査技師のための臨床研究・治験ハンドブック

監修 一般社団法人 日本臨床衛生検査技師会

じほう

JAMT 技術教本シリーズについて

　本シリーズは，臨床検査に携わる国家資格者が，医療現場や検査現場における標準的な必要知識をわかりやすく参照でき，実際の業務に活かせるように，との意図をもって発刊されるものです。

　今日，臨床検査技師の職能は，医学・医療の進歩に伴い高度化・専門化するだけでなく，担当すべき業務範囲の拡大により，新たな学習と習得を通じた多能化も求められています。

　"検査技師による検査技師のための実務教本"となるよう，私たちの諸先輩が検査現場で積み上げた「匠の技術・ノウハウ」と最新情報を盛り込みながら，第一線で働く臨床検査技師が中心になって編集と執筆を担当しました。

　卒前・卒後教育は言うに及ばず，職場内ローテーションにより新たな担当業務に携わる際にも，本シリーズが大きな支えとなることを願うとともに，ベテランの検査技師が後進の教育を担当する場合にも活用しやすい内容となるよう配慮しています。さらには，各種の認定制度における基礎テキストとしての役割も有しています。

一般社団法人　日本臨床衛生検査技師会

本書の内容と特徴について

　新しい医療の開発に臨床研究は必須であり，臨床検査技師は検査技師としての役割のみならず，チーム医療の担い手としても様々な立場で臨床研究に関わっています。

　臨床研究の推進は我が国の課題であり，国を挙げて様々な施策が図られています。一方で，結果の信頼性の確保のため，医療者には臨床研究についての研修が求められています。医師や看護師等で臨床研究に関する教育が行われているように，臨床検査技師への臨床研究の教育の機会が必要です。

　本書は，臨床検査技師が検査技師として支援する場合，臨床研究の専門職（CRC，データマネジャーやスタディマネジャー等）として参画する場合，さらには自らが臨床研究を企画・実施する場合を含めて，臨床研究に関する基礎知識と，最新情報を習得できるよう，わかりやすくまとめました。

　臨床検査技師が研究に協力又は実施する場合，例えば検体を用いた研究を行う際に留意しなくてはいけない事項として，倫理委員会の承認を得ているか？患者さんのインフォームドコンセントはどうなっているか？等，最新のルールと正しい知識を理解しなければ意義ある研究に結び付きません。また，研究毎に，特有の検体管理や精度管理が必要となる場合もあり，この点の取り扱いも示しました。

　本書を全ての医療機関・検査受託機関の検査部門責任者や検査技師の教本としていただくとともに，臨床研究の関係者や臨床検査技師の業務拡大に興味ある方々，臨床研究関連事業での参考図書として広く活用いただくことを願っています。

「臨床検査技師のための臨床研究・治験ハンドブック」編集部会

編集委員および執筆者一覧

●編集委員

笠井 宏委	京都大学医学部附属病院　臨床研究総合センター
河野 健一*	先端医療振興財団　臨床研究情報センター
中島 文晴	株式会社あすも臨床薬理研究所
東影 明人	岡山大学病院　医療技術部
岡田 健	日本臨床衛生検査技師会
小郷 正則	日本臨床衛生検査技師会

[*は委員長]

●執筆者

青江 佐佳恵	岡山大学病院　医療技術部
浅田 隆太	岐阜大学医学部附属病院　先端医療・臨床研究推進センター
池田 浩治	東北大学病院　臨床研究推進センター　開発推進部門
池田 律子	滋賀医科大学附属病院　臨床研究開発センター
岩田 隆紀	東京女子医科大学　先端生命医科学研究所
岡田 健	岡山大学病院　医療技術部
笠井 宏委	京都大学医学部附属病院　臨床研究総合センター
栢森 成子	虎の門病院分院　治験・臨床研究部　治験センター
河野 健一	先端医療振興財団　臨床研究情報センター
黒田 智	岡山大学病院　薬剤部
古賀 秀信	麻生 飯塚病院　診療情報管理室（医療情報解析）臨床研究支援室
近藤 可奈子	株式会社EP綜合
角 栄里子	京都大学医学部附属病院　臨床研究総合センター
永井 洋士	神戸大学医学部附属病院　臨床研究推進センター
中川 英子	倉敷中央病院　臨床研究推進部　臨床研究支援室
中島 文晴	株式会社あすも臨床薬理研究所
西原 茂樹	岡山大学病院　薬剤部
東影 明人	岡山大学病院　医療技術部
平松 信祥	岡山大学病院　新医療研究開発センター
向井 久美	京都大学医学部附属病院　臨床研究総合センター
保野 慎治	京都大学医学部附属病院　臨床研究総合センター

[五十音順　所属は2016年6月現在]

目　次

1章 ● 臨床研究の規制・指針　　1
- 1.1 臨床研究の規制・・・・・・2
- 1.2 医薬品の臨床試験の実施の基準・・・・・・9
- 1.3 人を対象とする医学系研究に関する倫理指針・・・・・・20

2章 ● 臨床研究の実施体制　　41
- 2.1 医療技術の開発プロセス・・・・・・42
- 2.2 臨床研究を実施する体制・・・・・・50
- 2.3 実施医療機関の役割・・・・・・61

3章 ● 品質保証　　75
- 3.1 臨床研究の品質保証・・・・・・76
- 3.2 臨床検査の精度保証等・・・・・・88
- 3.3 規制当局による調査・・・・・・96

4章 ● 検体の採取・取り扱い　　103
- 4.1 臨床研究における留意点・・・・・・104
- 4.2 集中測定への対応・・・・・・116

5章 ● トレーニング　121
5.1 　トレーニングの実際・・・・・122

6章 ● 記録の保存　131
6.1 　臨床研究における記録・・・・・132

7章 ● 臨床研究の実施計画書　137
7.1 　臨床研究のデザイン・・・・・138
7.2 　実施計画書の構成・・・・・150

8章 ● 応用実践編　165
8.1 　検体や情報を用いた臨床研究の実例・・・・・166
8.2 　体外診断用医薬品の開発の進め方・・・・・171
8.3 　コンパニオン診断薬の開発の実例・・・・・175
8.4 　再生医療の法令と臨床応用に向けた取り組み・・・・・183

1章 臨床研究の規制・指針

章目次

1.1：臨床研究の規制 2
   1.1.1 臨床研究における倫理性・科学性および信頼性の確保
   1.1.2 日本における臨床研究の制度
   1.1.3 国際共同研究のために知っておくべき海外の規制

1.2：医薬品の臨床試験の実施の基準 9
   1.2.1 GCPの歴史
   1.2.2 GCP省令の主な用語の説明
   1.2.3 治験を行う基準の概説

1.3：人を対象とする医学系研究に関する倫理指針 20
   1.3.1 臨床研究に関する倫理指針の変遷
   1.3.2 適用範囲 主な用語の説明
   1.3.3 研究機関の責務の概説
   1.3.4 個人情報管理
   1.3.5 利益相反管理

SUMMARY

　臨床研究においては，「倫理性」，「科学性」および「信頼性」の確保が必要である．医療の質の向上のため，新規医療技術の開発や，既存エビデンスの評価に臨床研究は必須である．臨床研究の企画・運営への積極的な取り組みや協力は，医療スタッフの使命である．一方で，医療という名のもと，不幸な歴史や不正が繰り返されている．それに対応する形で，法令などの規制や指針が整備されている．歴史に学び，正しい知識にもとづき研究を実施・支援することが，求められている．

　本章では，臨床研究に関して，日本および海外の歴史と現在の制度について概説するとともに，治験を実施する際に遵守する，「医薬品の臨床試験の実施の基準」（GCP：Good Clinical Practice）と，治験以外の臨床研究を実施する際の指針である，「人を対象とする医学系研究に関する倫理指針」について解説する．

1.1 臨床研究の規制

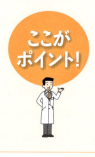

ここが
ポイント！

- 臨床研究の規制の背景を理解する。
- 医薬品規制調和国際会議で合意された「医薬品の臨床試験の実施基準」が規定している内容を理解する。
- 日本における臨床研究の分類とその違いを理解する。
- 国際共同研究を行う上で知っておくべきアメリカ，欧州の規制の概要を理解する。

1.1.1 臨床研究における倫理性・科学性および信頼性の確保

　疾患の原因を解明し，診断・治療・予防技術の開発や評価をするには，人を対象とする研究が必須である[1]。そうした研究においては，研究対象者の人権保護・安全性の確保が最優先である。人間を対象とする医学研究の倫理的原則である「ヘルシンキ宣言」[2]には，「医学の進歩は人間を対象とする諸試験を要する研究に根本的に基づくものである。」（一般原則第5項）とされながら，「医学研究の主な目的は新しい知識を得ることであるが，この目標は個々の被験者の権利および利益に優先することがあってはならない。」（一般原則第8項）とある。

　医の倫理の原点で2000年以上前に書かれ，世界中の医学教育で語り継がれている「ヒポクラテスの誓い」[3]には，「私は能力と判断の限り患者に利益すると思う養生法をとり，悪くて有害と知る方法を決してとらない。」とある。患者の生命と健康保持のための医療を要とし，医師としてのあるべき姿が明確に述べられ医療倫理の根幹を成している。

　しかし，研究倫理の確立は不幸な歴史に基づく。17世紀以降，実験的方法が医学に取り入れられ，研究成果がエビデンスとして示されることで医療技術が発展した一方，研究対象者を集めるために社会的立場の弱い者を利用することがあった。20世紀前半に行われたのが，ナチス・ドイツによる強制収容所での人体実験である。そこで，人体実験の再発を防止するため，研究の基本原則として「ニュルンベルク・コード」（ニュルンベルク綱領）が1947年に示された。これが研究倫理の始めといわれる。それを発展させて世界医師会（WMA）の公式声明として1964年に発表されたのが，「ヘルシンキ宣言：人間を対象とする医学研究の倫理的原則」（WMA Declaration of Helsinki-Ethical Principles for Medical Research Involving Human Subjects）である。

　ヘルシンキ宣言には，「医師は，適用される国際的規範および基準はもとより人間を対象とする研究に関する自国の倫理，法律，規制上の規範ならびに基準を考慮しなければならない。国内的または国際的倫理，法律，規制上の要請がこの宣言に示されている被験者の保護を減じあるいは排除してはならない。」（一般原則第10項）とあり，人を対象とする研究が本宣言に準拠することを求めている。また，「WMAの使命の一環として，本宣言は主に医師に対して表明されたもの

📝 **用語** 世界医師会（World Medical Association；WMA）

である。WMAは人間を対象とする医学研究に関与する医師以外の人々に対してもこれらの諸原則の採用を推奨する。」（序文第2項）とあり，臨床研究に関わるすべての者の規範である。ヘルシンキ宣言は医学研究の状況に合わせて改訂が繰り返され，直近は2013年にフォルタレザ総会（ブラジル）で改訂された。

しかしながら，1964年にヘルシンキ宣言が発出された後も，研究倫理に関する事件は続いた。アメリカでは黒人約600人を対象に行われたタスキギー梅毒研究が明るみに出て，これが契機となり研究対象者を保護する法が制定された。この法律により，研究内容を客観的に審査するための組織「治験審査委員会」（IRB）の設置が義務化された。

また，法律により設置された「生物医学・行動研究における被験者保護のための国家委員会」が作成した報告書の1つが，「ベルモント・レポート：研究における被験者保護のための倫理原則とガイドライン」（The Belmont Report : Ethical Principle and Guidelines for the Protection of Human Subjects of Biomedical and Behavioral Research）（1979年）[4]である。ベルモント・レポートは，「診療」（practice）と「研究」（research）を定義し，また，基本的倫理原則（Basic Ethical Principles）として，①人格の尊重（Respect for Persons），②善行（Beneficence），③正義（Justice）の3原則を明らかにした（表1.1.1）。ベルモント・レポートは，臨床研究の倫理性を考える際の基礎となっている。

アメリカ国立衛生研究所（NIH）のEmanuelらが2000年に提唱した研究倫理の7つの要件（2004年に1要件追加され8要件となっている）[5〜7]では，「社会的／科学的価値：診断・予防・治療の向上に貢献，疾患・健康に有用な知識を得るものであること」，「科学的妥当性：一般的に正しいと認められた科学的方法論に基づいて研究を実施し，正しい結果を出すこと」等（表1.1.1）とある。研究から得られる結果に価値があることを確認し，適切な手法により正しいデータを収集しなければならない。科学的根拠がない計画で被験者の安全が確保できるはずがない。科学的でなければ倫理的でなく，また信頼できない。

一方，ヨーロッパ・アメリカ・日本では，医薬品の販売前の評価・承認を行うため，それぞれ独自に法制度を整備してきた[8]。特に1960年代から1970年代にかけて，各国で法令やガイドラインが整備され，新医薬品の品質，有効性および安全性について，データの「信頼性」の確保と「科学的」に評価する体制が整った。しかし，評価する基本は共通であったものの，承認申請の際の詳細な要件は異なり，製薬企業はそれぞれの規制要件を満たすため，時間とコストのかかる重複した試験を数多く行う必要があった。

そこで，ヨーロッパ・アメリカ・日本の規制当局と業界は，医薬品の新薬承認審査の基準を国際的に統一し，非臨床試験や臨床試験の実施方法やルール等を標準化することにより，不必要な試験の繰り返しを防いで効率化し，医薬品開発を推進する目的で，1990年に日米EU医薬品規制調和国際会議（ICH）を発足した。1996年に「医薬品の臨床試験の実施基準」（ICH-GCP）が合意され，これに従って各国が臨床試験の法整備をすることとなった。

表1.1.1　研究倫理の原則

ベルモント・レポート[4]
基本的倫理原則（Basic Ethical Principles）
1. 人格の尊重（respect for persons）
2. 善行（beneficence）
3. 正義（justice）
適用（Application）
1. インフォームド・コンセント（informed consent）
2. リスク・ベネフィット評価（assessment of risk and benefits）
3. 被験者の選択（selection of subjects）

研究倫理の7つの要件[5〜7]
・社会的／科学的価値（Social or scientific value）
・科学的妥当性（Scientific validity）
・適正な被験者選択（Fair subject selection）
・適切なリスク・ベネフィットバランス（Favorable risk-benefit ratio）
・第三者による独立した審査（Independent review）
・インフォームド・コンセント（Informed consent）
・候補者および被験者の尊重（Respect for potential and enrolled subjects）
※2004年に「研究を実施する地域社会との連携（Collaborative partnership）」の1要件が追加

用語　治験審査委員会（Institutional Review Board；IRB），日米EU医薬品規制調和国際会議（International Conference on Harmonisation of Technical Requirements for Registration of Pharmaceuticals for Human Use；ICH，現在は医薬品規制調和国際会議），医薬品の臨床試験の実施基準（ICH-E6 Guideline for Good Clinical Practice；ICH-GCP）

ICH-GCP[9,10]は，「序文」(Introduction)で，「GCPは，人を対象とする臨床試験の計画，実施，記録及び報告に関し，その倫理的，科学的な質を確保するための国際的な基準である。」，「本基準を遵守することによって，臨床試験データが信頼できることが公に保証される。」，「被験者の安全及び福祉に影響を及ぼしうる他の臨床研究にも適用され得るものである。」とある（表1.1.2）。つまり，GCPの規定していることは，臨床研究における倫理性，科学性，信頼性の確保に集約される。

表1.1.2　ICH-GCP序文

ICH Guideline for Good Clinical Practice Introduction
Good Clinical Practice (GCP) is an international ethical and scientific quality standard for designing, conducting, recording and reporting trials that involve the participation of human subjects. Compliance with this standard provides public assurance that the rights, safety and well-being of trial subjects are protected, consistent with the principles that have their origin in the Declaration of Helsinki, and that the clinical trial data are credible.   …   The principles established in this guideline may also be applied to other clinical investigations that may have an impact on the safety and well-being of human subjects.

1.1.2　日本における臨床研究の制度

日本における人を対象とする研究は，図1.1.1のように分類される。医学研究のうち，人を対象とする研究をいわゆる「臨床研究」という。「臨床研究」のうち，「介入」を伴うものは「介入研究」，介入を伴わないものは「観察研究」に分類される。「介入研究」は実験的研究であり，「臨床試験」といわれる。「治験」とは医薬品・医療機器等の製造販売に関する承認の取得を目的に実施される臨床試験である。

治験は，「治験依頼者」すなわち製薬企業等が準備・管理をする「企業（主導）治験」と，「自ら治験を実施する者」がすべてを行う「医師主導治験」に分類される。治験以外の臨床研究で，医師等が企画・運営を行うものは「研究者主導臨床研究」である（図1.1.2）。

日本においても，731部隊や九大医学部生体解剖事件等，非人道的な人体実験が行われた歴然たる事実がある。しかしながら日本で研究倫理に関するルール作りが始まったのは1980年代であり，治験データ捏造や薬害事件を受けて，1990年に厚生省薬務局長通知としてGCP（旧GCP）が施行された。一方，同時期からICHの議論に参加しており，1996年のICH-GCPを受けて薬事法（現：医薬品，医療機器等の品質，有効性及び安全性の確保等に関する法律；薬機法）を改正し，1997年にGCP省令が施行された。ただし，その適用対象は承認取得を目的とする「治験」に限定され，それ以外の臨床研究は対象とされなかった。欧米先進国のGCPは，新薬はもちろん，既承認薬であっても適応外使用，異なった剤型による臨床研究を実施するためには，規制当局に対する届け出義務を課し，研究実施にあたりICH-GCP基準の遵守を求めている。医薬品投与のような研究対象者に危害をもたらす可能性がある以上，人権保護のために国の規制当局が乗り出

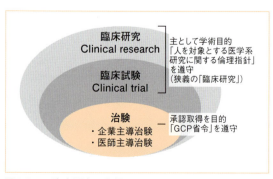

図1.1.1　臨床研究の分類

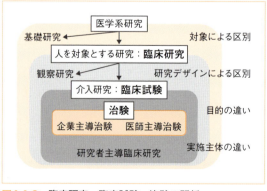

図1.1.2　臨床研究・臨床試験・治験の関係

すのは当然だという考え方が背景にある（表1.1.3）。

その後，生命科学の進展に対応して，日本ではそれぞれの研究に対する倫理指針を策定してきた。2003年に「臨床研究に関する倫理指針」が通知され，治験以外の臨床試験についても被験者保護の徹底を図る取り組みが開始され，2008年の改正では臨床研究機関としての研究管理体制を大幅に強化することが求められた。2014年に，研究の多様化と不正事案が発生したこと等を踏まえて見直され，「疫学研究に関する倫理指針」（2002年制定）と「臨床研究に関する倫理指針」を統合し，「人を対象とする医学系研究に関する倫理指針」が制定された。しかし，いずれも法律に基づかないものである。

臨床研究にどの法令や指針が適用されるかを図1.1.3に示す。ただし医薬品の臨床研究において，製造販売後臨床試験はGCP省令を遵守し，製造販売後の臨床研究は「医薬品の製造販売後安全管理の基準」（GVP）に従って実施される。医薬品に関する臨床研究の種類を表1.1.4にまとめた。

その他の臨床研究に関わる制度として，「先進医療

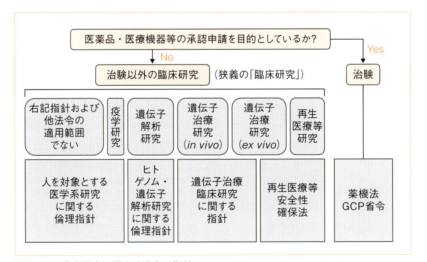

表1.1.3　臨床研究に係る制度の比較
・治験については各国とも法的規制があるが，臨床研究については規制の対象範囲が異なる。
・日本では，臨床研究については法的規制が存在しない。

			日本※1	米国※2	欧州※3
治験		医薬品	○	○	○
		医療機器	○	○	○
臨床研究	未承認 適応外	医薬品	×	○	○
		医療機器	×	○	○
	承認あり 適応内	医薬品	×	×	○
		医療機器	×	×	○
	手術・手技		×	×	×

※1 日本は，臨床研究については倫理指針で対応。
※2 米国は，公的研究費の対象となる研究については別途法規制が存在する。広告に用いられるものも対象としている。
※3 欧州は，機器を用いた臨床研究については，医薬品よりも規制事項が少ない等の差がある。

臨床研究に係る制度の在り方に関する報告書
厚生労働省　臨床研究に係る制度の在り方に関する検討会
http://www.mhlw.go.jp/stf/shingi/other-isei.html?tid

図1.1.3　臨床研究に関する法令・指針

（厚生労働省「研究に関する指針について」
http://www.mhlw.go.jp/stf/seisakunitsuite/bunya/hokabunya/kenkyujigyou/i-kenkyu/を参照）

 用語　医薬品の製造販売後安全管理の基準（Good Vigilance Practice；GVP）

表1.1.4 医薬品に関する臨床研究の種類

研究の種類		目的	対象薬	主導者	法令・指針
治験	企業主導治験	承認申請	未承認	製薬企業	GCP
	医師主導治験			医師	
製造販売後臨床試験		追加情報の収集	承認	製薬企業	GCP GPSP
製造販売後調査等 (特定使用成績調査・ 使用成績調査)		情報収集／再審査 ・再評価	承認	製薬企業	GVP GPSP
上記以外の臨床研究 (研究者主導臨床研究等)		エビデンスの構築	未承認 ／承認	研究者(医師等) 製薬企業(研究者 との共同研究等)	倫理指針等

GVP：医薬品の製造販売後安全管理の基準に関する省令
GPSP：医薬品の製造販売後の調査及び試験の実施の基準に関する省令

制度」による医療技術開発がある．先進医療制度は，健康保険法における保険導入のための評価を行う「評価医療」の1つである．「先進医療B」は主に未承認または適応外の医薬品・医療機器の使用を伴う医療技術であり，承認申請につながるデータ収集の迅速化を図ることを目的とし設定した試験計画に従って実施される．

また，「臨床研究に係る制度の在り方に関する検討会」が2014年4月から始まり，同年12月に報告書が取りまとめられた．医薬品等を承認範囲外で用いる場合や広告目的で実施する臨床試験は法律で規制することが提唱され，「医薬品等を用いた臨床研究に係る被験者の保護及び医薬品等の広告の適正化に関する法律案(仮称)」が検討されている．

さらに，未承認薬・適応外薬解消に向けて，欧米では使用が認められているが，国内では承認されていない医療上必要な医薬品について，「日本版コンパッショネートユース」(治験の参加基準に満たない患者に対する治験薬へのアクセスを充実させるための仕組み)や患者申出療養に伴い，治験を実施中の治験薬について，許容可能な範囲内で組入れ基準を緩和した治験を並行して実施することの検討が進められている．

1.1.3　国際共同研究のために知っておくべき海外の規制[11,12]

1. アメリカの制度

アメリカではサリドマイド事件を受けて，1962年に食品・医薬品・化粧品法を改正(キーフォーバー・ハリス医薬品改正法；Kefauver-Harris Amendments)し，新薬に関する臨床試験の規制を大幅に強化した．その後，タスキギー梅毒研究事件が明るみに出て，1974年の国家研究法(National Research Act)の制定につながった．それにより，1981年に保健福祉省(HHS)が「45CFR46：Protection of Human Subjects」(Title 45 Code of Federal Regulations Part 46：連邦規則)を施行し，HHS傘下の機関で行われる臨床試験に適用された．45CFR46はその後何度かの改訂を経て，1991年に基本規定であるA項(Subpart A：Basic HHS Policy for Protection of Human Research Subjects)が連邦政府の共通方針(コモン・ルール；Common Rule)として採用された．これがアメリカ国内の臨床試験における被験者保護の基本規制である．

新薬の承認申請を目的とする臨床試験をはじめとし，承認条件と一致しない使用法で人に医薬品等を実験的に投与する研究は，「21CFR」によって規制されている．21CFRはInvestigational New Drug(IND)申請の義務，被験者保護や倫理委員会について定め，21CFRに従って臨床試験を行うことでGCPが遵守されることになる．21CFRの被験者保護の規定等の内容は，45CFR46とほぼ一致している．これが，アメリカで

用語　保健福祉省(Department of Health and Human Services；HHS)

表1.1.5　医薬品臨床試験の規制に係る比較[11]

日本

研究の種類	治験	製造販売後臨床試験	先進医療B	研究者主導臨床試験
根拠法	薬機法	薬機法	健康保険法	なし
届出	PMDA	PMDA	厚労省医政局	不要
被験者保護／倫理審査	薬機法	薬機法	倫理指針（法的根拠なし）	
実施ガイドライン／規則	GCP	GCP/GPSP		
監視機関	PMDA	PMDA	厚労省医政局	

アメリカ

研究の種類	医薬品を実験的に投与する臨床研究すべて（右記の例外を除く）	21CFR312.2(b)に規定される臨床研究
根拠法	連邦規則（21CFR）	
届出（IND）	保健福祉省（HHS）食品医薬品局（FDA）	不要
被験者保護／倫理審査	連邦規則（21CFR50, 56）	連邦規則（45CFR46）
実施ガイドライン	GCP	
監視機関	HHS, FDA	HHS被験者保護局（OHRP）

は被験者保護について，臨床試験とそれ以外の臨床研究で同一とされる所以である（表1.1.5）。

アメリカでは一部の例外を除き，臨床試験を行う場合はFDAにIND申請をしなければならない。IND申請免除の要件も21CFRで定められ，例えば市販薬の場合，効能追加や添付文書の変更を目的としてFDAに申請する意図がなく，法律に則って倫理委員会での審査とインフォームド・コンセントの取得がなされる等である。IND不要の臨床試験のうち，公的資金を受けて実施されるものは，45CFR46が適用され，各施設の倫理委員会が被験者保護の責任を担い，臨床試験を承認・監視することになる。各施設は適切な方法で被験者を保護することを保証する文書をHHSの被験者保護局（OHRP）に提出し，その承認を受けなくてはならない。OHRPは各施設で被験者保護が適切になされているかを監視し，施設とそこに設置された倫理委員会に対して監査を行い，不備があった場合には改善が確認されるまで臨床研究を差し止めることができる。

● 2. 欧州の制度[13,14]

欧州の臨床試験規制は，1962年のサリドマイド事件を受け，1965年に欧州共同体から公布された医薬品規制に関する指令「Directive 65/65/EEC」に始まる。1975年にはGCPのもととなる「Directive 75/318/EEC，75/319/EEC」が各国の規制に取り入れられた。1996年のICH-GCPを受けて，EU域内で行われる臨床試験の共通ルールとして「臨床試験指令」の議論が始まった。2001年の「EU臨床試験指令：Directive 2001/20/EC」は，承認申請目的の有無を問わず医薬品を用いたすべての臨床試験をGCPに沿って実施するとし，各国でそれを法令化して規制している。

欧州における医薬品の承認申請は欧州医薬品庁（EMA）が統括し，Directive 2001/20/ECに加えて，2005年には「EU GCP指令」（Directive 2005/28/EC）により，GCPとヘルシンキ宣言を遵守することの重要性が重ねて述べられるとともに，臨床試験のスポンサーの責任等が明文化された。欧州で行われるすべての臨床試験は，「EU臨床試験指令」と「EU GCP指令」により規制されており，被験者の人権と研究の品質が確保されている。

EUにおいて臨床試験を行うためには規制当局への届出が必要であり，EU全域でInvestigational Medicinal Product（IMP）制度が運用されている。IMPとは臨床試験で使われる医薬品を指し，未承認薬のほか，すでに販売承認を得ている場合も，剤型や用量・用法が承認条件と異なり，臨床試験で評価されるほぼすべてがIMPに該当する。IMP制度では，臨床試験の目的を問わず，医薬品を人に投与した場合の効果と副作用等

用語　被験者保護局（Office for Human Research Protections；OHRP），欧州医薬品庁（European Medicines Agency；EMA）

のデータを蓄積して安全性向上を図るとともに、新薬等の承認を促進するものである。

EU臨床試験指令は、国ごとに細部で異なる運用ルールが高コスト化を招き、多国間臨床試験を行う上での障害になっているという批判があった。そこで、国ごとの煩雑な手続きを簡素化し、臨床試験分野におけるEUの競争力を回復させようと、2014年に「EU臨床試験規則：Regulation（EU）No 536/2014」が成立し、約2年後の経過措置期間の後に完全施行となる予定である。規則は指令とは異なり、EU域内で行われる臨床試験はすべて同一の運用ルールに従って行われる。それによって臨床試験の実施許可や報告にかかる煩雑な手続きが合理化され、多国間臨床試験を実施しやすくなるとされている。新たな規則では、「低介入臨床試験」が導入され、モニタリング等について事実上の規制緩和がなされた。

3. 最後に

欧米では、たび重なる非人道的な人体実験への反省により、すべての臨床試験が法に基づいて規制されている。臨床研究が多くの患者の協力の上に成立するものである以上、研究対象者を保護し、研究の成果を社会へ還元する制度の中でその合理性が認められるのである。研究の成果は疾病の診断・治療・予防に最大限に反映されなければならず、欧米では薬事承認や適応拡大につながるすべての臨床試験を規制当局の管理下において利用できるようにすることで、その成果をもれなく社会へ還元する仕組みが運用されている。

わが国に必要なのは、臨床研究全体を管理・規制の対象とする法律を制定し、医薬品・医療機器の承認や適応拡大につながり得る臨床試験を規制当局の管理下に誘導して国民の利益を最大化するとともに、被験者の保護とデータの信頼性確保を全うして福祉上のリスクを最小化する社会の仕組みである。

［河野健一・永井洋士］

参考文献

1) 医学・生命科学の研究倫理ハンドブック，神里彩子，武藤香織　編　東京大学出版会，2015
2) ヘルシンキ宣言（和文），日本医師会訳　日本医師会　http://www.med.or.jp/wma/helsinki.html
3) ヒポクラテスと医の倫理，江本秀斗，医の倫理の基礎知識，基本的事項No.1 医の倫理〜その考え方の変遷　基本的事項　No.3　http://www.med.or.jp/doctor/member/001014.html
4) ベルモント・レポート，臨床評価，2001, 28(3)：559-68 より　http://homepage3.nifty.com/cont/28-3/p559-68.html
5) What Makes Clinical Research Ethical? Emanuel EJ, Wendler D, Grady C JAMA, 2000 283：2701-2711
6) What makes clinical research in developing countries ethical? The benchmarks of ethical research Emanuel EJ, Wendler D, Killen J, et al.: J Infect Dis, 2004, 189：930
7) Japan Clinical Oncology Group 倫理原則 Ethical Principles 日本臨床腫瘍研究グループ（Japan Clinical Oncology Group：JCOG) http://www.jcog.jp/basic/policy/A_020_0010_04.pdf
8) ICH　日米EU医薬品規制調和国際会議　独立行政法人医薬品医療機器総合機構　https://www.pmda.go.jp/int-activities/int-harmony/ich/0014.html
9) ICH Harmonised Tripartite Guideline, Guideline for Good Clinical Practice E6(R1)　http://www.ich.org/products/guidelines/efficacy/article/efficacy-guidelines.html
10) ICH医薬品の臨床試験の実施に関する基準（GCP）のガイドライン，臨床評価，1996, 24(suppl)：1-64
11) 日米欧における臨床試験規制－日本に何が必要か－，永井洋士，腫瘍内科，2014, 14(4)
12) 医薬品臨床試験に対する考え方：国内外の差　1) 国民利益からみたわが国臨床試験制度の問題点とそのあり方，永井洋士ほか，腫瘍内科，2015, 16(1)
13) 欧米の臨床試験規制の動向　EU臨床試験指令とイギリス臨床試験規則，臨床評価，2004, 31(2)
14) 臨床研究に関する欧米諸国と我が国の規制・法制度の比較研究　平成25年度総括研究報告書，研究代表者　磯部哲，2014年3月

1.2 医薬品の臨床試験の実施の基準

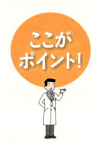

- 医薬品の臨床試験の実施の基準に関する省令の主な用語を理解する。
- 医薬品の臨床試験の実施の基準に関する省令の構成を理解する。
- 実施医療機関，実施医療機関の長の役割，IRBについて理解する。

1.2.1 GCPの歴史

　臨床研究を実施する上で，理解が必要な「医薬品の臨床試験の実施の基準に関する省令」（GCP）の成立の歴史を確認する。

　海外では1970年代後半に米国において複数の規則からなるGCPが制定された。1991年には欧州，1993年にはWHOのGCPが制定された。一方，日本では，1960年，薬事法（現：医薬品，医療機器等の品質，有効性及び安全性の確保等に関する法律；薬機法）が医薬品について品質・有効性・安全性を守ること，医薬品の研究開発を促進することを目的に制定された。1967年には，医薬品の製造承認等に関する基本方針が定められ，医薬品の承認申請時に必要な資料について規定された。1979年の薬事法改正により，治験届出制度，治験の依頼の基準が定められた。

　しかしながら1982年に，内部告発により臨床データの捏造事件が発覚した。この事件を受け，治験のやり方を見直すことになり，1989年に局長通知として旧GCPが施行された。

　旧GCPは，法律ではなく局長通知であったため，強制力はなかった。また，規制対象は治験依頼者（製薬企業等）のみであり，医療機関は規制対象ではないなど，現在のGCP省令と大きく異なっていた。著名な医師に治験が集中し，多忙であるため，種々の業務を治験依頼者が代行するようになり，治験の実権を握るようになってしまうなどの弊害が生じた。

　この頃，それまでは医薬品の承認を複数の国で取得するためには，各国の異なる規制のもとで治験を行い，新薬の承認申請をしていたが，承認審査の基準を国際的に統一しようという動きがあり，その目的で1990年に日米欧の3極で日米EU医薬品規制調和国際会議（ICH）が組織された。

　日本は，旧GCPの弊害を解決すべく，新しいGCPを定め，ガイドラインではなく省令として強制力を持たせようと考え，ICHに参加した。1996年にICH-GCPが制定され日本でもそれを受け，翌1997年に新GCPが施行された。新GCPは旧GCPとは異なり，省令という形で施行されたため，拘束力を持つものとなった。その後，2002年の薬事法改正を受け，2003年にGCPが改正された。主な改正点は，医師主導治験の規定整備，業務委託の範囲の明確化である。2005年には，治験薬概要書の翻訳等の負担軽減や治験調整医師による副作用等の報告書の一元化などのGCP運用通知が一部改正された。

　2006年には，IRBに関する規定の改正があった。実施医療機関での専門家確保が難しい場合，外部IRBを活用することが可能となった。また，2007年に治験

の依頼等に係る統一書式が導入され，2008年には，IRB議事概要の公開の義務化などが改正された。さらに2011年には，精度管理・治験契約等に関する規定の改正があり，2012年にはGCP改正およびGCP運用通知の廃止・GCPガイダンスが発出された。

> **参考**
>
> ICHのガイドラインには，①品質に関するガイドライン(Quality)，②安全性に関するガイドライン(Safety)，③有効性に関するガイドライン(Efficacy)，④①～③の複数領域にかかわるガイドライン(Multidisciplinary)がある。有効性に関するガイドラインの6番目(E6)「医薬品の臨床試験に関する基準」のガイドラインがICH-GCPである。

1.2.2　GCP省令の主な用語の説明

◆**医薬品，医療機器等の品質，有効性及び安全性の確保等に関する法律(旧：薬事法)**：日本における医薬品・医薬部外品・化粧品・医療機器等についての規制・行政運用について定めた法律である。2014年に「薬事法」から「医薬品，医療機器等の品質，有効性及び安全性の確保等に関する法律」へ変更された。目的は，以下のとおりである。

> 「この法律は，医薬品，医薬部外品，化粧品，医療機器及び再生医療等製品(以下「医薬品等」という。)の品質，有効性及び安全性の確保並びにこれらの使用による保健衛生上の危害の発生及び拡大の防止のために必要な規制を行うとともに，指定薬物の規制に関する措置を講ずるほか，医療上特にその必要性が高い医薬品，医療機器及び再生医療等製品の研究開発の促進のために必要な措置を講ずることにより，保健衛生の向上を図ることを目的とする。」(第1条)

つまり，主に「医薬品」「医薬部外品」「化粧品」「医療機器」4種について，安全性と人体への有効性を確保するための法律である。医薬品，医療機器等の品質，有効性及び安全性の確保等に関する法律では，第2条第17項に「治験」の定義が記載されている。第14条第3項(製造販売承認の申請)および第80条の2(治験の取扱い)において規定されている。

◆**治験責任医師**：治験責任医師は，実施医療機関における治験の実施に関する責任を有する医師または歯科医師である。実施医療機関において治験が複数の者からなるチームにより実施される場合には，当該チームを統括する。

◆**実施医療機関の長**：実施医療機関の長は，治験を受け入れることができる体制を医療機関内に築かなければならない。すなわち，標準業務手順書を作成し，治験審査委員会を設置し治験審査委員会の委員を選定し指名する。また，治験事務局を設置し，治験事務局長を指名する。さらに，治験薬管理者や治験に関する記録保管責任者を指名する。治験契約は治験依頼者と実施医療機関の長との間で締結されるのが原則である。

◆**治験審査委員会(Institutional Review Board；IRB)**：治験審査委員会は，審査の対象とされる治験が倫理的および科学的に妥当であるかどうかその他当該治験が当該医療機関において行うのに適当であるかどうかを審査する。すべての被験者の人権保護，安全性の保持および福祉の向上を図り，社会的に弱い立場にある者を被験者とする可能性がある治験には特に注意を払うことが規定されている。

治験審査委員会のメンバーは院内で選出された委員と，外部委員および非専門家を加えた5名以上の委員で構成される。治験審査委員会は，定期的に開催されることが必要である。委員会は外部委員および非専門

家を加えた5名以上かつ過半数の委員の出席で成立する。また，男女両性で構成されることが望ましい。

なお，医療機関設置治験審査委員会が，依頼された治験の専門性から当該治験の審議ができないような場合は，専門家の意見を聴いたり，専門家を臨時委員として追加したり，外部の治験審査委員会（専門治験審査委員会）に審査を依頼することができる。専門治験審査委員会に審査を依頼する場合は，医療機関の長は医療機関設置治験審査委員会と協議・合意の後，専門治験審査委員会と契約を締結することになる。

◆**治験依頼者**：治験依頼者（多くの場合，製薬企業）は治験を計画し，GCPを遵守して治験が実施できる医療機関と医師を調査・選定し治験を依頼する。

◆**開発業務受託機関（Contract Research Organization；CRO）**：治験依頼者の治験の依頼および管理に係る業務の全部または一部を受託する者である。治験依頼者とCROは文書により契約を締結しなければならない。

◆**モニター（GCP第20条，第21条，第22条）**：治験依頼者は，実施医療機関にモニターを訪問させるなどし，治験の実施状況をモニタリングする。モニターは，治験が実施された被験者の診療録等の原資料や実施医療機関の治験関連記録を直接閲覧する。被験者のプライバシーなどの機密を保全することが義務付けられている。

◆**治験施設支援機関（Site Management Organization；SMO）**：実施医療機関と業務提携して治験業務の支援を行う者である。SMOと提携した実施医療機関では，SMOに所属するCRCが治験責任医師の業務支援にあたる。SMOは，実施医療機関の行う治験業務のうち実施医療機関の長の行う業務をすべて請け負うことができる。また治験責任医師の行う業務の一部を支援することができる。

◆**治験分担医師**：治験実施医療機関において治験を実施するチームに参加する個々の医師または歯科医師である。治験責任医師によって，指導・監督され，治験に係る重要な業務または決定を行う。治験責任医師により，治験関連の重要な業務の一部を分担される場合には，分担される業務と分担される者のリストをあらかじめ治験責任医師が作成し，実施医療機関の長に提出し，その了承を受けなければならない。また，治験分担医師に関しては，治験審査委員会による審査が必要となる。

◆**治験協力者**：実施医療機関において治験を実施するチームのメンバーで，治験責任医師によって指導・監督され，専門的立場から治験責任医師および治験分担医師の業務に協力する。治験責任医師により，治験関連の重要な業務の一部を分担される場合には，分担される業務と分担される者のリストをあらかじめ治験責任医師が作成し，実施医療機関の長に提出し，その了承を受けなければならない。

◆**臨床研究コーディネーター（Clinical Research Coordinator；CRC）**：治験協力者として，実施医療機関における多様かつ多岐にわたる治験業務を支援する。以前は，治験コーディネーターと呼ばれていた。実施医療機関におけるCRCは治験依頼者あるいはモニターと密接な連絡をとり，治験実施計画書を遵守して質の高い治験の実施を支援する。CRCが医学関連以外の業務を行うことで，治験責任医師が医学的判断を伴う業務に専念でき，治験責任医師の負担は軽減され，質の高い治験が実施できる。主なCRC業務は，治験依頼者への対応，治験にかかわる事務，被験者にかかわる医学的判断を必要としない業務などである。

◆**治験事務局**：治験事務局は，治験がGCP，実施医療機関のSOP，治験実施計画書に従って適正かつ円滑に行われるように，実施医療機関の長が行うさまざまな業務を行う。実施医療機関の長は，治験事務局を設置することが義務付けられている。

◆**治験薬管理者**：治験薬管理者は，実施医療機関において実施医療機関の長によって指名され，治験薬を保管，管理する薬剤師または医師もしくは歯科医師である。ただし，原則として薬剤師とする。

◆**治験薬概要書**：治験薬概要書は，治験薬についてす

でに実施されている前臨床試験および臨床試験の成績など，現時点で得られているすべての情報が掲載されている。治験薬の用法用量，予想される副作用など治験を実施する上で治験責任医師があらかじめ知っておくべきことが記載されている。

◆**治験実施計画書**：治験は，治験依頼者と治験責任医師が治験実施計画書案について検討の上，合意することにより始まる。したがって治験の実施に際して治験責任医師は治験実施計画書の内容を熟知し試験を行うことが要求される。

◆**症例報告書（Case Report Form；CRF）**：治験実施の結果は被験者の診療記録に記載するが，治験依頼者に対しては症例報告書に記載して報告する。最近では，治験で得られた臨床データを担当医師または治験スタッフが直接パソコン等の端末からインターネットを通して報告し，治験依頼者がリアルタイムでそれらのデータを常時監視・チェックすることにより治験・臨床試験のスピードアップと効率化の実現を目指した仕組みがある。電子的データ収集（EDC）システムが用いられている。

◆**標準業務手順書（Standard Operating Procedures；SOP）**：実施医療機関の長は，GCPを遵守して治験を実施するために治験実施に関する標準業務手順書（SOP）を制定し，そのSOPに従って実施しなければならない。GCPで規定されている実施しなくてはいけないことは，どのような流れで行うかを規定したものがSOPである。SOPはただ手順を記載するのではなく，信頼性を確保するという観点から，第三者からみても実施の経過が確認できるような透明性が求められている。

◆**治験に係る文書または記録**：治験に係る文書または記録は，治験開始前，治験実施中，治験の終了または中止・中断の各時期に，治験の経過を表す一連の文書として作成され，保存される。治験に係る文書または記録には，実施医療機関の長が保存するものと治験責任医師が保存すべきものがある。GCPで定められた保管期間，廃棄などされないように，実施医療機関と対策をしっかりと講じる必要がある。治験依頼者によっては，GCPで定められた期間を超えて保管を求められることもある。

◆**原資料**：被験者に係る診療録，検査ノート，治験薬等の投与記録等の治験の事実経過の再現と評価に必要な記録のことである。具体的には，症例報告書の元となる文書，データおよび記録のこととされている。例として，病院記録，診療録，検査ノート，メモ，被験者の日記または評価用チェックリスト，投与記録，自動計器の記録データ，エックス線写真，被験者ファイル，治験に関与する薬剤部門，検査室，医療技術部門に保存されている記録等がある。原資料の記録・保管はALCOA（CCEA）原則に沿うことが求められている。ALCOAとは，FDAのガイダンスで原資料の作成に求められる要件の略語を並べたものである。EMAではALCOAに加え，CCEAという4つの要件も求められている。実施医療機関として，誰が作成したのか，後から第三者が治験の経過を再構築することができるような治験の記録を整備しておくことが肝要である。

◆**モニタリング**：治験等が適正に行われることを確保するため，治験依頼者により指名されたモニターが治験等の進行状況を調査し，GCPならびに治験実施計画書および手順書に従って実施，記録および報告されていることを保証する活動のことである。実施医療機

表1.2.1　ALCOAの原則

A	Attributable	責任の所在を明らかに（帰属責任）
L	Legible	判読が可能（判読可能性）
C	Contemporaneus	タイムリーな記録（同期性／同時性）
O	Original	最初に記録したものが原本（原本性）
A	Accurate	正確な記録（正確性）
C	Complete	完全性（完結）
C	Consistent	矛盾がないこと（一貫性）
E	Enduring	耐久性（普遍性）（永続的）
A	Available when needed	必要時に利用可能なこと（利用可能性／利便性）

用語　電子的データ収集（Electronic Data Capture；EDC）

関を訪問して，治験が適正に実施されているか否か，原資料等を直接閲覧することにより確認する。ただし，他の方法により十分にモニタリングを実施できる場合には，この限りではないとされる。その方法とは，治験責任医師または治験協力者等の会合およびそれらの人々に対する訓練や詳細な手順書の提供，統計学的にコントロールされた方法でのデータ抽出と検証，治験責任医師等との電話，ファックス等による交信等の手段を併用することにより治験の実施状況を調査し，把握することが可能かつ妥当である場合をいう。この方法は，中央モニタリングと呼ばれる。

◆**監査**：治験の品質保証のために，治験がGCP，治験実施計画書および手順書を遵守して行われているか否かを，通常のモニタリングおよび治験の品質管理業務とは独立・分離して治験等に係る業務および文書を体系的に検証することである。

◆**GCP実地調査**：PMDAが承認審査資料の収集されたまたは作成された現地に赴いて調査することをいう。調査は一般的には治験依頼者および実施医療機関を対象として行われる。調査対象医療機関は，通常品目の場合には治験依頼者および実施医療機関4施設程度，優先審査品目の場合には治験依頼者および実施医療機関2施設程度とされている。調査対象医療機関の選定は，重要な治験の実施状況，治験実施症例数，過去のGCP調査の実績等を参考に選定されている。具体的には，調査担当者が実施医療機関を訪問し，GCP適合状況を調査する。GCP実地調査の結果，申請品目の臨床試験データパッケージ全体のGCP適合性を，適合（適合，条件付き適合），不適合の3段階で評価し，治験依頼者／申請者に通知される。

◆**独立行政法人 医薬品医療機器総合機構**（Pharmaceuticals and Medical Devices Agency；PMDA）：PMDAは以下の3つを主な業務としている。
①医薬品の副作用や生物由来製品を介した感染等による健康被害に対して，迅速な救済を図る（健康被害救済）
②医薬品や医療機器などの品質，有効性および安全性について，治験前から承認までを一貫した体制で指導・審査する（承認審査）
③市販後における安全性に関する情報の収集，分析，提供を行う（安全対策）

◆**有害事象**（Adverse Event；AE）：治験薬を投与された被験者に生じたすべての好ましくないまたは意図しない疾病またはその徴候をいい，治験薬との因果関係の有無は問わない。臨床検査値の異常も含む。治験薬を服用してからの感冒なども有害事象となる。

◆**重篤な有害事象**（Serious Adverse Event；SAE）：有害事象のうち，以下に該当するような事象のことをいう。
・死亡に至るもの
・生命を脅かすもの
・治療のための入院または入院／加療期間の延長が必要なもの
・永続的または重大な障害／機能不能に陥るもの
・先天異常をきたすもの

　治験責任医師は，自施設で発生した重篤な有害事象はすべて実施医療機関の長および治験依頼者へ報告しなければならない。GCP上，「直ちに報告」とはあるが，治験実施計画書中にその時期と手段が明記されていることが多い。

◆**副作用**：治験薬の投与量に関わらず，投与された治験薬に対するあらゆる有害で意図しない反応のことで，治験薬と有害事象の間の因果関係について，少なくとも合理的な可能性があり，因果関係を否定できない反応を指す。

◆**代諾者**：治験への参加について，未成年者や重度の認知症の患者など被験者に十分な同意の能力がない場合に，被験者とともに，または被験者に代わって同意をする，被験者の親権を行う者，配偶者，後見人などである。被験者の最善の利益を図りうる者であることと規定されている。

◆**立会人**：視力障害等で説明文書を読むことができな

い方が被験者となる場合には「立会人」が必要になる。立会人は、治験の実施から独立し、治験に関与する者から不当に影響を受けない者と規定されており、治験責任医師等や治験協力者は立会人にはなれない。

1.2.3 治験を行う基準の概説

ここでは、治験を行う基準である医薬品の臨床試験の実施の基準に関する省令（GCP）について、概略を説明する。特に実施医療機関および実施医療機関の長の役割と治験審査委員会（IRB）を中心に説明する。

● 1. GCP

(1) GCP制定の目的

GCPの目的はガイダンス第1条解説に記載されている。

「本基準（GCP）は、被験者の人権の保護、安全の保持及び福祉の向上を図り、治験の科学的な質及び成績の信頼性を確保することを目的として、治験及び製造販売後臨床試験に関する計画、実施、モニタリング、監査、記録、解析及び報告等に関する遵守事項を定めるものである。」

GCPの精神を表したとても重要な部分である。

(2) GCPの構成

GCPには、大きく3つの基準があり、治験依頼者の基準として治験の準備に関する基準、治験の管理に関する基準、医療機関の基準として治験を行う基準が定められている。さらに、治験を行う基準の中では治験審査委員会、実施医療機関、治験責任医師、被験者の同意に関する基準が定められている。

2003年に医師主導の治験が追加されたため、現在のGCPは企業主導の治験と医師主導の治験が書き分けられている。

第二章と第三章は、第一節に企業主導の治験、第二節に医師主導の治験の規定が記載されている。それ以外の章は、企業主導の治験と医師主導の治験のどちらのことが書かれているのか注意する必要がある。

GCPの目次
　第一章　総則
　第二章　治験の準備に関する基準
　　第一節　治験の依頼をしようとする者による治験の準備に関する基準
　　第二節　自ら治験を実施しようとする者による治験の準備に関する基準
　第三章　治験の管理に関する基準
　　第一節　治験依頼者による治験の管理に関する基準
　　第二節　自ら治験を実施しようとする者による治験の管理に関する基準
　第四章　治験を行う基準
　　第一節　治験審査委員会
　　第二節　実施医療機関
　　第三節　治験責任医師
　　第四節　被験者の同意
　第五章　再審査等の資料の基準
　第六章　治験の依頼等の基準
　附則

GCPには、治験依頼者、IRB、実施医療機関、治験責任医師が何をすべきなのか、その役割や各資料への記載内容、被験者選定や同意取得、資料の作成・保管について記載されている。

(3) GCPガイダンス

GCPガイダンスとは、改正後のGCP省令が円滑に施行されるよう、その運用の参考となるものであり、

用語　医薬品の臨床試験の実施の基準に関する省令（Good Clinical Practice；GCP），治験審査委員会（Institutional Review Board；IRB）

2012年GCP運用通知を廃止し，発出された。

GCP省令の規定に合致し，被験者の人権の保護，安全の保持および福祉の向上が図られ，治験の科学的な質および試験の成績の信頼性が確保されるのであれば，ガイダンス以外の適切な運用により治験を実施することができる。

(4) 統一書式

統一書式とは，手続きの簡素化と統一化を図り，治験を効率的に実施するために定められ，2007年に導入された書式のことである。

書式1	履歴書
書式2	治験分担医師・治験協力者リスト
書式3	治験依頼書
書式4	治験審査依頼書
書式5	治験審査結果通知書
書式6	治験実施計画書等修正報告書
書式7	（欠番）
書式8	緊急の危険を回避するための治験実施計画書からの逸脱に関する報告書
書式9	緊急の危険を回避するための治験実施計画書からの逸脱に関する通知書
書式10	治験に関する変更申請書
書式11	治験実施状況報告書
書式12-1	重篤な有害事象に関する報告書（医薬品治験）
書式12-2	重篤な有害事象に関する報告書（医薬品治験：詳細記載用）
書式13-1	有害事象に関する報告書（医薬品製造販売後臨床試験）
書式13-2	有害事象に関する報告書（医薬品製造販売後臨床試験：詳細記載用）
書式14	重篤な有害事象及び不具合に関する報告書（医療機器治験）
書式15	有害事象及び不具合に関する報告書（医療機器製造販売後臨床試験）
書式16	安全性情報等に関する報告書
書式17	治験終了（中止・中断）報告書
書式18	開発の中止等に関する報告書
参考書式1	治験に関する指示・決定通知書
参考書式2	直接閲覧実施連絡票

2. 実施医療機関

(1) 実施医療機関の要件

実施医療機関は，十分な臨床観察および試験検査を行うことができ，かつ，緊急時に必要な措置をとることが可能など，当該治験を適切に実施しうる医療機関でなければならないと規定されている。また，以下の条件を満たすことが必要である。

1) 当該治験を安全に，かつ，科学的に実施するための設備が備わっていること。
2) 治験責任医師，治験分担医師，当該治験に関係する薬剤師，検査技師，放射線技師，栄養士および看護職員等必要な職員が十分揃っていること。
3) 治験薬管理者が治験薬の性質および治験実施計画書を理解し，当該治験薬の適切な保管，管理および調剤等を実施し得ること。
4) 記録等の保存を適切に行い得ること。

実施医療機関を選定する責任は治験依頼者が有している。

(2) 実施医療機関の長の責務

①SOPの作成

実施医療機関の長は，SOPを作成しなければならない。SOPは，治験に係る業務が恒常的にまたは均質にかつ適正に実施されるよう標準的な手順を定めたものであること。

②IRBの選択

IRBを外部委託する場合，IRBの設置者との契約およびIRBのSOPおよび委員名簿の入手をしなければならない。

③治験契約の締結

実施医療機関の長は治験依頼者と以下の事項が記載された文書により，治験の契約を締結しなければならない。

ⅰ）契約を締結した年月日
ⅱ）治験の依頼をしようとする者の氏名および住所
ⅲ）CROに業務を委託する場合には，CROの氏名

および住所ならびに委託する業務の内容
ⅳ）実施医療機関の名称，所在地
ⅴ）契約者の氏名および職名
ⅵ）治験責任医師の氏名
ⅶ）治験期間
ⅷ）治験薬の管理に関する事項
ⅸ）記録（データを含む。）の保存に関する事項
ⅹ）本基準の規定により治験依頼者および実施医療機関に従事する者が行う通知に関する事項
ⅺ）被験者の秘密の保全に関する事項
ⅻ）治験の費用に関する事項
ⅹⅲ）実施医療機関が本基準および治験実施計画書を遵守して治験を行う旨
ⅹⅳ）治験依頼者が行うモニタリングおよび監査ならびに治験審査委員会および規制当局による調査を受け入れること。また，治験依頼者のモニターおよび監査担当者ならびに治験審査委員会および規制当局の求めに応じて，原資料等のすべての治験関連記録を直接閲覧に供すること
ⅹⅴ）実施医療機関がGCP，治験実施計画書または当該契約に違反することにより適正な治験に支障を及ぼしたと認める場合には，治験依頼者が治験の契約を解除できる旨
ⅹⅵ）治験に関連して健康被害が発生した場合の補償に関する事項
ⅹⅶ）その他治験が適正かつ円滑に行われることを確保するために必要な事項
　・治験課題名
　・治験内容
　・治験依頼者が提供したデータの記録および報告の手続きに関する事項
　・その他必要な事項（治験依頼者に帰属する情報の秘密の保全に関する事項等）

④治験が適正かつ円滑に行われるよう必要な措置を講じること

必要な措置には，以下のような事項があげられる。
ⅰ）治験責任医師が作成した治験分担医師および治験協力者のリストの了承および依頼者への提出
ⅱ）治験期間を通じて，IRB審査の対象となる文書を最新のものにすること

ⅲ）IRBの決定に基づき，治験責任医師および治験依頼者へ指示，決定を通知する
ⅳ）被験者の治験参加期間中およびその後を通じ，治験に関連した臨床上問題となるすべての有害事象に対して，十分な医療が被験者に提供されることを保証すること

⑤被験者の秘密の保全が担保されるよう必要な措置を講じること

⑥モニタリング等への協力

治験依頼者のモニタリング，監査ならびにIRBおよび規制当局による調査を受け入れ，これに協力すること。モニター，監査担当者，IRBまたは規制当局の求めに応じ，すべての治験関連記録を直接閲覧に供すること。これらの調査が適切かつ速やかに行われるよう協力すること。

⑦治験事務局の選任

治験の実施に関する事務および支援を行う者を指定し，その組織を設けなければならない。

治験事務局は，IRB事務局が兼ねることができる。治験に係る業務に関する事務とは，以下のものである。
ⅰ）当該実施医療機関の長が設置したIRBの委員の指名に関する業務
ⅱ）治験の契約に係る手続き等の業務
ⅲ）治験の実施に必要な手順書の作成
ⅳ）IRB審査の対象となる文書およびその他の通知または報告が治験依頼者または治験責任医師から実施医療機関の長に提出された場合には，それらをIRB，治験依頼者または治験責任医師に提出すること（これらの文書が追加，更新または改訂された場合も同様）
ⅴ）IRBの意見に基づく実施医療機関の長の指示，決定に関する通知文書の作成と治験責任医師および治験依頼者へ伝達すること
ⅵ）記録の保存
ⅶ）その他治験に関する業務の円滑化を図るために必要な事務および支援

⑧治験薬管理責任と治験薬管理者の選任

実施医療機関における治験薬の管理責任は，実施医療機関の長が負う。実施医療機関の長は，実施医療機関ですべての治験薬を適正に管理させるため，治験薬

管理責任者を選任しなければならない(原則として,薬剤師。薬剤師を選任できない場合には,医師または歯科医師を選任する)。

⑨記録保存責任者の設置

　治験に関する記録の保存に際しては,それぞれの記録ごとに記録保存責任者を定めておくこと。治験に関する記録は以下のものを指す。なお,保存の対象となる記録には,治験の実施に関する重要な事項について行われた治験依頼者との書簡,会合,電話連絡等に関するものが含まれる。

　　ⅰ)原資料
　　ⅱ)契約書または承認書,同意文書および説明文書その他GCPの規定により実施医療機関に従事する者が作成した文書またはその写し
　　ⅲ)治験実施計画書,治験審査結果通知書,その他GCPの規定により入手した文書
　　ⅳ)治験薬の管理その他の治験に係る業務の記録

　これらの記録が保存義務期間中に紛失または廃棄されることがないように,また求めに応じて提示できるように必要な措置を講じておく必要がある。

⑩業務の委託

　実施医療機関の長は,治験の実施に係る業務の一部を委託する場合には,業務を受託する者との契約を締結しなければならない。SMOへの業務委託,検査の委託などがこれにあたる。契約書には以下の事項が含まれなければならない。

　　ⅰ)業務の範囲
　　ⅱ)業務の手順に関する事項
　　ⅲ)業務が適正かつ円滑に行われているかどうかを実施医療機関が確認することができる旨
　　ⅳ)受託者に対する指示に関する事項
　　ⅴ)指示を行った場合において当該措置が講じられたかどうかを実施医療機関が確認できる旨
　　ⅵ)受託者が実施医療機関に対して行う報告に関する事項
　　ⅶ)その他委託に係る業務について必要な事項

3.治験審査委員会(IRB)

(1) IRBの設置

　実施医療機関の長は適切な治験審査委員会を選択するために必要な手順を定め,調査審議を行うために十分な人員が確保され,かつ倫理的,科学的および医学的・薬学的観点から審議および評価することができるIRBを治験ごとに適切に選択し,調査審議の依頼を行う。

　実施医療機関の長は,IRBに関する必要な情報を入手するなどし,治験の開始から終了に至るまで一貫性のある調査審議を行うことができるIRBを選択しなければならない。

　外部のIRBに審議を依頼する場合,あらかじめ審議依頼先IRBの設置者との契約を締結しなければならない。また,審議依頼先IRBのSOPと委員名簿を入手しなければならない。

　IRBには以下のものがある。
　1)実施医療機関の長が設置したIRB(複数の医療機関の長が共同で設置したものおよび他の医療機関の長が設置したものを含む)
　2)一般社団法人または一般財団法人が設置したIRB
　3)NPOが設立したIRB
　4)医療関係者により構成された学術団体が設置したIRB
　5)学校法人のうち附属病院等を有する私立大学が設置したIRB
　6)独立行政法人のうち医療の提供等を主な業務とする独立行政法人が設置したIRB
　7)国立大学法人のうち附属病院等を有する国立大学が設置したIRB
　8)地方独立行政法人のうち附属病院等を有する公立大学等の地方独立行政法人が設置したIRB

　IRBは以下の事項を適切に判断しなければならない。
　1)実施医療機関が十分な臨床観察および試験検査を行うことができるか否か。
　2)緊急時に必要な措置をとることができるか否か。
　3)治験責任医師等が当該治験を実施する上で適格であるか否か。

4) その他調査審議の対象となる治験が倫理的および科学的に妥当であるか否かおよび当該治験が当該実施医療機関において実施または継続するのに適当であるか否か。

(2) IRBの構成
治験審査委員会は，次に掲げる要件を満たしていなければならない。また，男女両性で構成されることが望ましいとされる。
1) 治験について倫理的および科学的観点から十分に審議を行うことができること
2) 5名以上の委員からなること
3) 委員のうち，医学，歯学，薬学その他の医療または臨床試験に関する専門的知識を有する者以外の者 4) と5) の規定で委員に加えられている者を除く) が加えられていること
4) 委員のうち，実施医療機関と利害関係を有しない者が加えられていること
5) 委員のうち，治験審査委員会の設置者と利害関係を有しない者が加えられていること

(3) IRBのSOP
IRBの設置者は，IRBと協議の上，通常手続きに関するSOP，委員名簿ならびに会議の記録およびその概要を作成しなければならない。
IRB SOPには以下の事項を規定しなければならない。
1) 委員長の選任方法
2) 会議の成立要件
3) 会議の運営に関する事項
　①会議の開催日程を決定し，委員に通知し，会議を運営すること。
　②IRBが次の事項について，実施医療機関の長に速やかに文書をもって確実に通知すること。
　　・治験に関するIRBの決定
　　・決定の理由
　　・IRBの決定に対する異議申し立て手続き
　③治験に関するIRBの意見に関する事項
　　原則として，次のいずれかに該当するかを示す (IRB結果)。
　　・承認する
　　・修正の上で承認する
　　・却下する
　　・すでに承認した事項を取り消す (治験の中止または中断を含む)
　④進行中の治験に関わる軽微な変更に関して，迅速審査と承認を行う場合の条件。
　　治験の実施に影響を与えない範囲で，被験者に対する精神的および身体的侵襲の可能性がなく，被験者への危険を増大させない変更についてが軽微な変更とみなされ，迅速審査で対応が可能である。
　⑤その他会議の運営について必要な事項
4) 継続審査の実施時期 (適切な頻度，1年に1回以上の頻度) に関する事項
5) 会議の記録およびその概要に関する事項
6) 記録の保存に関する事項
7) その他の必要な事項

(4) IRBの会議
IRBにおける審議品目の説明は治験実施計画書および治験薬概要書等に精通している者が行うことが適当であることから，治験責任医師が行うことが望ましいとされている。治験責任医師は関与する治験について，IRBに情報を提供することは許されるが，治験の審議および採決には参加できない。治験分担医師および治験協力者も同様である。また，実施医療機関の長は，自らの医療機関で行う治験についての審議・採決に参加できない。
次に掲げる委員は，審査の対象となる治験に係る審議および採決に参加することができない。
1) 治験依頼者の役員または職員その他の治験依頼者と密接な関係を有する者
2) 自ら治験を実施する者または自ら治験を実施する者と密接な関係を有する者
3) 実施医療機関の長，治験責任医師等または治験協力者

IRBの採決には，審議に参加した委員のみが参加を許されている。

(5) IRBの種類

IRBの種類としては，通常のIRBと専門IRBがある。

実施医療機関の長が治験を行うことの適否についてIRBの意見を聴くにあたり，治験を行うことの適否の判断の前提となる特定の専門事項を調査審議させるため必要があると認めるとき，当該IRBの承諾を得て，専門的事項について，当該IRB以外のIRBの意見を聴くことができる。専門的事項に関して意見を聴いたIRBを専門IRBという。あらかじめ，実施医療機関の長は専門IRBの設置者と調査審議を行う専門的事項の範囲等を記載した契約を締結しなければならない。専門IRBの意見は，速やかに当該IRBへ報告しなければならない。当該IRBは，専門IRBの意見を踏まえて意見を述べなければならない。

(6) IRBの審査

IRBはすべての被験者の人権保護，安全の保持および福祉の向上を図らなければならない。また，社会的に弱い立場にある者を被験者とする可能性がある治験には特に注意を払うことが求められている。

次の事項の調査審議を行う。

1) 治験実施の適否のための調査審議
2) 治験を継続して行うことの適否の調査審議

①継続審査

（治験期間が1年を超える場合には，1年に1回以上治験を継続して行うことの適否）

②副作用情報等の報告を受けたとき
③治験依頼者から重篤で予測できない副作用等の通知を受けたとき
④SAEについて治験責任医師から報告または通知を受けた場合
⑤治験に継続して参加するかどうかについて，被験者の意思に影響を与えるものと認められる情報を入手し，説明文書を改訂した旨治験責任医師から報告を受けた場合
⑥IRB審査の対象となる文書が追加・更新・改訂された場合
⑦緊急の危険を回避するための治験実施計画書からの逸脱
⑧その他，治験の実施に影響を与えるもので被験者に対する精神的および身体的侵襲の可能性があり，被験者への危険を増大させるような変更など実施医療機関の長が必要であると認めたとき

［近藤可奈子］

参考文献

1) SMONAセミナー・CRC基礎講座（2015年）

1.3 人を対象とする医学系研究に関する倫理指針

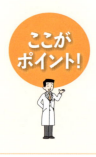

- 倫理指針の適用範囲を理解する。
- 侵襲と介入の概念を理解する
- 研究機関の責務を理解する。
- 個人情報の管理の重要性を理解する。
- 利益相反を行わないことの重要性を理解する。

1.3.1 臨床研究に関する倫理指針の変遷

　倫理指針の変遷を，被験者保護のための大切な手順となる「インフォームド・コンセント」(IC)という観点から振り返ってみる。第二次世界大戦後，医学研究での研究倫理規範の先駆けとして，1947年に「ニュルンベルク綱領」が制定された。10項目の綱領の中で，最初の項には被験者の自発的な同意が必要不可欠であるとする記載があり，9番目には被験者には中止する自由がなければならないという項がある。これは現在のICや自己決定権の概念を示している。続いて1964年に世界医師会が採択した「ヘルシンキ宣言」では，ニュルンベルク綱領を修正した形で"治療的研究"を対象に加え，被験者の自主的な同意が必要であるとした。これにより，臨床研究において研究者は，ICを取得することが義務となり「しなくてはいけないこと」となった。

　一方日本では，臨床研究に対する法規制や整備は十分とは言い難い状況にあった。ICと並んで医療倫理において重要な役割を持つ倫理委員会について，最初に設置されたのは1982年12月に徳島大学医学部での"ヒト体外受精卵子宮内移植法"計画であった。つまり，ヘルシンキ宣言が採択された後の20年近くは何の規制もなく，臨床研究が行われてきたと考えられる。ICについては，欧米から導入されたものの，脳死や生命倫理に関する「診療のIC」が主であり，「研究のIC」との区別があいまいなまま，「研究のIC」は明確に認識されてこなかった。「研究のIC」が明確に区別されたのは，1989年に制定された新薬開発のための「治験」のルールである「医薬品の臨床試験の実施に関する基準」(旧GCP)の中であった。しかし，当初局長通知として出された旧GCPは規制自体が法令ではない"通知"であり，口頭での同意も可とするような緩い規制であったため課題を残したものであった。その後もソリブジン事件や薬害エイズなどの薬害事件が相次ぎ問題となる。それらの背景およびICH-GCPに基づき，新GCPを省令として制定して国際基準に並ぶものとなったのは1997年であった。

　一方，「治験」以外の臨床研究は法の外に置かれたままであったが，相次いで無断遺伝子解析研究が問題となったことを受け，2000年4月に「遺伝子解析研究に付随する倫理問題等に対応するための指針」が策定された。この指針に続き疫学研究，遺伝子解析研究など，その都度個別の指針が次々出され，2003年に

用語　インフォームド・コンセント (Informed consent；IC)

「臨床研究に関する倫理指針」が示された。しかし，複数の指針の間で統一的な考え方の不在と，指針ごとの縦割りの構造のため，研究倫理審査の現場においての混乱をひきおこしていた。「臨床研究・治験活性化5カ年計画2012」においても，指針間の関係性について見直し，臨床研究を実施する際に活用しやすい指針となるように検討する旨の要請がされていた。

「疫学」と「臨床研究」両指針の適用関係が不明確になってきたことや，研究をめぐる不適正事案が発生したこと等が背景となり，2014年12月に「疫学研究に関する倫理指針」と「臨床研究に関する倫理指針」が統合する形で「人を対象とする医学系研究に関する倫理指針」が公布された。また時を同じくして同年11月に「再生医療等の安全性の確保等に関する法律」も施行された。

統合された指針では「第1章 総則 第1 目的及び基本指針」において，8つの基本方針が明記された（図1.3.1）。また新しい章として「第3章 研究計画書」，「第8章 研究の信頼性確保」が追加され，それぞれ研究に関する登録と公表，信頼性確保のための利益相反管理やデータの保管，モニタリングや監査などについての記載が設けられた。この背景には，近年明らかになった臨床研究における不正事例が大きく社会を揺るがし，信頼を失墜させたことがある。目指すべく基本方針の中には信頼を回復するために追加された項目がある。研究の社会的および学術的意義が被験者のリスクを上回るものであるかどうか，弱い立場の被験者への配慮，研究結果への責任などである。研究にどんな形であれ携わる者は関連する指針等のルールを習得し，「知らなかったから」という理由で，不正な研究を繰り返すことがないように十分な留意が必要である。

---

①社会的及び学術的な意義を有する研究の実施
②研究分野の特性に応じた科学的合理性の確保
③研究対象者への負担並びに予測されるリスク及び利益の総合的評価
④独立かつ公正な立場に立った倫理審査委員会による審査
⑤事前の十分な説明及び研究対象者の自由意思による同意
⑥社会的に弱い立場にある者への特別な配慮
⑦個人情報の保護
⑧研究の質及び透明性の確保

第1章 総則 第1 目的及び基本方針

図1.3.1 人を対象とする医学系研究に関する倫理指針・基本方針

MEMO

「人を対象とする医学系研究に関する倫理指針」ほか，関連する指針は厚生労働省ホームページにて公開されている。判断に迷う場合は本指針ガイダンス，倫理的な原則（ヘルシンキ宣言，ベルモントレポート等）が参考となる。

次項に「人を対象とする医学系研究に関する倫理指針」項目の概要を示す。本テキスト内で別途項目立てしているものについてはそちらを参照していただきたい。枠内には，指針からの引用または内容のポイントを記載し，その後にガイダンス等より簡単な説明を加えた。

1.3.2　適用範囲　主な用語の説明

(1) 用語の定義

> 1) 人を対象とする医学系研究
> 　人（試料・情報を含む。）を対象として，以下のような研究を通じて国民の健康の保持増進又は患者の傷病からの回復若しくは生活の質の向上に資する知識を得ることを目的として実施される活動をいう。
> ・傷病の成因及び病態の理解
> ・傷病の予防方法
> ・医療における診断方法及び治療方法の改善又は有効性の検証
> 　　　　　　　　　第1章　総則　第2　用語の定義

「人を対象とする研究」に該当する例

- 侵襲を伴わず，かつ介入を行わずに研究対象者から新たに取得した試料・情報を用いる研究
- 既存試料・情報を用いる研究
- 患者から分離した病原微生物等の分析・調査から得られた情報を用いて，他の診療情報を組み合わせて，感染症の成因や病態の理解等を通じて国民の健康の保持増進または，患者の感染症からの回復等に資する知識を得ることを目的として実施される研究
- 保健事業により得られた人の健康に関する情報や検体を用いて，生活習慣病の病態理解や予防法の有効性の検証などを通じて国民の健康の保持増進等に資する知識を得ることを目的として実施される活動
- 人を対象として，特定の食品・栄養成分の摂取がその健康に与える影響を調べる場合は，「研究」に該当する
- 労働安全衛生法や学校保健安全法などの法令の定める業務の範囲を超えて，当該業務を通じて得られたサンプル・データ等を利用する場合には，「研究」に該当する可能性がある

「人を対象とする研究」に該当しない例

- 人体から分離したカビ，ウイルス等の微生物の分析等を行うのみで，人の健康に関する事業を研究の対象としない研究
- 傷病の予防，診断および治療を専ら目的とする医療（所属する機関内の症例検討会，機関外の医療従事者同士の勉強会や関連学会，医療従事者向け専門誌等で個別の症例報告等）
- 既存の医学的知見等について患者その他一般の理解の普及を図るため，出版物，広報物等に掲載すること
- 検診などの保健事業において，検診の精度管理のために得られたサンプルデータの一部，または全部を関係者，関係医療機関で共有して検討すること（保健事業とみなされる）
- 労働安全衛生法に基づく「労働者の健康障害の原因の調査」や，学校保健安全法の規定による「保健調査」なども同様に，研究目的でない業務の一環とみなすことができ，研究に該当しない

MEMO
　実施する活動が，「人を対象とする」研究に該当するかどうかは，倫理審査の必要性があるかどうかに関わってくる。判断に迷うものについては，倫理審査委員会に聞くことが推奨される。

> 2) 侵襲
> 　研究目的で行われる，穿刺，切開，薬物投与，放射線照射，心的外傷に触れる質問等によって，研究対象者の身体又は精神に傷害又は負担が生じることをいう。
> 　侵襲のうち，研究対象者の身体及び精神に生じる傷害及び負担が小さいものを「軽微な侵襲」という。
> 　　　　　　　　　第1章　総則　第2　用語の定義

「侵襲」を伴う例

- 「既承認医薬品」を，研究目的で，当該承認の範囲内で投与する場合
（ただし，その成分や用法・用量等によっては，研究対象者の身体および精神に生じる傷害および負担

が極めて小さく,「侵襲」を伴わないとみなすことができる場合もある)
- 「放射線照射」に関して,研究目的でない診療で研究対象者が同様な放射線照射を受けることが見込まれる場合であっても,また,研究対象者に生じる影響を直接測定等できなくても,研究目的で一定の条件を設定して行われる放射線照射は,それによって研究対象者の身体に傷害または負担が生じる(=「侵襲」を伴う)ものとみなす
- 研究目的で意図的に緊張,不安等を与える等,精神の恒常性を乱す行為によって,研究対象者の精神に負担が生じることも「侵襲」に含まれる

「侵襲」を伴わない例
- 診療で採取された検体(いわゆる残余検体)・診療で採取された情報を既存試料・情報として用いる
- 自然排泄される尿,便,喀痰,唾液・汗等の分泌物,抜け落ちた毛髪・体毛を採取し使用する
- 表面筋電図や心電図の測定,超音波画像や短時間で回復するような運動負荷

「軽微な侵襲」の例
- 採血や単純胸部X線撮影等(一般健康診断で行われるものと同程度のもの)
- 診療において行われる検査に上乗せして研究目的で行われる負担が少ない検査
- 造影剤を用いないMRI
- 匿名回答や回答拒否できる質問票等

「軽微な侵襲」とすることができるか否かは,研究対象者の年齢や状態等も考慮して総合的に判断する必要がある。

研究目的で研究対象者にある種の運動負荷を加えることが「侵襲」を伴うか否か,また,「侵襲」を伴う場合において「軽微な侵襲」とみなすことができるか否かについては,当該運動負荷の内容のほか,研究対象者の選定基準,当該運動負荷が加えられる環境等も考慮して総合的に判断する必要がある。

3) 介入

研究目的で,人の健康に関する様々な事象に影響を与える要因(健康の保持増進につながる行動及び医療における傷病の予防,診断又は治療のための投薬,検査等を含む。)の有無又は程度を制御する行為(通常の診療を超える医療行為であって,研究目的で実施するものを含む。)をいう。

第1章 総則 第2 用語の定義

通常の診療を超える医療行為を伴わない場合であっても,研究計画書に基づいて作為または無作為の割り付けを行う等,研究目的で人の健康に関する事象に影響を与える要因の有無または程度を制御すれば,「介入」を行う研究となる。介入の例として作為,無作為の割り付け,未承認医薬品・医療機器の研究目的の使用等が該当する。

MEMO

「侵襲」と「介入」の概念の混同に注意する。「介入」を行うことが必ずしも「侵襲」を伴うとは限らない。

「侵襲」と「介入」の有無でICの手続き,倫理委員会での審査,重篤な有害事象の対応,研究の登録の有無,補償,モニタリング・監査の有無,試料・情報の保管に対する手続きが異なる。表1.3.1にその一部を示す。

4) 人体から取得された試料

血液,体液,組織,細胞,排泄物及びこれらから抽出したDNA等,人の体の一部であって研究に用いられるもの(死者に係るものを含む。)をいう。

5) 研究に用いられる情報

研究対象者の診断及び治療を通じて得られた傷病名,投薬内容,検査又は測定の結果等,人の健康に関する情報その他の情報であって研究に用いられるもの(死者に係るものを含む。)をいう。匿名化されているか否かによらない。

6) 試料・情報

人体から取得された試料及び研究に用いられる情報をいう。

7) 既存試料・情報

試料・情報のうち、次に掲げるいずれかに該当するものをいう。

①研究計画書が作成されるまでに既に存在する試料・情報

②研究計画書の作成以降に取得された試料・情報であって、取得の時点においては当該研究計画書の研究に用いられることを目的としていなかったもの

第1章　総則　第2　用語の定義

MEMO

診療のために用いられる前に「残余分相当」という想定のもと検体を分割して研究に用いられる場合は、研究目的で上乗せして取得したとみなされる可能性があり、あらかじめ研究を目的として取得する場合には「既存試料・情報」に該当しないので注意が必要（研究目的でない業務・活動の際に上乗せして、あらかじめ研究に用いられることを目的として取得される場合も同様）。つまり、前向き試験での日常診療における検体の残余分を使用する研究は、被験者への侵襲を回避あるいは低減するために行われるのであり、既存試料を用いる研究には該当しない。

研究開始時点に存在しない情報であっても、研究活動とは無関係に生み出される情報は「既存」扱いが可能（例えばカルテ情報）。

表1.3.1　侵襲の有無と手続き

	侵襲伴う	侵襲伴わない
IC	・文書でのIC ・軽微な侵襲の場合は手続きの簡略化が可能[1]	・文書でのIC or 口頭IC＋記録 ・手続きの簡略化が可能[1] ・未成年の同意が可能[2]
倫理審査	・本審査が必要 ・軽微な侵襲で、介入を行わない（観察研究）では迅速審査が可能	・介入を行わないものは迅速審査が可能
重篤な有害事象の取り扱い	・研究機関内での報告 ・共同研究機関内での共有 ・研究計画への対応記載が必要 ・未知※の場合厚生労働大臣への報告、状況および結果の公表 （軽微な侵襲を伴う研究では、研究機関内での報告と共同研究機関内での共有が必要）	・必要なし
研究登録	・介入試験はすべて登録が必要	・介入試験はすべて登録が必要
補償保険加入	・計画書、同意説明文書への記載必要 ・通常の診療を超えた医療行為[3]では保険等の措置が必要（軽微な侵襲を除く）	・必要なし
モニタリング・監査	・実施（軽微な侵襲を除く） 監査は必要に応じて実施	・必要なし
試料・情報の保管	・介入伴うもの（軽微な侵襲を除く）は保管義務あり[4]	・指針での記載なし

1) 手続きの簡略化：研究対象者の不利益にならない、簡略化しなければ研究が困難または研究の価値を著しく損ねる、社会的に重要性が高いという要件を満たす必要あり。
2) 未成年の同意が可能：中学校等の課程を修了または16歳以上、本人が十分な判断能力を有する、親権者または後見人が拒否できる機会を保障しているという要件を満たす必要あり。
3) 未承認の医薬品・医療機器の使用、既承認の範囲外の使用、その他新規の医療技術の医療行為等、副作用被害救済制度の対象とはならないと考えられるもの。
4) 少なくとも、当該研究の終了について報告された日から5年を経過した日または当該研究の結果の最終の公表について報告された日から3年を経過した日のいずれか遅い日までの期間適切に保管。
※ 未知の重篤な有害事象：予測できない重篤な有害事象のこと。重篤な有害事象のうち、研究計画書、ICの説明文書等において記載されていないもの、または記載されていてもその性質もしくは重症度が記載内容と一致しないものをいう。

> 8) 研究対象者
>   次に掲げるいずれかに該当する者（死者を含む。）をいう。
>   ① 研究を実施される者（研究を実施されることを求められた者を含む。）
>   ② 研究に用いられることとなる既存試料・情報を取得された者
> 9) 研究機関
>   研究を実施する法人，行政機関及び個人事業主をいい，試料・情報の保管，統計処理その他の研究に関する業務の一部についてのみ委託を受けて行う場合を除く。
>
> 第1章　総則　第2　用語の定義

ここでいう「研究に関する業務の一部についてのみ委託を受けて行う場合を除く」とされている「試料・情報の保管，統計処理」については，改正前の「臨床研究に関する倫理指針」において倫理審査委員会への付議不要としていた「データの集積又は統計処理のみを受託する場合」などが相当する。

> 10) 共同研究機関
>   研究計画書に基づいて研究を共同して実施する研究機関をいい，当該研究のために研究対象者から新たに試料・情報を取得し，他の研究機関に提供を行う機関を含む。
> 11) 試料・情報の収集・分譲を行う機関
>   研究機関のうち，試料・情報を研究対象者から取得し，又は他の機関から提供を受けて保管し，反復継続して他の研究機関に提供を行う業務を実施する機関をいう。いわゆるバンクやアーカイブを指している。
>
> 第1章　総則　第2　用語の定義

通常，研究を実施する企業は「研究機関」に該当する。また，医療機関や大学等における研究を共同して実施するために企業が参加する場合には，その企業は「共同研究機関」に該当する可能性がある。「既存試料・情報の提供を行う機関」は，必ずしも共同研究機関となることを要しない。特定の研究のために研究対象者から新たに取得される試料・情報は「既存試料・情報」に該当せず，研究計画書に基づいて研究対象者から新たに試料・情報を取得して他の研究機関に提供する機関は，「共同研究機関」に該当する。

「試料・情報の収集・分譲を行う機関」とは，特定の研究機関に限定せず，広く試料・情報の提供を確保することがあらかじめ明確化されて運営される，いわゆるバンクやアーカイブを指している。「ゲノム研究倫理指針」の「試料・情報の収集・分譲を行う機関」は，試料・情報を他の機関から提供を受ける場合のみ規定しているが，この指針は，より多様な形態に対応するため，試料・情報を研究対象者から直接取得する場合も含めて規定している。

> 12) 研究者等
>   研究責任者その他の研究の実施（試料・情報の収集・分譲を行う機関における業務の実施を含む。）に携わる関係者をいい，研究機関以外において既存試料・情報の提供のみを行う者及び委託を受けて研究に関する業務の一部に従事する者を除く。
> 13) 研究責任者
>   研究の実施に携わるとともに，所属する研究機関において当該研究に係る業務を統括する者をいう。
> 14) 研究機関の長
>   研究を実施する法人の代表者，行政機関の長又は個人事業主をいう。
> 15) 倫理審査委員会
>   研究の実施又は継続の適否その他研究に関し必要な事項について，倫理的及び科学的な観点から調査審議するために設置された合議制の機関をいう。
>
> 第1章　総則　第2　用語の定義

研究分担者のほか，研究機関において研究の技術的補助や事務に従事する職員も含まれる。

研究機関以外において既存試料・情報の提供のみを行う者および委託を受けて研究に関する業務の一部に従事する者を除く。なお，試料・情報を研究対象者から新たに取得して他の研究機関に提供する場合には，「試料・情報の収集・分譲を行う機関」または「共同研究機関」の「研究者等」として研究の実施に携わるものとする。

MEMO

　例えば，医療機関の医師が診療情報の一部について，または保健所等に所属するものが保管している住民の健康に関する情報の一部について，研究機関の研究者等に提供する場合，「既存試料・情報の提供のみを行う者」は「研究者等」には入らない。「提供者」は自らの施設の倫理審査を受ける必要はない。

　「研究機関以外において既存試料・情報の提供のみを行う者」は「研究者等」に含まれない。

　「既存試料・情報の提供を行う者」が，研究機関において既存試料・情報の提供を行う場合や，既存試料・情報の提供以外にも研究計画書の作成や研究論文の執筆などに携わる場合には，「研究者等」に該当する可能性がある。

　「試料・情報の収集・分譲を行う機関における業務の実施」に携わる関係者であれば，「研究者等」に含まれる。

　研究責任者が共同研究機関における当該研究に係る業務にも役割および責任を有するかについては，研究計画書に定めるところによる。

　倫理審査委員会には，研究機関の長によって設置されたものに限らず，研究機関以外において設置され，研究機関の長から依頼を受けて審査を行う機関を含む。

16）インフォームド・コンセント
　研究対象者又はその代諾者等が，実施又は継続されようとする研究に関して，当該研究の目的及び意義並びに方法，研究対象者に生じる負担，予測される結果（リスク及び利益を含む。）等について十分な説明を受け，それらを理解した上で自由意思に基づいて研究者等又は既存試料・情報の提供を行う者に対し与える，当該研究（試料・情報の取扱いを含む。）を実施又は継続されることに関する同意をいう。

17）代諾者
　生存する研究対象者の意思及び利益を代弁できると考えられる者であって，当該研究対象者がICを与える能力を欠くと客観的に判断される場合に，当該研究対象者の代わりに，研究者等又は既存試料・情報の提供を行う者に対してICを与えることができる者をいう。

18）代諾者等
　代諾者に加えて，研究対象者が死者である場合にICを与えることができる者を含めたものをいう。

19）インフォームド・アセント
　ICを与える能力を欠くと客観的に判断される研究対象者が，実施又は継続されようとする研究に関して，その理解力に応じた分かりやすい言葉で説明を受け，当該研究を実施又は継続されることを理解し，賛意を表することをいう。

第1章　総則　第2　用語の定義

　「ICを与える能力を欠くと客観的に判断される」とは，その研究の実施に携わっていない者からみても，そう判断されることを指す。なお，ICを与える能力は，実施または継続されようとする研究の内容（研究対象者への負担ならびに予測されるリスクおよび利益の有無，内容等）との関係でそれぞれ異なると考えられ，同一人が，ある研究についてはICを与える能力を欠くが，別の研究についてはICを与える能力を有するということもあり得る。

　「インフォームド・アセント」は小児を研究対象者とする場合について用いられることが多いが，この指針では，小児に限らず，ICを与える能力を欠くと客観的に判断される研究対象者が，研究を実施されることに，自らの意思を表することができる場合に，その程度や状況に応じて，インフォームド・アセントを得るように規定している。

参考

ICを受ける手続き等の概略を表1.3.2，表1.3.3に示す。

ICを受ける手続き等には，「文書IC」「口頭IC（記録作成を含む。）」「オプトアウト（情報公開＋拒否機会）」およびその他の手続きがある。概略を一覧にするが，運用にあたっては指針本文を確認する必要がある。研究の例については，異なる分類となるものもあり得るので注意する。

MEMO

改正後の本指針で新たに明記された方針「社会的に弱い立場にある者への特別な配慮」（基本方針⑥）はICに関連して議論されることが多い。同意能力が十分でない者（小児など）や自発的な決定が困難な者，その他経済的，社会的に困窮している地域（発展途上国など）を社会的弱者として考える。原則として，研究がそのグループの必要性に応えるものであり，他のグループでは実施できない場合に限り正当化される[1]。また，代諾者がICを受けて実施される場合には，当該者を研究対象者とすることが必要な理由が計画書に記載されていることが要件の1つとしてあげられている（本指針第13の1（1））。倫理審査委員会においては特別な配慮を必要とする者を対象とする研究の審査を行い，意見を述べる際には，必要に応じてこれらの者について識見を有する者に意見を求めなければならない（本指針第11の2（5））とされている。

表1.3.2 新たに試料・情報を取得する場合のIC手続き

研究対象者のリスク・負担			IC等の手続	研究の例
侵襲	介入	試料・情報の種類		
あり	—	—	文書IC	未承認の医薬品・医薬機器を用いる研究，既承認薬等を用いる研究，終日行動規制を伴う研究，採血を行う研究　等
なし	あり	—	文書IC or 口頭IC＋記録作成	食品を用いる研究，うがい効果の有無の検証等の生活習慣に係る研究，日常生活レベルの運動負荷をかける研究　等
なし	なし	人体取得試料	文書IC or 口頭IC＋記録作成	唾液の解析研究　等
なし	なし	人体取得試料以外	文書IC or 口頭IC＋記録作成 or オプトアウト	匿名のアンケートやインタビュー調査，診療記録のみを用いる研究　等

表1.3.3 既存試料・情報の提供・利用する場合のIC等の手続き

既存試料・情報の種類		IC等の手続		
		他機関への提供（提供する側）	他機関から取得（提供される側）	自機関で利用
匿名化されていない	人体取得試料	○文書ICによらない場合は口頭IC ○文書IC・口頭ICが困難な場合はオプトアウト ※いずれも困難な場合の例外あり	○文書ICによらない場合はオプトアウト ※提供する側のICまたはオプトアウトの手続きが行われていることの確認が必要	○文書ICによらない場合は口頭IC ○文書IC・口頭ICが困難な場合はオプトアウト ※いずれも困難な場合の例外あり
匿名化されていない	人体取得試料以外	○文書IC・口頭ICによらない場合はオプトアウト		○文書IC・口頭ICによらない場合はオプトアウト
匿名化されている		手続不要	手続不要	手続不要

20) 個人情報
　生存する個人に関する情報であって，当該情報に含まれる氏名，生年月日その他の記述等により特定の個人を識別することができるものをいい，他の情報と容易に照合することができ，それにより特定の個人を識別することができることとなるものを含む。

21) 個人情報等
　個人情報に加えて，個人に関する情報であって，死者について特定の個人を識別することができる情報を含めたものをいう。

22) 匿名化
　特定の個人（死者を含む。以下同じ。）を識別することができることとなる記述等の全部又は一部を取り除き，代わりに当該個人と関わりのない符号又は番号を付すことをいう。
　なお，個人に関する情報のうち，それ自体では特定の個人を識別することができないものであっても，他で入手できる情報と照合することにより特定の個人を識別することができる場合には，照合に必要な情報の全部又は一部を取り除いて，特定の個人を識別することができないようにすることを含むものとする。

23) 連結可能匿名化
　必要な場合に特定の個人を識別することができるように，当該個人と新たに付された符号又は番号との対応表を残す方法による匿名化をいう。

24) 連結不可能匿名化
　特定の個人を識別することができないように，当該個人と新たに付された符号又は番号との対応表を残さない方法による匿名化をいう。

第1章　総則　第2　用語の定義

　「研究に用いられる情報」に該当しない情報（代諾者等からICを受けた場合における当該代諾者等の氏名，続柄，連絡先等）や，その氏名等が含まれていなくても特定の個人を識別することができるものは，「個人情報」に含まれる。また公知であるか否かを問わない。
　なお，匿名化は本来，個人情報等の保護のためになされるものであり，研究者等または既存試料・情報の提供を行う者が本人同意の手続等を免れるための便法として行うことは適当でない。
　研究機関が対応表を保有しない場合，（特定の個人を識別することができることとなる情報を受け得ない状況）は，当該研究機関においては個人情報等を取り扱わないものとみなしてよい。

25) 有害事象
　実施された研究との因果関係の有無を問わず，研究対象者に生じた全ての好ましくない又は意図しない傷病若しくはその徴候（臨床検査値の異常を含む。）をいう。

26) 重篤な有害事象
　有害事象のうち，次に掲げるいずれかに該当するものをいう。
①死に至るもの
②生命を脅かすもの
③治療のための入院又は入院期間の延長が必要となるもの
④永続的又は顕著な障害・機能不全に陥るもの
⑤子孫に先天異常を来すもの

27) 予測できない重篤な有害事象
　重篤な有害事象のうち，研究計画書，インフォームド・コンセントの説明文書等において記載されていないもの又は記載されていてもその性質若しくは重症度が記載内容と一致しないものをいう。

28) モニタリング
　研究が適正に行われることを確保するため，研究がどの程度進捗しているか並びにこの指針及び研究計画書に従って行われているかについて，研究責任者が指定した者に行わせる調査をいう。

29) 監査
　研究結果の信頼性を確保するため，研究がこの指針及び研究計画書に従って行われたかについて，研究責任者が指定した者に行わせる調査をいう。

第1章　総則　第2　用語の定義

(2) 適用範囲

> **適用される研究**
> この指針は，我が国の研究機関により実施され，又は日本国内において実施される人を対象とする医学系研究を対象とする。ただし，他の指針の適用範囲に含まれる研究にあっては，当該指針に規定されていない事項についてはこの指針の規定により行うものとする。
>
> 第1章　総則　第3　適用範囲

改正後，指針の適用範囲が広がった。例として，ヒトゲノム・遺伝子解析を含む研究は，ヒトゲノム・遺伝子解析研究に関する倫理指針（ゲノム研究倫理指針）の適用範囲に含まれ，まずはその規定が適用された上で，その指針に規定されていない事項（例えば侵襲を伴う研究における健康被害に対する補償，介入を伴う研究に関する公開データベースの登録等）については，この指針の規定を適用する。改正前は，ゲノム研究倫理指針が適用される試験では，他の指針が補う形で適用されることがなく，それぞれの指針は排他的であり現場では混乱もみられた。

また，適用外のものを明確にしたことも，2014年12月公布された指針の改正のポイントとなっている。

以下にあげたものは適用されない。

ア　法令の規定により実施される研究
- 「がん登録等の推進に関する法律」に基づく全国がん登録データベースおよび都道府県がんデータベース等
- 「感染症の予防及び感染症の患者に対する医療に関する法律」に基づく感染症発生動向調査
- 「健康増進法」に基づく国民健康・栄養調査　など

イ　法令の定める基準の適用範囲に含まれる研究
- 「医薬品の臨床試験の実施の基準に関する省令」での治験
- 「再生医療等製品の臨床試験の実施の基準に関する省令」での再生医療等製品の臨床試験

ウ　試料・情報のうち，既に学術的な価値が定まり，研究用として広く利用され，かつ，一般に入手可能な試料・情報，既に連結不可能匿名化されている情報のみを用いる研究
- 一般に入手可能な試料・情報で，市販の細胞や公的バンクから配布された細胞等の使用に関するものは適用とならず，倫理審査も免除となっている
- 既に連結不可能匿名化されているもの。研究機関であっても対応表がある場合（個人に連結が可能である場合）は，本指針に沿って実施する必要があるが，IC手続きが軽減（口頭ICと記録又はオプトアウト）され，迅速審査が可能となる

日本国外において実施される研究については，本指針に従うとともに，関連法令，指針等の基準を遵守する。規定の各部において厳格なほうを適用する。実施地の基準より本指針が厳格であるが，本指針の規定によって研究を実施することが困難な場合は倫理審査委員会で審議され，研究機関の長が許可するか決定する必要がある。また医薬品・医療機器に係る治験，製造販売後調査，再生医療等に係る規制については，関連省令を遵守する。

1.3.3 研究機関の責務の概説

図1.3.2に研究者,研究責任者,研究機関の長,倫理審査委員会の責務の概要を示す。

ここでは主に研究機関の長,倫理審査委員会の責務について記載する。研究者等,研究責任者の責務の詳

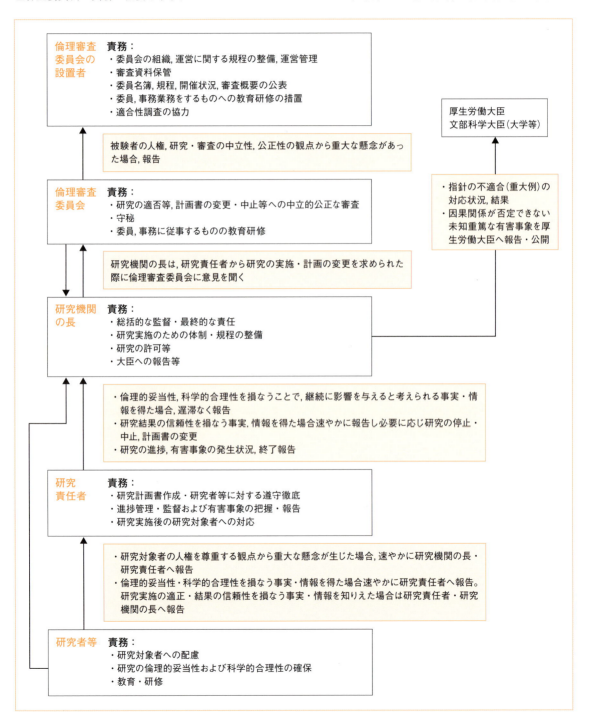

図1.3.2 研究機関の責務の概要

細については別項を参照されたい。

(1) 研究者等の基本的責務

> 1) 研究対象者等への配慮
> ①研究対象者の生命，健康及び人権の尊重
> ②インフォームド・コンセント（IC）の取得
> 　研究対象者のリスクや負担によってICの手続きが異なる。文書・口頭＋記録，オプトアウトなど異なる手続きがあるので注意。
> ③相談等への，適切かつ迅速な対応
> ④守秘
> 　守秘には，研究対象者から得た情報の他，例えば研究の手法やデザイン等研究の独創性にかかる情報等も含まれる。
> ⑤研究機関の長及び研究責任者への報告（研究に関連する情報の漏えい等，研究対象者等の人権を尊重する観点又は研究の実施上の観点から重大な懸念が生じた場合速やかに報告）
> 　第2章　研究者等の責務等　第4　研究者等の基本的責務

　臨床研究の不正事例を受けて，研究の信頼性確保のため改正された部分である。改正前の指針では，「研究者等」の中に直接的に研究の実施に関与することが想定されない「研究機関の長」を含めて規定していたが，改正指針では研究の実施に携わる関係者である「研究者等」とは区別して規定し「研究機関の長」としての責任を明確にした。これにより，「研究者」→「研究責任者」→「研究機関の長」という情報の流れや役割分担が明確になった。

> 2) 研究の倫理的妥当性及び科学的合理性の確保等
> ①法令，指針等の遵守，研究計画書に従った適正な研究の実施
> ②研究責任者への報告（研究の倫理的妥当性若しくは科学的合理性を損なう事実若しくは情報又は損なうおそれのある情報を得た場合速やかに報告）
> ③研究責任者又は研究機関の長への報告（研究の実施の適正性若しくは研究結果の信頼を損なう事実若しくは情報又は損なうおそれのある情報を得た場合に速やかに報告）
> 　第2章　研究者等の責務等　第4　研究者等の基本的責務

　上記と同じく，研究の倫理的妥当性および科学的な合理性を損なう事実や研究の実施の適合性や研究結果の信頼性を損なう事実等を研究者等が知り得た場合に研究責任者や研究機関の長へ報告が要求される。

> 3) 教育・研修
> 　研究者等は，研究の実施に先立ち，研究に関する倫理並びに当該研究の実施に必要な知識及び技術に関する教育・研修を受けなければならない。また，研究期間中も適宜継続して教育・研修を受けなければならない。
> 　第2章　研究者等の責務等　第4　研究者等の基本的責務

　教育研修の内容として，一般に遵守する各種規則に加えて，研究活動における不正行為や，研究活動に係る利益相反についてのものを含む。また，対象として事務に従事する者や研究者の補助業務にあたるものも含まれ，その業務内容に応じた教育研修を受けることが望ましい。いずれも少なくとも1年に1回程度は受けることが望ましい。

(2) 研究責任者の責務

> 1) 研究計画書の作成及び研究者等に対する遵守徹底
> ①適切な研究計画書の作成（研究計画書の変更）
> 　研究計画書は倫理的妥当性及び科学的合理性が確保されるようなものでなくてはならない。また，研究対象者へのリスク及び利益を総合的に評価し，負担およびリスクを最小化する対策を講じなければならない。
> ②研究に伴う健康被害への補償
> 　侵襲（軽微な侵襲を除く。）を伴い，通常の診療範囲を超える医療行為を伴う研究には，研究対象者に生じた健康被害に対する補償を行うために，あらかじめ，保険への加入その他の必要な措置を適切に講じなければならない。
> ③研究の登録・結果の公表
> 　介入を伴うすべての研究（侵襲を伴うか否かによらず）について公開データベースへの登録と終

了したときには，遅滞なく当該研究の結果を登録しなければならない。
④当該研究の実施に携わる研究者，関係者の指導・管理
第2章　研究者等の責務等　第5　研究責任者の責務

通常の診療範囲内での医療行為（当該医薬品の承認の範囲）での使用時における副作用については，医薬品副作用被害救済制度において，当該救済制度の対象となるため，すでに補償の措置が講じられているものと考える。

本指針では補償の対象が，介入研究に限定されていないこと，補償のための措置を講じるのは，研究者等ではなくて，研究責任者の責務として明確化された。

参考

研究に関する登録・公表

情報の一括検索を可能にする等の観点から，国立大学附属病院長会議，一般財団法人日本医薬情報センターまたは公益社団法人日本医師会が設置している公開データベースのいずれかに登録すること。これらのデータベースは，国立保健医療科学院のホームページで一元的な検索が可能である。なお，さらに海外の公開データベースへも登録するかどうかは，各研究機関において判断してよい。

○大学病院医療情報ネットワーク研究センター　臨床試験登録システム（UMIN-CTR）
　http://www.umin.ac.jp/ctr/index-j.htm
○一般財団法人日本医薬情報センター iyaku Search（医薬品データベース）
　http://database.japic.or.jp/is/top/index.jsp
○公益社団法人日本医師会 治験促進センター　臨床試験登録システム（JMACCT）
　https://dbcentre3.jmacct.med.or.jp/jmactr/
○国立保健医療科学院のホームページ
　http://www.niph.go.jp/entrance/index1.html

2) 研究の進捗状況の管理・監督及び有害事象等の把握・報告
①研究の適正な実施及び研究結果の信頼性の確保
②研究機関の長への報告（研究の倫理的妥当性若しくは科学的合理性を損なう事実若しくは情報又は損なうおそれのある情報であって研究の継続に影響を与えると考えられるものを得た場合には，遅滞なく，研究機関の長に対して報告）
　必要に応じて，研究の停止・中止又は計画書を変更しなければならない。
③研究機関の長への報告（研究の実施の適正性若しくは研究結果の信頼を損なう事実若しくは情報又は損なうおそれのある情報を得た場合速やかに報告），必要に応じて，研究を停止し，若しくは中止し，又は研究計画書を変更しなければならない。
④リスクベネフィット評価の実施
　リスクが高い場合又は十分な成果が得られた若しくは得られないと判断された場合に当該研究を中止しなければならない。
⑤重篤な有害事象への対応
　侵襲を伴う研究において重篤な有害事象の発生を知った場合，（研究との関連の有無を問わず）研究対象者への説明等，必要な措置を講じるとともに研究責任者へ報告しなければならない。研究責任者は速やかに，研究機関の長へ報告するとともに，速やかに必要な措置を講じなければならない。また，当該研究に関わる研究者等との情報の共有を図り，他の研究機関と共同で実施している研究場合においては，共同研究機関の責任者に対しても情報を共有しなければならない。
　侵襲を伴う介入研究の実施において「予測できない重篤な有害事象が発生し当該研究との因果関係が否定できない場合」，研究機関の長が，速やかに厚生労働大臣に報告する。
⑥医療機関の長への報告（進捗状況，有害事象の発生状況，終了・中止）
第2章　研究者等の責務等　第5　研究責任者の責務

「研究の適正な実施及び研究結果の信頼性の確保に努める」対応として，研究の実施に係る必要な情報を収集することの他に，研究の内容に応じたモニタリングや必要に応じた監査の実施，試料・情報の保存等も考えられる。

2015年10月より本指針に基づいて，侵襲（軽微な侵襲を除く）・介入を伴う研究には，研究計画書に定めるところにより，モニタリングおよび必要に応じた監査を実施することが必要となった。

3）研究実施後の研究対象者への対応

通常の診療を超える医療行為を伴う研究を実施した場合には，当該研究実施後においても，研究対象者が当該研究の結果により得られた最善の予防，診断及び治療を受けることができるよう努めなければならない。

第2章　研究者等の責務等　第5　研究責任者の責務

特に未承認医薬品・医療機器の使用または既承認医薬品・医療機器の承認等の範囲を超える使用を伴う研究を実施した後に，当該治療等を受けるか否かの判断を行うに当たっては，当該研究を実施した結果により得られた知見のほか，当該治療等を継続するために必要な経済的な負担等も含めて研究対象者等に説明する必要がある。

(3) 研究機関の長の責務

1) 研究に対する総括的な監督
① 適正実施のための監督と責任

実施を許可した研究について，適正に実施されるよう必要な監督を行うとともに，最終的な責任を負うものとする。

② 研究の実施に関わる関係者に，研究対象者の生命，健康及び人権を尊重して研究することの周知徹底をはかる。

③ 守秘

その業務上知り得た情報を正当な理由なく漏らしてはならない。その業務に従事しなくなった後も，同様とする。

④ 業務の委託

研究機関の長は，研究に関する業務の一部を委託する場合には，委託を受けた者が遵守すべき事項について，文書による契約を締結するとともに，委託を受けた者に対する必要かつ適切な監督を行わなければならない。

第2章　研究者等の責務等　第6　研究機関の長の責務

研究の実施に関わる関係者には，研究者等のほか，委託を受けて研究に関する業務の一部に従事するものも含まれる。

委託を受けた者が遵守すべき事項として，例えば，委託された業務において取り扱われる試料・情報の安全管理や委託された業務上知り得た情報の守秘義務，再委託の制限，教育・研修の受講などが考えられる。契約の際に必要とされる遵守事項，その遵守や違反がないかを研究機関から主体的に確認すること等の必要かつ適切な監督が求められる。

2) 研究の実施のための体制・規程の整備等
① 体制・規程の整備

研究機関の長は，研究を適正に実施するために必要な体制・規程を整備しなければならない。

② 補償の措置

研究機関の長は，研究対象者への補償その他の必要な措置が適切に講じられることを確保しなければならない。

③ 結果の公表

研究機関の長は，研究結果等，研究に関する情報が適切に公表されることを確保しなければならない。

④ 自己点検と適切な対応

研究機関の長は，当該研究機関における研究がこの指針に適合していることについて，必要に応じ，自ら点検及び評価を行い，その結果に基づき適切な対応をとらなければならない。

⑤ 教育・研修

研究機関の長は，研究に関する倫理並びに研究の実施に必要な知識及び技術に関する教育・研修を当該研究機関の研究者等が受けることを確保するための措置を講じなければならない。また，自らもこれらの教育・研修を受けなければならない。
⑥権限の委任
　研究機関の長は，当該研究機関において定められた規程により，この指針に定める権限又は事務を当該研究機関内の適当な者に委任することができる。
　　　　　第2章　研究者等の責務等　第6　研究機関の長の責務

「研究機関の長自らも教育・研修を受けなければならない」というのは2014年12月に公布された指針改正の大きなポイントの1つである。研究者等は，研究に先立ち教育研修を受講すること，その後も継続して受講することが義務付けられた。研究機関の長は，研究の適正実施体制を主体的に整備するとともに，その研究機関の実施する研究に最終的な責任を負うものとして，不適正な事案が生じた場合に責任を持って適切な対応を行うことが求められている。

3) 研究の許可等
①研究の許可・計画書変更の許可
　研究責任者から研究の実施又は研究計画書の変更の許可を求められたときは，倫理審査委員会に意見を求め，その意見を尊重し，当該許可又は不許可その他研究に関し必要な措置について決定しなければならない。
②研究の停止・原因究明・適切な対応（継続に影響を与えうる情報を受けた場合）
　研究責任者・研究者等から報告を受けた場合，必要に応じて倫理審査委員会に意見を求め，その意見を尊重するとともに，必要に応じて速やかに，研究の停止，原因の究明等，適切な対応をとらなければならない。例えば，計画書からの重大な逸脱，情報やデータのねつ造・改ざん，重大な有害事象の発生により研究対象者へのリスク評価が変わった場合，IC手続きが適切に行われていない場合，個人情報の漏えいがある場合など。

③倫理審査委員会が行う調査への協力
④研究の実施の適正性，研究結果の信頼を損なう事実若しくは情報又は損なうおそれのある情報について報告を受けた場合の速やかな措置
⑤終了の報告
　研究責任者から研究の終了について報告を受けたときは，当該研究に関する審査を行った倫理審査委員会に必要な事項について報告しなければならない。
　　　　　第2章　研究者等の責務等　第6　研究機関の長の責務

研究の実施の適正性，信頼を失う事実や情報を受けた場合の措置として，事実の確認，確認された情報に基づいて必要に応じた停止，もしくは中止がある。研究対象者への対応と同時に，端緒となる報告を行った通報者が不利益を被ることがないよう適切な対応をとることが含まれている。
「研究活動における不正行為への対応等に関するガイドライン」（平成26年8月26日文部科学大臣決定）および「厚生労働分野の研究活動における不正行為への対応等に関するガイドライン」（平成27年1月16日厚生労働省大臣官房厚生科学課長決定）も参照。

4) 大臣への報告等
①指針不適合事例の報告・公表
　研究機関の長は，当該研究機関が実施している又は過去に実施した研究について，この指針に適合していないことを知った場合には，速やかに倫理審査委員会の意見を聴き，必要な対応を行うとともに，不適合の程度が重大であるときは，その対応の状況・結果を厚生労働大臣（大学等にあっては厚生労働大臣及び文部科学大臣。以下単に「大臣」という。）に報告し，公表しなければならない。
②調査への協力
　研究機関の長は，当該研究機関における研究が

> この指針に適合していることについて，大臣又はその委託を受けた者（以下「大臣等」という。）が実施する調査に協力しなければならない。
> ③未知・重篤な有害事象の報告・公表
> 　研究機関の長は，侵襲（軽微な侵襲を除く。）・介入研究実施において，予測できない重篤な有害事象が発生した場合であって当該研究との直接の因果関係が否定できないときは，対応の状況・結果を速やかに厚生労働大臣に報告し，公表しなければならない。
> 　　第2章　研究者等の責務等　第6　研究機関の長の責務

　不適合の程度が重大であり，大臣に報告し公表する必要があるものの例として，以下のものがある。
・倫理審査委員会の審査または研究機関の長の許可を受けずに，研究を実施した場合
・必要なICの手続きを行わずに研究を実施した場合
・研究内容の信頼性を損なう研究結果のねつ造や，改ざんが発覚した場合

　大臣またはその委託を受けたものの調査の例としては「臨床研究に関する倫理指針に係る適合性調査」が考えられる。調査内容，結果は公表されている。

(4) 倫理審査委員会

> 1) 設置の要件
> 　設置者に求める能力について3つの要件をあげている。
> ①審査に関する事務を的確に行う能力があること
> ②倫理審査委員会を継続的に運営する能力があること
> ③倫理審査委員会を中立的かつ公平に運営する能力があること
> 　　第4章　倫理審査委員会　第10　倫理審査委員会の設置等

　改正前の臨床研究倫理指針では，倫理審査委員会の設置者を各種法人や学術団体を規定していたが，本指針では，上記3つの能力要件を有することを設置者の要件としている。研究機関でなくてもこれらの要件を満たせば倫理審査委員会を設置することができる。

> 2) 設置者の責務
> ①規程を定め，倫理審査委員会の委員・事務に従事するものに業務を行わせる。
> ②審査資料の保管
> 　当該研究の終了報告まで，侵襲（軽微な侵襲を除く。）・介入研究にあっては，終了報告から5年を経過した日まで適切に保管しなければならない。
> ③倫理審査委員会報告システムでの公表
> 　倫理審査委員会の組織及び運営に関する規程並びに委員名簿を，また年1回以上，当該倫理審査委員会の開催状況及び審査の概要について，倫理審査委員会報告システムにおいて公表しなければならない。ただし，人権又は権利利益の保護のため非公開とすることが必要と倫理審査委員会が判断したものについては，この限りでない。
> ④教育・研修確保のための措置
> 　当該倫理審査委員会の委員及びその事務に従事する者が審査及び関連する業務に関する教育・研修を受けることを確保するため必要な措置を講じなければならない。
> ⑤調査への協力
> 　当該倫理審査委員会の組織及び運営がこの指針に適合していることについて，大臣等が実施する調査に協力しなければならない。
> 　　第4章　倫理審査委員会　第10　倫理審査委員会の設置等

　倫理審査委員会報告システムとは，現在は厚生労働省が設置しているものを指しており，http://rinri.mhlw.go.jpにおいて公表されている。倫理審査委員会が，非公開とすることが必要な内容と判断したものは，審査の概要の当該内容に係る部分をマスキングなどして公表する必要がある。

3) 倫理審査委員会の役割・責務
①中立的かつ公正に審査
　研究機関の長から研究の実施の適否等について意見を求められたときは，この指針に基づき，倫理的観点及び科学的観点から，研究機関及び研究者等の利益相反に関する情報も含めて中立的かつ公正に審査を行い，文書により意見を述べなければならない．
　また，審査を行った研究について，倫理的観点及び科学的観点から必要な調査を行い，研究機関の長に対して，研究計画書の変更，研究の中止その他当該研究に関し必要な意見を述べることができる．
②侵襲・介入研究の調査
　審査を行った研究のうち，侵襲・介入研究の実施の適正及び研究結果の信頼性を確保するために必要な調査を行い，研究機関の長に対して，研究計画書の変更，研究の中止その他当該研究に関し必要な意見を述べることができる．
③守秘
　倫理審査委員会の委員及びその事務に従事する者は，その業務上知り得た情報を正当な理由なく漏らしてはならない．その業務に従事しなくなった後も同様とする．
④倫理審査委員会の設置者への報告
　研究に関連する情報の漏えい等，研究対象者等の人権を尊重する観点並びに当該研究の実施上の観点及び審査の中立性若しくは公正性の観点から重大な懸念が生じた場合には，速やかに倫理審査委員会の設置者に報告しなければならない．
⑤教育・研修
　倫理審査委員会の委員及びその事務に従事する者は，審査及び関連する業務に先立ち，倫理的観点及び科学的観点からの審査等に必要な知識を習得するための教育・研修を受けなければならない．また，その後も，適宜継続して教育・研修を受けなければならない．
第4章　倫理審査委員会　第11　倫理審査委員会の役割・責務等

4) 構成及び会議の成立要件
　倫理審査委員会の構成は，研究計画書の審査等の業務を適切に実施できるよう，次に掲げる要件の全てを満たさなければならず，①から③までに掲げる者については，それぞれ他を同時に兼ねることはできない．会議の成立についても同様の要件とする．
①医学・医療の専門家等，自然科学の有識者が含まれていること
②倫理学・法律学の専門家等，人文・社会科学の有識者が含まれていること
③研究対象者の観点も含めて一般の立場から意見を述べることのできる者が含まれていること
④倫理審査委員会の設置者の所属機関に所属しない者が複数含まれていること
⑤男女両性で構成されていること
⑥5名以上であること

・審査の対象となる研究の実施に携わる研究者等は，審議及び意見の決定に同席は不可．ただし，当該倫理審査委員会の求めに応じて，当該研究に関する説明を行うことはできる．
・審査を依頼した研究機関の長は，審議及び意見の決定に参加不可．ただし，倫理審査委員会における当該審査の内容を把握するために必要な場合には，当該倫理審査委員会の同意を得た上で，その会議に同席は可．
・倫理審査委員会は，審査の対象，内容等に応じて有識者に意見を求めることができる．
・倫理審査委員会は，特別な配慮を必要とする者を研究対象者とする研究計画書の審査を行い，意見を述べる際は，必要に応じてこれらの者について識見を有する者に意見を求めなければならない．
・倫理審査委員会の意見は，全会一致をもって決定するよう努めなければならない．
第4章　倫理審査委員会　第11　倫理審査委員会の役割・責務等

　本指針では，倫理審査委員会の構成要件と成立要件が同じとなった．改正前の成立要件に比べて厳しくなったといえる．倫理審査委員会設置者は，運営にあたって配慮する必要がある．
　倫理審査委員会の意見を全会一致をもって決定する

ことが困難な場合には，審議をつくしても意見が取りまとまらない場合に限り，大多数の意見をもって当該倫理審査委員会の意見とすることができる。過半数による議決は不可で，設置者は採決における要件についても規程に定める必要がある。

5) 迅速審査

倫理審査委員会は，次に掲げるいずれかに該当する審査について，当該倫理審査委員会が指名する委員による審査（以下「迅速審査」という。）を行い，意見を述べることができる。迅速審査の結果は倫理審査委員会の意見として取り扱うものとし，当該審査結果は全ての委員に報告されなければならない。

① 他の研究機関と共同して実施される研究であって，既に当該研究の全体について共同研究機関において倫理審査委員会の審査を受け，その実施について適当である旨の意見を得ている場合の審査
② 研究計画書の軽微な変更に関する審査
③ 侵襲を伴わない研究であって介入を行わないものに関する審査
④ 軽微な侵襲を伴う研究であって介入を行わないものに関する審査

第4章 倫理審査委員会　第11 倫理審査委員会の役割・責務等

6) 他の研究機関が実施する研究に関する審査

研究機関の長が，自らの研究機関以外に設置された倫理審査委員会に審査を依頼する場合には，当該倫理審査委員会は，研究の実施体制について十分把握した上で審査を行い，意見を述べなければならない。

倫理審査委員会は，他の研究機関が実施する研究について審査を行った後，継続して当該研究機関の長から当該研究に関する審査を依頼された場合には，審査を行い，意見を述べなければならない。

第4章 倫理審査委員会　第11 倫理審査委員会の役割・責務等

MEMO

　改正前の臨床研究倫理指針では倫理審査委員会があらかじめ指名する者が，一定の要件を満たす研究について倫理審査委員会へ付議を要しないと判断し，倫理審査委員会での審査を不要としていた（付議不要）が，本指針では，これらを見直し，倫理審査委員会が指名する委員による審査（迅速審査）により対応することとなった。これで倫理審査委員会の機能強化と審査の透明性確保を図っている。

　他の研究機関との共同研究を実施しようとする場合に，研究責任者が「共同研究機関の研究責任者の役割及び責任を明確にした上で研究計画書を作成」するとともに，研究機関の長が「他の倫理審査委員会における審査結果及び当該研究の進捗に関する状況等」の審査に必要な情報を倫理審査委員会に提供すること，「一つの倫理審査委員会により一括審査を求めることができる」ことを新たに定めた。①の場合の迅速審査においても，適切に審査が行われるためには，必要な情報を基に評価することとなる。先の倫理審査委員会で適当である旨の意見を示した事実とその審査経緯等も含めて確認することが適当である。

1.3.4　個人情報管理

(1) 個人情報等に係る基本的責務

個人情報等の保護については本指針のほか，以下のような法律を遵守しなければならない。図1.3.3に保護法制の体系について示す。

> 本指針での「個人情報等」の定義には，死者について特定の個人を識別することができる情報も含まれる。「個人情報等の保護」は，死者についての情報も生存する個人に関する者と同様に適切に扱い，必要かつ適切な措置を講じなければならない。
>
> 研究者は，原則として，研究対象者から同意を受けている範囲を超えず，適正に情報を取得する。必要な範囲を超えてデータを扱わないことは，安全管理面からも重要である。
>
> 　　第6章　個人情報等　第14　個人情報等に係る基本的責務

個人情報保護法（第50条第1項）では，学術研究を目的とする場合は法の適用外である旨を定めている。一方，同法では適用除外となる個人情報取り扱い者についても個人データの安全管理のための必要かつ適切な措置，関連する苦情の処理等必要な措置を講じかつ内容を公表するよう努めなければならないと定めてある。本指針等のガイドラインは，個人情報保護法の一部適用外となる研究機関の長，研究者等が自ら必要な措置を講じるためのものとなる。

(2) 安全管理

> 研究者等は漏えい，滅失，棄損防止等，安全管理のために情報を適切に取り扱わなくてはいけない。研究責任者は，研究機関の長と協力しつつ，指導管理にあたり，研究機関の長は安全管理のための以下にあげる4つより適宜選択して体制整備，監督を行なわなければならない。
> ① 物理的安全管理：入室退室管理（制限），記録持ち込み持ち出し禁止，PC接続制限等
> ② 技術的安全管理措置：情報システムへのアクセス制御やアクセス記録，不正ソフトウエア対策等
> ③ 組織的安全管理：安全管理について研究等の責任と権限を明確に定め，安全管理に関する規程や手順書を整備運用し，実施状況を確認する等
> ④ 人的安全管理措置：雇用時の契約，委託契約時の守秘義務規定，教育・訓練等
>
> 　　第6章　個人情報等　第15　安全管理

(3) 保有する個人情報の開示

> 研究機関の長は保有する個人情報の取り扱いに関する透明性を確保する観点から，研究機関の長に対して，一定の場合を除き，当該研究機関の名称・長の氏名，保有する個人情報の利用目的，開示等の求めに応じる手続き，相談窓口等，知りうる状態に置くとともに，求めに応じて本人に関する保有する個人情報の利用目的等を通知すべきである。
>
> すでにIC等において，説明し又は個人情報取り扱いについての情報を通知し，若しくは公開している場合には，当該研究対象者に係る個人情報に関する事項の公表を行うことは要しない。
>
> 研究機関の長は，本人等から利用目的の通知を求められた場合には遅滞なくこれを通知しなければならない。
>
> 　　第6章　個人情報等　第16　保有する個人情報の開示等

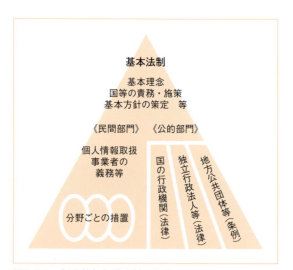

図1.3.3　個人情報保護法制の体系[2)]

(4) 開示等への求めへの対応

研究機関の長は，本人等から開示を求められた場合，遅滞なく該当する個人情報を開示しなければならない。ただし次にあげるいずれかに該当する場合は全部又は一部を開示しないことができる。また，法令の規定により，保有する個人情報の開示について定めがある場合には，当該法令の規定による。

・研究対象者又は第三者の生命，身体，財産その他の権利利益を害する恐れがある場合
・研究機関の研究業務の適正な実施に著しい支障を及ぼす恐れがある場合
・法令に違反することとなる場合

研究機関の長は，本人等から，個人情報の内容の訂正等を求められた場合，必要な調査を行い結果に基づいて当該内容の修正を行い，本人等へその旨を通知しなければならない。また，本人等から情報取得が規定に反して取得・取り扱われているという理由で利用停止又は消去を求められた場合，その求めが適正なものと認められる時は利用停止等（利用停止が不可能な場合には，これに代わる措置）を行い，本人等へその旨を通知しなければならない。

本人等からの求めに応じて，本人に関する匿名化されていない試料・情報が，IC等がなされずに他の研究機関に提供されている場合等に，その求めが適正と認められるときは，他の研究機関への提供を停止し（不可能な場合は，変わるべき措置を行い），その旨を請求者に対して通知しなければならない。

研究機関の長は，開示等の求めに応じるため必要な手続等（開示等の申し出先，提出すべき書面，本人確認の方法等）について定めることができる。なお本人等の負担が大きくならないよう配慮しなければならない。

第6章　個人情報等　第16　保有する個人情報の開示等

1.3.5　利益相反管理

(1) 利益相反（COI）の概念

広義の利益相反（COI）は図1.3.4に示すように，狭義の利益相反」と「責務相反」の双方を含み，「狭義の利益相反」は，「個人としての利益相反」と「組織としての利益相反」の双方を含んでいる。本指針では，基本的に「狭義の利益相反」を扱う。

COIは「利益の衝突」といわれる。「守るべき主たる利益」と「副次的利益」との相反であり，研究活動におけるCOIは，活動の主たる利益が，その個人，組織的な副次的利益によって不当に影響を受ける状態をいう。利益は主に金銭的なものについて検討されることが多いが，他の種の利益についての衝突もある。具体的には，外部との経済的な利益関係等によって，公的研究で必要とされる公正かつ適正な判断が損なわれる，または損なわれるのではないかと第三者から懸念が表明されかねない事態をいう。公正かつ適正な判断が妨げられた状態としては，データの改ざん，特定企業の優遇，研究を中止すべきであるのに継続する等の状態が考えられる。

(2) 利益相反の管理

研究者等は研究実施の際に個人の収益等，当該研究にかかるCOIに関する状況について研究責任者へ報告しなければならない。研究責任者は，医薬品

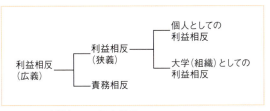

図1.3.4　利益相反の概念整理[3]

 用語　利益相反（Conflict of Interest；COI）

> 又は医療機器の有効性または安全性に関する研究等，商業活動に関連しうる研究を実施する場合には，当該研究に係るCOI状況を把握し，研究計画書に記載する．研究者等は，研究計画書に記載されたCOI状況をICにおいて研究対象者へ説明しなくてはならない．
>
> 第8章　研究の信頼性確保　第18　利益相反の管理

　利益相反委員会を設置している機関においては，研究機関の長は研究責任者から受けた利益相反に関する状況について利益相反委員会の意見を求めることが望ましい．利益相反委員会は，当該研究にかかる利益相反に関する状況（自己申告書を用いてもよい）を評価し，研究者が利益相反状態にあると判定された場合は，要約書や意見書を研究機関の長および倫理審査委員会へ報告することが望ましい．

参考

　医学研究を実施する立場にある研究者個人は，当該研究の信頼性を損なうような行為をしたり，臨床研究に参加する被験者の安全性を脅かしたりするような，何らかの所有権や利益を受けることがあってはならない．産学連携にかかる医学研究の実施に関する基本的な考え方として，

1) 研究機関および研究者は，医学性，倫理性，科学性の担保を前提に，利害関係にある企業，法人組織，団体からの外部資金（寄附金，研究助成金，契約による研究費等），薬剤・機器，および役務等の提供を公正かつ適正に受け入れる．
2) 当該研究成果の質と信頼性を確保するために，提供された内容等の詳細情報をあらかじめ管理し，臨床研究実施計画書，COI申告書および論文に適切に記載し公開する．
3) 第三者から疑義を指摘されれば，説明責任を果たさなければならない[4]．

　侵襲性のある介入型で自主的な研究者主導臨床試験の実施には，対象症例数が多くなればなるほど多額の資金が必要となり，民間に研究費（寄附金など）を求めることが避けられない．このような場合，COIマネージメントの視点から，倫理委員会への実施計画書の申請，被験者への説明，論文発表等を通じて，研究者主導臨床試験の資金源が適切に開示または公表されなければならないし，研究が適正に実施されるために必要十分な経費かどうかの妥当性も審査されなければならない．なお，臨床研究に係る資金の提供が，企業との適正な契約のもとに支援されれば，説明責任を果たしやすいといえる[5]．

［池田律子］

参考文献

厚生労働省　研究に関する指針について
http://www.mhlw.go.jp/stf/seisakunitsuite/bunya/hokabunya/kenkyujigyou/i-kenkyu/
人を対象とする医学系研究に関する倫理指針
人を対象とする医学系研究に関する倫理指針ガイダンス
ヒトゲノム・遺伝子解析研究に関する倫理指針

1) ヘルシンキ宣言2013年　第20条
　　http://www.med.or.jp/wma/helsinki.html
2) 内閣府国民生活局個人情報保護推進室：「個人情報の保護に関する法律」説明資料
　　http://www.meti.go.jp/committee/downloadfiles/g40120a210j.pdf
3) 文部科学省　科学技術・学術審議会・技術・研究基盤部会・産学官連携推進委員会・利益相反ワーキンググループ：利益相反ワーキング・グループ報告書　2002；4
4) 日本医学会　利益相反委員会：「日本医学会　医学研究のCOIマネージメントに関するガイドライン」2015．3：5-6
5) 日本医学会　利益相反委員会：「日本医学会　医学研究のCOIマネージメントに関するガイドライン」2015．3：9-10

2章 臨床研究の実施体制

章目次

2.1：医療技術の開発プロセス……… 42
    2.1.1 医薬品の開発の流れ
    2.1.2 医療機器開発の流れ
    2.1.3 エビデンス構築のための臨床研究

2.2：臨床研究を実施する体制……… 50
    2.2.1 企業治験の実施体制
    2.2.2 研究者主導臨床試験の実施体制
    2.2.3 医師主導治験の実施体制

2.3：実施医療機関の役割………… 61
    2.3.1 研究責任者
    2.3.2 臨床研究コーディネーター
    2.3.3 臨床検査技師

SUMMARY

本章では，臨床研究を実施するための「医療技術の開発プロセス」，「臨床研究を実施する体制」，「実施医療機関の役割」について解説してあり，臨床研究に関与する様々な立場の役割や実務について解説してある。

新しい医薬品や医療機器が世の中に誕生するためには，それぞれの開発段階に関連したルールに基づいて有効性と安全性を確認しながら段階的に開発を進めていくことで，信頼できる品質の高いデータを収集し，厚生労働省へ申請して承認される必要があることを理解することができる。

2.1 医療技術の開発プロセス

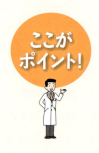

- 医薬品，医療機器の研究開発，臨床試験，薬事申請業務の流れを理解する。

2.1.1 医薬品の開発の流れ

医薬品の開発においては，医薬品規制調和国際会議（ICH）を中心とする新薬承認審査の基準が国際的に統一された。非臨床試験や臨床試験の実施方法や，ルール，申請様式などの標準化が進み，開発の流れは一段と加速している[1]とはいえ，通常，少なくとも10年以上の歳月を要することが多い。本項では，一般的な医薬品の開発の過程として，①探索研究，②開発研究（非臨床研究），③臨床研究（治験），④薬事申請，⑤製造販売後臨床試験の各過程について解説する。

● 1. 探索研究

(1) 開発戦略

医薬品候補物質が見つかると，物理化学的特性や，化合物の規格，品質などの製剤学的な検討が行われ，構造的に最適化される。複数の開発候補物質がある場合には，その中で最適な物質を絞り込む。同時に，対象とする疾患における現在の医療上の課題，他の医薬品の開発状況などを検討し，その開発候補物質をどう医療応用するか，開発戦略も検討する。昨今は，アカデミアの研究シーズを実用化する動きも活発になっている[2]。

(2) 知財戦略

開発候補物質を医療応用するために，開発する権利を確保するための特許の取得が重要である。臨床現場で使用できるようにするためには，製品の製造・販売を行う事業化が必要であり，開発の主体は途中で事業

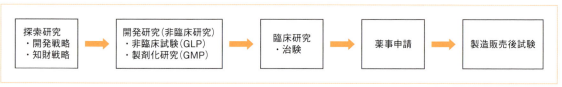

図2.1.1 医薬品開発のプロセス

✎ **用語** 医薬品規制調和国際会議（International Council for Harmonization of Technical Requirements for Pharmaceuticals for Human use；ICH）

化を目的とした企業等に移ることになる。このため，製品の製造販売等も見据えて，知財戦略における企業との連携が必要となる。

● 2. 開発研究（非臨床研究）

医薬品の承認申請に必要な非臨床試験においては，薬理試験，薬物動態試験，毒性試験，製剤化研究などが行われる。毒性試験と薬理試験の一部は，「医薬品の安全性に関する非臨床試験の実施の基準」（GLP）に従い，ヒトに用いる治験を実施する前に，用いる治験薬が安全であることを確認し，治験における投与方法，投与量などを決めるためにも重要なデータとなる。

(1) 薬理試験

薬理試験は，臨床における効能・効果の裏付けのための試験であり，以下の4つに分けられる[2]。
① 薬効薬理試験：効力を裏付ける試験
② 副次的薬理試験：期待した治療標的に関連しない薬力学的作用等を検討する試験
③ 安全性薬理試験：医薬品の暴露に関連した望ましくない薬力学的作用を検討する試験
④ その他の薬理試験：薬力学的薬物相互作用を検討する試験

(2) 薬物動態試験

薬物動態試験は，開発候補物質の動物における体内動態（吸収，分布，代謝および排泄）を明確にするための試験である。体内における薬物代謝酵素やトランスポーターの寄与，薬効や副作用の個体差の発現の可能性の有無，薬物間相互作用の起こる可能性など，ヒトに投与した際の有効性や安全性を推測する情報となり，臨床試験を計画する際に重要なデータとなる[2]。

(3) 毒性試験

毒性試験は，開発候補物質をヒトに投与した場合の安全性を予測することを目的に行われる。GLPは，医薬品の有効性・安全性の評価のために，各種の実験動物を用いて試験する段階において，とくに安全性についてのデータの信頼性を高めるために定められ，毒性試験において遵守すべきヒト・設備・動物に関する基準である[1]。
① 単回投与毒性試験：一度に大量の薬物を投与したときの毒性を評価する。
② 反復投与毒性試験：反復投与した際の毒性用量と無毒性用量を評価する。
③ 遺伝毒性試験：遺伝子の構造や機能への毒性を評価する。
④ がん原性試験：薬物が発がん性を有しているかどうかを確認する。
⑤ 生殖発生毒性試験：雌雄の生殖機能への毒性を見る。
⑥ その他の毒性試験（局所刺激性試験，免疫毒性試験，光毒性試験，依存性試験など）

(4) 製剤化研究

開発候補物質の物理的・化学的性質などを調べ分析法の開発，規格設定や製剤化を進める。また，対象とする疾患にふさわしい剤形の設定，製造法の開発，安定性評価，包装設計などを行う。「治験薬の製造管理，品質管理等に関する基準」（GMP）に沿った組織や手順書の準備なども整える[2]。

非臨床試験の結果，安全性が推定できること，体内動態の推定，薬効の根拠，投与量・投与方法の確認，製剤化の見通し，特許取得，規制などの課題を勘案し，臨床試験が安全に行えることを担保できることが重要である。

● 3. 臨床研究（治験）

非臨床試験の結果，ヒトに使用しても安全で開発する価値があると判断された場合，ヒトを対象とした臨床試験が行われ，有効性と安全性を評価する。医薬品の承認申請のためのデータの収集を目的に行われる臨

用語 医薬品の安全性に関する非臨床試験の実施の基準（Good Laboratory Practice；GLP），医薬品の臨床試験の実施の基準（Good Clinical Practice；GCP）

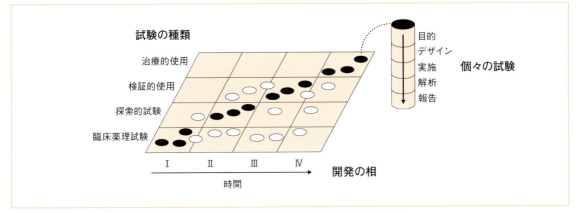

図2.1.2 開発の相と臨床試験の種類の関係
●は，各開発相で一般的に実施される試験を示し，○はその相で実施されることが比較的まれな試験を示している。
それぞれの○は個々の試験を表し，右側のカラムはそれぞれの試験の構成要素とその順序を指す。

床試験のことを治験といい，「医薬品の臨床試験の実施の基準」（GCP）を遵守して行われる。

基本的な治験のプロセスを以下に示す[3]。

(1) 第1相試験

治験薬を初めてヒトに投与する試験であり，ヒトへの投与の安全性と薬物の体内動態などについて確認する。臨床現場で用いられる予定の投与方法により，ヒトが使用するのに十分安全であると見込まれる用量から徐々に増量していく「漸増法」や，用量を固定して毎日定期的に投与する「反復投与試験」などがある。第1相試験では，ヒトが使用するにあたり安全な用量と最大安全量（忍容量）を推定することが目的であり，治験薬の有効性の評価を目的とするものではない。

通常は，健常男性を対象に行い，女性向けの医薬品の開発の際には，閉経後の女性などを対象とする場合もある。毒性が強いと考えられる医薬品，例えば，抗悪性腫瘍薬の場合は，第1相試験からがん患者を対象に行われ，既存の抗悪性腫瘍薬では効果が見込まれないがん患者にとってはひとつの選択肢となっている。

非臨床試験でヒトの安全性が予測できないような場合など，重大な副作用がこの段階で生じてしまうこともあり得るため，安全性に十分に注意して行えるよう，単施設で行われることが多い。

(2) 第2相試験

第1相試験で安全性が確認されると，第2相試験で初めて患者に投与される。第1相試験でヒトに安全に使用できると確認された用量の範囲内で，第2相試験では，第3相試験をどのように行うか検討するため，期待される薬効を発揮できる対象疾患，安全性や投与方法（投与回数，投与期間，投与間隔など），用量（最も効果的な投与量）を設定することを目的に，探索的な有効性の評価とともに，安全性の評価が行われる。比較試験として行われることが多く，医師にも患者にも治験薬（用量含む）かプラセボかわからないように行う二重盲検法が採用される。比較的少数の患者を対象に，少数の医療機関で実施することが多い。

(3) 第3相試験

第3相試験では，第2相試験で確認された至適用法・用量を用いて，期待される効能・効果，臨床で使用する用法・用量，副作用の頻度や程度の検討を目的としている。承認申請する予定の適応に対する治療上の利益を証明・確認するための検証的試験の位置づけで行われる。多くの患者を対象に，多施設共同試験として実施されることが多く，無作為化二重盲検比較試験や長期投与試験などが行われる。

4. 薬事申請

第3相試験までの治験結果から十分に安全で有効であることが確認されると，医薬品開発企業が製造販売承認を申請する。医療現場で用いるための有効性・安全性の評価は，承認申請書に基づいて行われる。科学的審査を独立行政法人医薬品医療機器総合機構（PMDA）が行い，審査結果を厚生労働省に通知し，厚生労働省が承認する。審査結果は審査報告書としてまとめられ，公開されている[3]。

5. 製造販売後臨床試験（第4相試験）

厚生労働省から製造販売承認され，臨床現場で使用された後にGCPに準拠して行われる試験である。それまでの治験の被験者に比べて多くの患者が使用することとなり，対象疾患の重症度，合併症や使用している併用薬などが多様化することから，治験では明らかにならなかった結果がでることもあるため，製造販売後も安全性や有効性の検討が必要となる[3]。

［笠井宏委］

用語 独立行政法人医薬品医療機器総合機構（Pharmaceuticals and Medical Devices Agency；PMDA）

参考文献

1) 日本臨床薬理学会（編集）：CRCテキストブック第3版，医学書院，2013
2) 一般社団法人ARO協議会プロジェクトマネジメント専門家連絡会：アカデミアにおける医師主導治験のプロジェクトマネジメント 第1版，2015
3) 中野重行（監修編集）：臨床試験テキストブック，メディカルパブリケーションズ，2009
4) 厚生労働省医薬安全局審査管理課長通知：臨床試験の一般指針，平成10年4月21日医薬審第380号，1980

2.1.2　医療機器開発の流れ

● 1. 医療機器開発の流れ

　医療機器といって何が頭に浮かぶであろうか。メス，ピンセットのような鋼製小物といわれるものから，超音波検査装置や磁気共鳴画像診断装置（MRI）のような検査装置，人工関節や人工骨のようなインプラント材料，さらには，生命維持に寄与する人工呼吸器まで，いずれも医療機器である。このように医療機器は，リスクの大きさ，関連する技術の多様さが千差万別であるという特徴を有している。そのため，医療機器の開発は医薬品と異なり，決まった流れが生まれにくい。

　医療機器が医薬品と異なる点として，医療現場で使用される"道具"という側面を持つことがあげられる。道具は使用者からの注文や要望により反復的に発展するため，開発過程であっても改良が繰り返される。医薬品の領域では，1つの化合物に開発品を固定した後の化合物の変更は，おおむね開発の失敗を意味するが，医療機器では継続的な改良により製品アイデアを作り上げることがむしろ望まれる。

　このように，医療機器の開発は，①医療機器の種類の多様性に伴い開発手順が多様化している，②開発の中で改良が繰り返される，という特徴を持っているため，開発の手順を理解するよりも，開発の考え方を理解することが重要である。同様に，ある医療機器の開発の手順を理解したとしても，別の医療機器が同じように開発できることは少なく，医療機器の特性に応じて，新たに開発方針を立てて進める必要がある。

　医療機器開発における共通した考え方を以下に述べる。

　医療機器の開発は大きく分けて3つの段階から構成されている。まず，解消したい医療のニーズから解決策としての医療機器アイデアを作り上げる段階である。次に，アイデアを具現化し，必要な性能を決め，決められた性能を満たすための設計を実施する設計検証に移行する。最後は設計検証を踏まえて作成された試作品について，予定された性能，品質，有効性および安全性が備わっていることを確認する段階である。

　医療機器のアイデア創出は，その製品の開発の成功率を大きく左右する最も重要な段階である。アイデアの出来が製品開発のカギを握っているといっても過言ではない。この段階では作りたいものを作るのではなく，製品が患者に提供されることを想像して，さまざまな視点から最適化を図っていくことが必要である。最適化の際に検討すべき事項は製品ごとに違うため，すべてあげることは難しいが，少なくとも製品が提供された際にどのように使用されるかを想定し，出口目線で考えていくことが必要である。製品製造のコスト，製品の予想価格からみた収益性，類似医療機器の状況，対象治療を取り巻く状況については，十分な調査が必要である。この段階であれば，設計の変更は容易であるため，各種方面から検討し，アイデアを練り上げることが成功のカギを握る。

　アイデア創出が終われば，実際の製品の設計に取りかかることになる。アイデア創出の際に抽出された設計への要求事項に加え，当該製品が臨床現場に出た際に想定されるリスク等を分析し，それらを満たす設計要求事項を構築する。設計における要求事項すべてを満たす製品が具現化できる場合は問題ないが，設計要求事項をすべて満たせない場合は，アイデアを含む要求事項の見直しを行い，設計要求事項を最大限具現化できる試作品を提案する。

　試作品の開発が進むと，次に製品としての有効性，安全性，品質の検証段階に移行する。多くの場合，設計要求事項の中に有効性，安全性，品質に関する事項が含まれているので，適切な議論を経て，この段階に進んでいる開発製品であれば，新たな問題が発生することなく，設計で想定された通りの結果が得られることになる。この段階で新たな課題が発見された際は，設計検証を繰り返し実施し，意図する有効性と安全性が確保されるよう改良を行い製品化につなげていく。

用語　磁気共鳴画像診断装置（Magnetic Resonance Imaging；MRI）

製品の有効性や安全性の確認においては，材料の安全性に関する生物学的安全性や，電気製品に課せられる電気安全性，電磁両立性のように，決まった方法論に沿って試験を行い，確認する部分もあるが，多くの場合，製品独自の性能を，科学的に妥当な方法で評価を行い，有効性，安全性を実証することになる。この部分が医療機器開発において難所ではあるが，製品の性能を適切に評価していれば，設計検証における評価試験で代用できる場合も多い。

医療機器は人に使用されるために設計されていることから，最終的には患者における有効性，安全性の確認が必要となるが，その段階で効果的なのが人を対象とする臨床試験の実施である。医療機器の場合，薬事承認審査において，必ずしも治験が必要とされないこともあるので，開発においては審査当局と早期から開発計画について意見交換しておくことが望ましい。

以上，医療機器開発における基本的な考え方を記載したが，冒頭に述べたように医療機器の多様性に対応した開発計画を策定することは難しい作業である。特に類似の医療機器が乏しい医療機器を開発する際には，審査当局と早期から開発計画に関する意見交換を行い，進めていくことが肝要である。

［池田浩治］

2.1.3　エビデンス構築のための臨床研究

● 1. はじめに

1991年にカナダのGuyattが提唱したEBM（evidence based medicine）[1]は「根拠に基づく医療」と訳され，現在，わが国でもEBMという言葉は広く普及している。EBMとは，エビデンスのみに基づく医療ではなく，エビデンス以外に医師の経験・能力と患者の価値観も統合した上で治療方針を決定し患者に適応する医療であることに注意が必要であるが[2]，エビデンスはEBMにおいて主要な構成因子であることに変わりない。

筆者が所属している臨床研究総合センターEBM推進部は，主に製造販売承認後の薬剤を用いた研究者主導臨床試験や疫学研究の支援を実施している。承認申請のための臨床試験（いわゆる治験）においても，対象となる薬剤の有効性や安全性を評価するが，被験者の安全性を担保しかつ有効性が検出できる集団を選択するため，限定的な集団での評価となる。したがって，製造販売承認後により広い集団での有効性や安全性を評価する臨床研究を実施し，当該薬剤のエビデンスを蓄積していく必要がある。また，疫学研究においては，新規にエビデンスを構築することだけでなく，疾病構造や疾病のリスク因子等も時代の変遷とともに変わるため，エビデンスをアップデートすることも必要である。

臨床研究には，研究の企画・立案から結果の報告まで，さまざまなバイアスが生じるリスクがある[3]。筆者の考えるエビデンス構築のための臨床研究とは，研究対象者の人権，安全，福利の保護の下，臨床的に意味のある知見が得られる研究仮説を検証することを目的に，可能な限りバイアスを排除して実施され，研究仮説に対して正しい結果を導き正しく解釈し報告される研究であると考える。本項では，エビデンス構築のための臨床研究を実施する上での基本的な注意点について解説する。

● 2. 研究の企画・立案

エビデンス構築を目的とするのであれば，臨床的に意味のある知見が得られる研究仮説を検証するものでなければならない。研究仮説を立てる際にはPI（E）CO，すなわちP：patient（どんな患者・疾患・病態に対し），I（E）：intervention, exposure（何を行い，どんな状態だと），C：comparison（何と比較し），O：outcome（どうなるか）を活用する。関連する文献検索を実施し，研究仮説の重要性，新規性を確認するとともに，研究実施に際して倫理的妥当性が担保できるかを確認し，研究の骨子案を作成する。その後，統計家

の協力の下，研究デザインや主要な解析方法について固定できれば，サンプルサイズ計算を実施し（通常，主要評価項目に対し実施し，検出力は80％以上に設定），研究仮説を検証するために必要な対象者数を見積もり，対象者の組入れが可能かを検討するとともに研究費も概算し，研究の実施可能性について判断する。エビデンス構築を目的とした臨床研究では，しばしば大規模となるため，実施可能性の検討は重要な作業である。実施可能と判断できれば，研究計画書（プロトコル）等の作成や研究規模に応じた研究実施体制の構築を行う。

3. 研究デザインの選択

研究デザインの分類方法はいくつかあるが，一般的に，以下のように分類される。
① 記述的研究：症例報告，症例研究
② 分析的研究（観察研究）：横断研究，縦断研究
　横断研究は，時間の要素がない一時点での評価であり，縦断研究は時間の要素がある。さらに，縦断研究は曝露と結果の時間的な関係から，コホート研究（曝露→結果）と症例対照研究（結果→曝露）に分類される。
③ 実験的研究（介入研究）：ランダム化比較試験，非ランダム化比較試験
　ランダム化比較試験は，介入方法をランダムに割り付けし（例えば治療群 vs. 対照群），両群の評価項目について比較する研究デザインであり，そこから得られた結果はエビデンスレベルが最も高いとされる[4]。ランダム化することで，登録時に発生するバイアスである選択バイアスや交絡を回避することができ，群間の背景因子（性・年齢のように既知の要因も未知の要因も）を平均的に均等化することが可能となるため，内的妥当性（目標としている集団で調べたいものが調べられているかを表す概念）の1つである比較可能性を保証することができるからである。
　とはいうものの，ランダム化比較試験は万能ではない。まず，実施するには他の研究デザインと比べ時間と費用がかかるし，かなりのエネルギーを要する。また，一般的にランダム化比較試験は，限定された条件（選択基準，除外基準，介入プロトコル等）で実施されるため一般化可能性（外的妥当性とも言われ，得られた結果を一般化できるかどうかを表す概念）の問題があり，さらには希少疾患を対象とする場合や，まれにしか発生しないイベントに対する効果をみる場合には適さない研究デザインである。そもそも臨床研究は段階的に行う。事前に必要な情報もなく，ランダム化比較試験を実施することはできない。ランダム化比較試験は，最終的に明らかにしたい目的と直結する仮説を明らかにする段階の研究であり，検証的研究（confirmatory study）と呼ばれる。一方，ランダム化比較試験以外の研究デザインは，探索的研究（exploratory study）であり，仮説を具体化する段階の研究で，ある程度比較可能性のレベルを落としても，検証的研究を行うために足りない情報を収集することを目的としている。臨床研究の多くは探索的な研究であり，研究デザインの長所と短所を熟知し，実施する研究の目的，段階に応じた研究デザインを選択する必要がある。

4. 臨床研究の質の担保

昨今の臨床研究の不祥事から，2014年に制定された「人を対象とする医学系研究に関する倫理指針」[5]では，モニタリングと監査に関する記載が追加された。モニタリング・監査は，データの信頼性を保証するためには必要な活動であるが，それだけで臨床研究の質が担保される訳ではない。研究の設計図である研究計画書の役割は重要であり，そこには，研究の実施方法・手順を研究に参加するすべての人にとって明確かつわかりやすく記載し，研究対象者の適格基準，収集すべき情報とその定義や時期を漏れなく規定し，収集されるべきデータの質を高める必要がある。特に定義は重要で，人によって定義が異なれば，折角データを収集し解析しても，得られた結果の解釈は不能となる。また，研究計画書には，主要評価項目（通常1つ），副次評価項目および主要な統計解析方法を記載し，研究で得られた結果が後付解析によって得られたものではなく，事前に設定されたものであることを明確化しておく必要がある（研究者にとって都合のいい結果を公表していないことの証拠となる）。さらに重要なことは，研究計画書通りに研究を実施することである。研

究に参加するすべての人（前向きにデータを収集する場合には研究対象者も）に研究内容について十分に説明し，バイアスの原因となるプロトコル違反や欠測データの発生を防止する努力をする必要がある．また，データマネジメントを実施し，適切な時期に正確なデータを収集するとともに，いつ，誰が入力または修正した等の記録（監査証跡）も残す．データが固定されれば，統計解析を実施するが，適切な統計解析の手法を用いることはいうまでもない．どういった統計解析を実施するかは事前にプロトコルとは別に計画書（統計解析計画書）に定める．少なくともデータ固定前までに作成し（可能であれば研究の開始前），データを見て都合のいい解析方法に変更していないことを担保する必要がある．そうはいっても，解析後に解析項目の追加や解析方法の修正・追加が必要となる場合がある．その場合は，プロトコルと同様に統計解析計画書の版管理を実施し，その理由とともに修正・追加を行う．

● 5. 結果の解釈

統計解析の結果を解釈する際の基本的な注意点を以下に示す．例えば，心血管イベント発症に対するA薬とB薬の効果を比較したランダム化比較試験を実施したとする．結果として，A薬群のイベント発症率はB薬群のものと比較し統計的に有意に低かった場合は，通常，A薬はB薬より有効であると解釈する．一方，A薬群のイベント発症率はB薬群のものと比較し有意な差はなかった場合はどう解釈すべきであろうか？時々，「統計的に差がない」＝「A薬とB薬の効果は同等」と解釈している人がいるが，それは間違いである．そもそも検定では，直接差があることを検定することは難しいため，「A治療とB治療では差がない」と仮定（帰無仮説と呼ぶ）し，その仮定のもと観測された両群間の差が生じる確率を計算し，その確率が小さければ（通常はP<0.05）帰無仮説を棄却し，「A薬とB薬に差がある」（対立仮説と呼ぶ）と判断している．有意差がなかった場合，つまり帰無仮説を棄却しない場合は，確かに，帰無仮説通り本当に差がないかもしれない．しかしながら，本当は両群間に差があるのにサンプル数が少ないため差を検出できていない（第二種過誤，βエラーとも呼ぶ）可能性もあり，差があるともないとも結論づけられないというのが正確な解釈である．

先ほど，A薬群のイベント発症率はB薬群のものと比較し統計的に有意に低かった場合は，A薬はB薬より有効であると解釈すると説明したが，厳密にはこれも注意が必要である．本当は「A治療とB治療では差がない」場合でも，偶然にp<0.05となる場合があるからである（第一種過誤，αエラーとも呼ぶ）．単純にいうと0.05 = 1/20なので，20回検定すれば本当は差がなくても偶然1つは有意になることがあるということである．したがって，1つの研究から得られた結果のみで結論を出すことは難しく，過去の研究結果も参考にして結果を解釈していく必要がある．また，統計的に有意差を認めることと臨床的に意義があることは等しくないことにも注意が必要である．臨床的には意味がないごくわずかな効果であっても，サンプル数を十分大きくすれば統計的に有意となるからである．したがって，P値だけでなく実際に得られた効果の大きさが臨床的に意味あるものであるかを検討する必要がある．

［保野慎治］

📖 参考文献

1) Guyatt G. Evidence-based medicine. ACP J. Club, 1991；114：A-16
2) 上嶋健治：そもそもEBMとはなにか？：氾濫するEBMとガイドラインを正す，Heart View 11月増刊号，循環器実地診療のためのEBM講座 8-11, 2011
3) Loscalzo J. Clinical trials in cardiovascular medicine in an era of marginal benefit, bias, and hyperbole. Circulation. 2005；112(20)：3026-3029.
4) Jager KJ, Stel VS, Wanner C, Zoccali C, Dekker FW. The valuable contribution of observational studies to nephrology. Kidney Int. 2007；72：671-675.
5) 人を対象とする医学系研究に関する倫理指針（平成26年文部科学省・厚生労働省告示第3号）

2.2 臨床研究を実施する体制

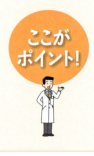

ここがポイント！
- 臨床研究を実施するまでの流れを理解する。
- 治験依頼者，開発業務受託機関，治験施設支援機関の業務，その関係性を理解する。

2.2.1 企業治験の実施体制

● はじめに

　国（厚生労働省）に医薬品としての承認を得ることを目的に行う臨床試験を「治験」と呼ぶ。

　企業治験の場合，医療機関で治験を実施するには，治験依頼者の医療機関選定から始まる。治験依頼者は，医療機関に対して事前調査を実施し，初回ミーティング，申請書類提出，治験審査委員会（IRB）での審議を経て契約締結となる。その後，治験が開始される（図2.2.1）。

● 1. 治験依頼者

　治験依頼者は，治験の発案，運営・管理および資金等に責任を負う個人，会社，研究機関または団体である。通常は，製薬企業や医療機器メーカーが治験依頼者となる。

● 2. 開発業務受託機関

　開発業務受託機関（CRO）は，製薬企業等と契約し，製薬企業が行う医薬品・医療機器の治験に関わるさまざまな業務を受託し治験業務の支援を行っている機関である。

　CROはモニタリング，データマネジメント，統計解析，症例登録等の業務を受託し実施する。近年は受託業務範囲が多角化（医薬品，医療機器，医薬部外品，化粧品，食品等）し，製造販売後臨床試験，製造販売後調査，臨床研究などに業務範囲が広がっている[1]。

● 3. 治験依頼者とCROの関係

　「薬事法施行規則等の一部を改正する省令」（平成24年12月28日）が発令され，この改正により，治験依頼者は，治験計画の届出および規制当局への副作用等の報告を除く，治験の依頼および管理に係る業務の全部または一部をCROに委託することが可能となった。つまり，CROは製薬企業の代わりに治験に係るすべての業務を行うことができるようになった。

(1) CROが受託・実施する主な業務[1,2]
①治験実施計画書の作成

用語　治験審査委員会（Institutional Review Board；IRB），開発業務受託機関（Contract Research Organization；CRO）

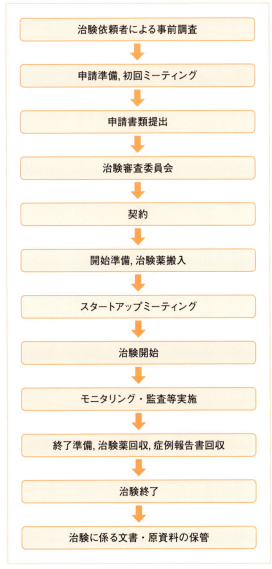

図2.2.1 治験の申請から終了まで（例）

②モニタリング業務

治験が適正に行われることを確保するため，治験依頼者によって指名されたモニターが，治験の進行状況を調査し，GCPや治験実施計画書および手順書に従って実施，記録，報告されているかを確認する

③データマネジメント

治験によって収集されたデータの入力・チェック・修正等，症例データの管理を行い，その品質を保証する

④統計解析

データマネジメントによって整合化された症例データを統計学的に解析し，治験薬の効果について証明する

⑤メディカルライティング業務

治験実施のための申請書類，承認申請のために必要な書類・論文等の作成

(2) 治験依頼者とCROの協業[3]

CROが新GCPにより法的に位置付けられて以降，治験依頼者（製薬企業）が臨床開発を推進するうえで，CROへの業務委託は欠かせないものとなっている。上述のように，CROが受託する業務範囲は拡大し，ここにあげた業務に留まらず治験そのものの運営（国際共同治験など）までもCROに求められるようになってきた。治験依頼者とCROはお互いの役割と責任を明確にし，効率的な業務の委受託に向けて協力し，より良いパートナーとして協業関係を築いている。

● 4. 治験施設支援機関

治験施設支援機関（SMO）は，医療機関と契約したうえで，GCPに基づき適正かつ円滑な治験が実施されるよう，治験の実施に係る業務の一部を実施医療機関から受託し，治験業務の支援を行っている機関である。SMOの主な業務は，治験事務局業務，IRB事務局業務，CRC業務などである。

● 5. 医療機関におけるSMOの役割

治験はGCPに沿って実施されるが，新GCP施行後，医療機関側は治験に関する事務作業や手続き，書類の管理等が複雑になってきた。こうした状況の中，医療機関を支援する機関としてSMOが誕生し，改正GCP省令（2003年6月）においてGCP上にSMOの位置付けが規定された。SMOが支援することにより，生活習慣病などの治験が地域のクリニックで実施可能となるほか，大規模な医療機関の要望に応じるなど，質の高

用語 治験施設支援機関（Site Management Organization；SMO）

表2.2.1　SMOの業務形態（例）[1]

SMO業務形態	派遣型SMO	委受託型SMO
業務形式	CRC・治験事務局支援担当者を派遣する	必要な機能を包括的に業務支援する
主な対象となる医療機関	大学病院，中核病院などの治験センターや大規模の医療機関	病院や診療所など，中小規模の医療機関

い治験の実施や症例の確保など，重要な役割を担っている[1]。

(1) SMOの業務形態

先に述べたように，SMOは医療機関の要望に応じた業務を支援している。その業務形態は「派遣型SMO」と「委受託型SMO」の2つに分類される（表2.2.1）。

(2) SMOの主な業務[4]

①治験事務局業務
・治験事務局の設置，運営・管理
・治験実施医療機関の実施体制・治験の実施に関する手順書（標準業務手順書：SOP）の整備
・治験契約書締結の手続き，必須文書の作成・交付・保管
・その他，治験に係る業務の円滑化

②治験審査委員会（IRB）事務局業務
・IRBの設立・運営補助（開催準備，議事録作成など）

③CRC業務
・治験責任医師・治験分担医師の指示のもと，被験者

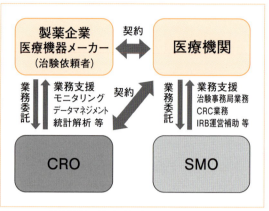

図2.2.2　医療機関，治験依頼者，CRO，SMOの関係

に対する同意説明・同意取得の補助やスケジュール管理等の実施
・治験が円滑に行われるように治験依頼者・医師・医療機関スタッフとの調整

● 6. 企業治験における関係

治験依頼者，医療機関，CRO，SMOの関係を図2.2.2に示す。

CRO，SMOの受託業務は国際共同治験，医師主導治験，製造販売後臨床試験などに拡大し，これら4者は，治験を実施していくうえでお互いに欠かせないパートナーとなっている。

［柏森成子］

参考文献

1) 中野重行，他（編）：CRCテキストブック，第3版，医学書院，p163-172，2013
2) 日本CRO協会：受託業務の適正な実施に関する日本CRO協会の自主ガイドライン（第6版），2014年12月15日
3) 日本製薬工業協会　医薬品評価委員会，日本CRO協会：製薬企業と開発業務受託機関がより良い協業関係を構築・維持するための留意事項，2014年2月
4) 日本SMO協会：SMO受託業務の適正な実施に関する自主ガイドライン，2005年4月22日

2.2.2 研究者主導臨床試験の実施体制

● はじめに

研究者自身が企画・立案して実施する臨床試験（研究者主導臨床試験；investigator-initiated trial）は企業による承認申請とはまったく別に，学問的な意義（アカデミック）を主な動機として行うものである。研究者主導臨床試験（医師主導臨床試験）は，臨床的に重要なエビデンス（根拠）を創出している[1]。研究者主導臨床試験の実施にかかるガイドライン[2]では臨床試験を「医薬品（ワクチンや生物製剤を含む），放射線療法，精神療法，手術，医療機器，代替療法などの臨床効果を評価する目的に，人を対象として適切な科学的原則に従ってデザインされ，実施される介入を伴う研究をいう。」と定義している。同種の医薬品の比較，医薬品の投与方法の工夫，他の医薬品との組み合わせによる治療法（レジメン），手術や手術と薬剤との組み合わせなど，根拠に基づく医療（EBM）を構築する上で研究者主導臨床試験は必須であり，診療ガイドラインの策定にも大きく貢献している。日本発のエビデンスの数々は自主臨床試験（自主臨床研究）として行われ，多くのトップジャーナルに掲載されている。

● 1. 多施設共同臨床試験の実施体制[3, 4]

研究者主導臨床試験を実施するために必要な機能は，大きく運営，管理，実施の3つに分けられる（図2.2.3）。臨床研究は，日常の臨床からの診療上，臨床上の疑問（Clinical Question）を研究上の問題（Research Question）にし，実施計画の立案，プロトコル（実施計画書）を作成することから始まる。プロトコル作成においては，生物統計家を含めて議論することが有用である。研究終了後には論文を発表しなければならない。これらを実現するには，組織化が必要である。多施設共同臨床試験を実施する場合を例に説明する。

(1) 運営

研究代表者を中心に，研究全体の方針を決定する「運営委員会」（Steering Committee）を設置することが多い。運営委員会は研究参加施設（研究グループ）全体の運営，管理に関して責任をもつ。プロトコル作成において，研究者間のピアレビューの仕組みがあり，質の高い臨床試験の実施が可能である。また，「運営事務局」（Operation Office）を組織し，予算や文書管理，

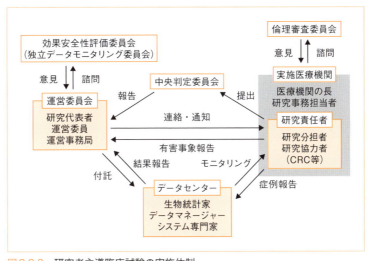

図2.2.3 研究者主導臨床試験の実施体制

📝 **用語** 根拠に基づく医療（evidence-based medicine；EBM）

各種委員会・会議の開催等，円滑な運営を支援することがある。

(2) 管理
①データセンター
症例登録，データマネジメントと統計解析を一元的に行う「データセンター」(解析センター)が設置される。データセンターは統計家とデータマネージャー，システム専門家で構成される。データセンターは臨床研究における品質管理の中心的な役割を担う。専門性が高い業務であり，研究者主導臨床試験で最初に支援を求めるのは統計家とデータマネージャーであるといわれる。生物統計家は研究デザインの検討から，解析の実施，論文化のサポートまでを行う。データマネージャーはデータ管理(データマネジメント)を行う。また臨床研究では，モニターが医療機関を訪問してカルテ等の原資料を閲覧するモニタリングはほとんど行われず，データマネージャーが実施医療機関から提出される症例報告書をもとに行う「中央モニタリング」が主である。

②効果安全性評価委員会
独立データモニタリング委員会(IDMC)とも呼ばれ，試験が適切で安全に実施されているか，「第三者的監視」の役割をもつ。試験の継続に影響する安全性情報や，試験実施中の解析(中間解析)結果を評価し，試験の継続，変更，中止等を勧告する。試験治療群が明らかに有益と認められる場合や，これ以上試験を最後まで続けても有意な差が認められないことが明らかになった場合は，倫理的に問題があるため試験を中止しなければならない。症例登録期間を延長して研究の継続を勧告する場合もある。ただし，あくまでも勧告であり，運営委員会が最終決定する。

③中央判定委員会
診断が難しい病理組織，評価者によってばらつきの大きい方法で評価する場合に，各医療機関の判定とは別に，専門家が第三者的に統一した中央判定を行うことによって，質を確保するものである。病理組織プレパラート，X線・CT・超音波画像などをレビューして判定する。

(3) 実施
各医療機関においては倫理審査を経て，医療機関の長の承認を得て臨床試験を行う。実施計画書に定められた方法で，治療，追跡および報告をしなければならない。有害事象が発生した場合，規制・指針および医療機関の規定に従い，必要な報告をする。例えば介入試験で重篤な有害事象(SAE)が発生した場合，各医療機関の研究責任者は医療機関の長および研究代表者(主任研究者)へ報告し，医療機関の長は倫理審査委員会へ意見を求めると同時に，予期しない重篤な有害事象は厚生労働大臣への報告が求められている。効果安全性評価委員会(データモニタリング委員会)が設置されている場合は，SAE内容がレビューされ，継続について勧告されることがある。

● 2. 多施設共同臨床試験グループ

さまざまな疾患領域において，学会，研究会，専門家班などを基盤に「研究グループ」が組織され，臨床試験が実施されている。運営事務局やデータセンターをもつ恒常的な組織もあり，がん治療では「臨床試験グループ」(Cooperative Group)として国際的に評価されている組織が多くある(表2.2.2)。

● 3. 利益相反の開示

医師主導の自主的な臨床試験は，企業の販売促進と結びつきやすい。医薬品等の研究者主導臨床試験に，企業からの研究資金，薬剤・機器の提供支援を受ける産学連携は欠かせない[2]。社会から健全性に対する疑惑を招かれないよう，企業との関係の透明化が重要である。研究者は臨床試験の実施に際して，倫理性，科

用語 独立データモニタリング委員会(Independent Data Monitoring Committee；IDMC)，有害事象(Serious Adverse Event；SAE)

表2.2.2 主要ながん臨床試験グループ

米国	Southwest Oncology Group；SWOG http://swog.org/ NRG Oncology；NRG https://www.nrgoncology.org/
欧州	European Organization of Research and Treatment of Cancer；EORTC http://www.eortc.org/
日本	日本臨床腫瘍研究グループ （Japan Clinical Oncology Group；JCOG） http://www.jcog.jp/ 西日本がん研究機構 （West Japan Oncology Group；WJOG） http://www.wjog.jp/ 成人白血病治療共同研究グループ （Japan Adult Leukemia Study Group；JALSG） http://www.jalsg.jp/ 特定非営利活動法人婦人科悪性腫瘍研究機構 （Japanese Gynecologic Oncology Group；JGOG） http://www.jgog.gr.jp/

学的および信頼性を確保するため，研究の資金提供者（企業等）との金銭的な関係を社会に対して適正に開示する義務がある。報奨金の取得，研究結果の学会発表や論文発表の決定に関して，企業が影響力を行使することが可能な契約を回避し，中立的な立場で対応すべきである。

また結果の公表に際して，医学雑誌編集者国際委員会（ICMJE）の「生物医学雑誌への統一投稿規定」[5]においては，資金提供の条件によってはバイアスとなる可能性があり，研究の信用を損ないかねないとされている。研究者は資金提供者（スポンサー）の試験デザインの検討，データの収集・解析，報告および投稿に関する役割を明記すべきであり，研究データ分析の正確性については全責任を負うことが求められている。

4. 今後の課題

日本では，企業治験を実施するための体制整備が進んだことから，研究者主導臨床試験より企業治験のほうが格上であるという誤った認識がもたれ[6]，また資金的な理由からも協力が得られないことが多い。適正な臨床試験の実施には，通常の医療においてチーム医療が一般的であるように，多職種の医療スタッフが積極的に関わる環境の整備が欠かせない。また費用の問題から，研究者自らが各種機能を担うことがあるが，結果の信頼性は保証できず，研究の信頼度が低いと評価される。専任者を置くことが品質管理と効率化，そして研究成果の社会への還元に必須である。研究者のレベルアップと，生物統計家，データマネージャー，CRC等を育成することが重要な課題であり，臨床研究の総合的な支援を行うARO（Academic Clinical Research Organization）を整備し，育てていくことが解決方法である。

［河野健一］

 用語　医学雑誌編集者国際委員会（International Committee of Medical Journal Editors；ICMJE）

参考文献

1) 提言 我が国の研究者主導臨床試験に係る問題点と今後の対応策．日本学術会議 科学研究における健全性の向上に関する検討委員会 臨床試験制度検討分科会．2014年3月27日．http://www.scj.go.jp/ja/info/kohyo/pdf/kohyo-22-t140327.pdf
2) 研究者主導臨床試験の実施にかかるガイドライン．全国医学部長病院長会議．2015年2月18日．https://www.ajmc.jp/pdf/guideline_01.pdf
3) 新美三由紀，青谷恵利子，小原泉，齋藤裕子：ナースのための臨床試験入門．東京，医学書院，2010
4) 中野重行，小林真一，山田浩，井部俊子：創薬育薬医療スタッフのための臨床試験テキストブック．東京，メディカル・パブリケーションズ，2009
5) Uniform Requirements for Manuscripts Submitted to Biomedical Journals：Writing and Editing for Biomedical Publication（Updated April 2010）．http://www.icmje.org/
6) 藤原恵一：医師主導臨床試験（アカデミックトライアル）の現状．Clinical Research Professionals, 2012；30：10-14

2.2.3　医師主導治験の実施体制

● はじめに

2003年7月30日，当時の「薬事法及び採血及び供血あつせん業取締法の一部を改正する法律」（平成14年法律第96号，いわゆる改正薬事法）が施行になり，医師主導治験の実施が可能となった[1]。企業とは独立して医師が行う臨床研究の成果を，医薬品・医療機器等の承認申請に活かす方策として導入されたのが，医師主導治験である。

以前の薬事制度においては，医薬品・医療機器企業が医療機関に依頼して企業主導治験を行う場合にのみ，平成9年厚生省令第28号「医薬品の臨床試験の実施の基準に関する省令」等，GCPの遵守を条件に，未承認の医薬品・医療機器等を医療機関に提供することが認められていたが，この改正により，医師が厚生労働大臣への治験計画届等の提出とGCPを遵守すれば，未承認の医薬品・医療機器等の提供を受けて臨床研究（つまり，医師主導治験）を行うことができるようになったのである。

本項では，医師主導治験の実施体制と一連のプロセスについてまとめる。

● 1. 医師主導治験の背景と意義

医師主導治験の制度化以前は，医薬品・医療機器企業のみが治験を実施することができたことから，新規医薬品や医療機器の開発は，企業の開発方針に依っていた。そこで，企業における開発の優先順位が低いもの，希少疾患などの市場性が見込めないものなど，企業が採算性の問題から開発に着手しにくい医薬品・医療機器等の開発を促進する手段として，医師主導治験が制度化された。

医師主導治験における有効性や安全性の評価は，企業から独立して行うが，治験データを用いた承認申請は製造販売を行う企業が行うことになっているため，治験の計画段階から申請予定企業との連携は重要である。

医師主導治験の制度化当初は，既承認薬の適応拡大の推進を目指して行われる後期開発のための医師主導治験が多かったが，最近は，国内未承認の医薬品や医療機器等の早期開発において，探索的な医師主導治験を行ってから，臨床応用が見込めるようであれば，検証的な評価は企業治験として引き継がれ，医薬品や医療機器等の承認を目指すという開発戦略も増えてきている。

● 2. 自ら治験を実施する者の役割

自ら治験を実施する者とは，医師主導治験の計画を届け出た者であって，実施医療機関における治験の実施において治験にかかる業務を統括する医師（治験責任医師）のことである。多施設共同治験の場合には，複数の医療機関の調整業務を行う治験調整医師も含まれる。

企業治験における治験責任医師は，治験計画に則ってデータを収集する役割のみであったが，医師主導治験においては，治験の企画立案やデータのとりまとめも，自ら治験を実施する者が行うことになっており，多施設共同治験の場合には，治験調整医師が実質的にこれらの役割を担うことになる。この際，GCPだけでなく遵守すべき各種通知が厚生労働省から発出されているため，これらの情報に精通した専門的な知識が必要となる。とくに，治験調整医師の役割を支援するためには，治験調整事務局を設置し，スタディマネジャーと呼ばれる人材を活用することが望ましい。

● 3. 治験相談

自ら治験を実施する者が，治験を企画立案する際に，PMDAでの薬事戦略相談を利用することができる。医師主導治験終了後，治験結果が承認申請に使えない，もしくは審査データが不足していては，医師主導治験の結果を有効活用できない。このような事態を避けるため，事前に規制当局に相談を行い，承認申請に必要なデータを確認した上で，医師主導治験の実施計画書

を検討することが望ましい。

● 4. 資金の確保

医師主導治験には，人件費のほかに，治験薬・治験機器等の調達・配送にかかる費用や，実施医療機関でモニタリングを行うための旅費，電子症例報告書（EDC）を用いる場合の構築維持費，治験関係者の会議開催のための費用など，研究経費が必要である。

日本医療研究開発機構（AMED）等の競争的研究費や，製造販売企業などとの共同研究費等により必要経費を確保しなくてはならない。競争的研究費の申請にあたっては，前項の治験相談のうえ，治験計画を検討しておくことが望ましい。

必要経費額は，治験期間，予定症例数や実施医療機関数などにより異なる。また，医師主導治験は数年にわたり実施することが多いため，コスト計画が必要である。競争的研究費を用いて医師主導治験を行う際は，研究費の使途の制限，年度ごとに研究費額が通知されること，研究費の支給期間が決まっていることなどにより，試験計画とコスト計画の連動が難しい場合もある。

また，医師主導治験は，研究であり収入を得るために行われるものではない。研究費は，研究に必要な経費として獲得するものである。しかし，医師主導治験を実施するときだけ，人員を雇用することは難しく，治験スタッフの安定的な雇用のための仕組みは，各医療機関で検討することが望ましい。

● 5. スケジュールと管理

治験計画の概要が決まってきたら，治験全体のスケジュールを検討する。医師主導治験の進捗に伴い，効率的に治験を推進できるよう，研究費の獲得時期や必要な役割の導入時期などを計画しておくことが重要である。とくに，公的研究費を用いて医師主導治験を行う場合，研究費や支給期間が限られており，この期間内に医師主導治験を終了できることが理想的ではあるが，研究費支給期間に収まらない場合には，対策を検討しておく必要がある。

治験の進捗管理上，特に注意すべき点は，症例登録のスピードである。被験者のリクルートが進まないと治験期間に影響するため，必要に応じて登録促進の改

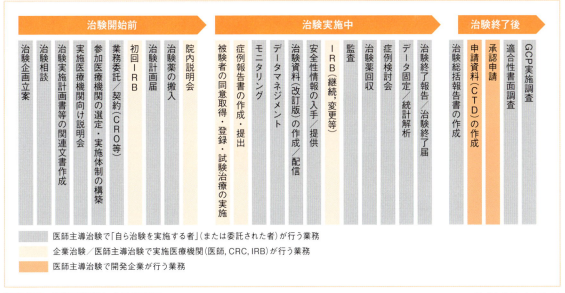

図2.2.4 治験の準備から承認まで （参考文献2）より改変）

📝 **用語** 電子症例報告書（Electronic Data Capture；EDC），日本医療研究開発機構（Japan Agency for Medical Research and Development；AMED）

善策を検討しなくてはならない。

6. 実施体制の構築

治験の実施体制は確保できた研究費の額や治験スケジュールにより、総合的に検討する。

十分な研究費が確保できなかった場合にはなるべく低コストで治験が実施できるような体制を、治験期間が十分に取れない場合には、スピードを重視した体制（たとえば、症例登録推進のため医療機関数を増やすなど）を構築することが必要となる。

医師主導治験において必要となる役割は多様である。図2.2.5は、基本的な実施体制を示したものであるが、治験実施計画書の内容により、第3者委員会の設置など必要な組織を追加する。治験を行うにあたり必要な組織や人材を、契約や指名または委嘱などの手続きを経て、治験チームとして構築する。契約については、治験物提供者との医師主導治験支援契約や、実施医療機関間の共同研究契約、外部AROやCROとの業務委託契約などがあり、契約形態や必要経費等は当該関係者間で協議し、決定する。

7. 治験物の製造・調達

医師主導治験で評価する治験薬、治験機器等は、自ら治験を実施する者が調達する。国内既承認医薬品を治験薬とする場合には、製造販売している企業と交渉することになるが、提供にあたっては無償の場合と有償の場合がある。また、市販品として流通している医薬品を治験薬として用いる場合もあり、治験薬の包装のルールに則り、市販品を治験薬として整える必要がある。

さらに、製造販売業者が決まっていない治験薬等を医師主導治験で評価する場合には、自ら治験を実施する者が製造委託を行わなければならない。この際、安全に使用できる治験薬等を準備できるよう配慮することが重要である。

また、医薬品の二重盲検比較試験の場合には、治験薬と対照薬の識別ができないよう、対照薬の製造や盲検性の確認、緊急開鍵の場合に備えてエマージェンシーキーの取り扱いも決めておく必要がある。

製造された治験薬・治験機器等は、実施医療機関に配送する。この際の配送手順や配送中の温度設定などについて配送業者とよく協議しておく。

8. 各種治験文書・標準業務手順書の作成と治験計画届

GCPには、医師主導治験の実施にあたり、治験実施計画書や患者さんへの説明に用いる説明文書など、事前に医療機関の長に提出すべき文書が示されている。

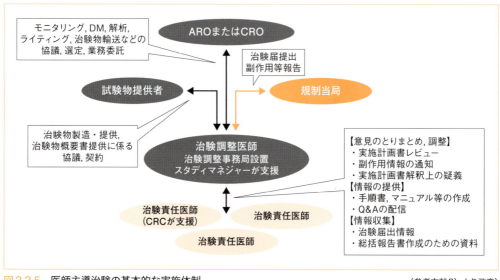

図2.2.5　医師主導治験の基本的な実施体制

（参考文献2）より改変）

これらの文書が治験審査委員会で承認されたのち，治験計画届をPMDAに提出後，定められた期間経過したのちに，治験を開始することができる。治験開始に当たっては，治験関係者に当該医師主導治験の計画や手順などの周知のため，院内説明会を行い，各種文書の内容や，管理すべき記録などの情報を共有する。

また，医師主導治験が終了した後，承認申請時には，医師主導治験で用いた文書一覧をPMDAに提出することになっている。GCPを準拠して治験を行うということは，平たくいえば，治験プロセスをすべて文書として記録し，その文書が特定できるよう管理されている状況にあることを意味する。このため，必要な文書の作成，記録の管理が重要になる。これらの文書の一般的なリストは，厚生労働科学研究治験推進研究事業「医師主導治験の円滑化・効率化に関する研究」で作成され，日本医師会治験促進センターのサイトに公表されている[2]。

● 9. 安全性情報の管理

医師主導治験においては，薬機法施行規則第273条，第274条の2，第275条の3に該当する場合には，治験薬・治験機器等の副作用・不具合等について規制当局への報告が必要となる。平成25年7月1日「自ら治験を実施した者による治験副作用等報告について」（薬食審査発0701第21号）の通知により，国内既承認医薬品の適応拡大を目指した一般的な治験の場合には，当該医師主導治験で発生した重篤な有害事象のうち，報告を要する場合のみを規制当局に報告することになった。しかし，GCPでは，安全性情報の収集義務と実施医療機関の長への報告義務，必要に応じた治験実施計画書等文書の改訂義務が示されている。これを履行するために，以下の安全性情報に関する取り扱いや共有手順をあらかじめ決めておかなければならない。
・当該医師主導治験で発生した重篤な有害事象
・国内外の規制当局への報告事象
・措置報告・研究報告
・年次報告

その他，治験概要書の改訂や，国内既承認医薬品を治験薬として用いる場合には添付文書の改訂情報など，医師主導治験を安全に遂行するために必要な情報を治験関係者間で情報共有することが重要である。

● 10. 症例登録

治験参加への同意を得た被験者の情報は，症例登録センターを設けて一括管理を行う。

症例登録可能な期間中の登録であること，当該医師主導治験の実施医療機関からの登録であること，治験責任／分担医師として指名されている医師であることなど，被験者の登録条件を確認のうえ登録し，当該医師主導治験における登録番号を付与する。試験デザインが無作為割付の場合には，治験実施計画書に定められた割付調整因子により割付を行う。

● 11. モニタリングと監査

医師主導治験のデータ品質管理活動の一環として，モニタリングやデータマネジメントが行われる。

モニタリングの手法はいくつかあり，タイムリーに確認する必要がある場合，当該項目が治験の評価上非常に重要な場合，モニタリング費用が限られている場合など，それぞれ最適な手法を選択して行われる。

一方，監査は，収集された資料の信頼性を確保するために行う調査であり，モニタリングも含めた品質管理活動を，独立した立場で体系的に検証する。

医師主導治験においては，モニタリングや監査も自ら治験を実施する者の責務であり，それぞれ手順書を作成の上，担当者を指名し，実施させなければならない。さらに，報告書を確認し，逸脱が報告された場合の再発防止策を講じることも重要である。

● 12. 効果安全性評価委員会

医師主導治験実施中に発生した種々の事象について，治験の継続の可否や治験実施計画書の改訂の要否などについて諮問する第3者委員会のことであり，中立な立場で当該医師主導治験に対して勧告を与えることができる組織である。すべての治験において設置が必須ということではないが，長期・大規模な治験で中間評

価を予定している場合，重篤な疾患や高リスク治療の治験である場合や，先行データが不十分で計画変更の可能性がある場合などは，設置を検討する[4]。

第3者から意見をもらうことは研究の適切性を確保するためにも，非常に重要である。

● 13. 症例報告書とデータ固定

治験に参加された被験者の情報は，症例報告書という形でまとめられる。最近は，EDCを利用したデータ入力が行われ，Webを介して遠隔地でも被験者情報を確認できるようになった。症例報告書は，原資料と呼ばれる実施医療機関内の診療録情報等を元に作成される。原資料は，症例報告書の再作成が必要になった場合にも，同じ症例報告書が作成できるよう，記録されなければならない。このため，原資料の整備は非常に重要である。

実施医療機関における症例報告書の作成の際，エラーが発生することはめずらしくない。モニタリングにおける直接閲覧によって原資料との整合性が確認されることに加え，データマネジメントにおいてデータの矛盾のないことを確認し，症例報告書を固定する。

全症例の症例報告書が固定されると，症例一覧表，有害事象一覧表，問題症例一覧表などが作成され，症例検討会が行われる。症例検討会で，症例やデータの採否，解析対象集団を決定したあと，データが固定される。

● 14. 統計解析

固定データを用いて，事前に作成された解析計画に基づいて統計解析が行われる。統計解析の結果は，統計解析報告書という形でまとめられる。

● 15. 総括報告書

医師主導治験の結果は，治験総括報告書としてまとめることになっており，「治験の総括報告書の構成と内容に関するガイドライン」(薬審第335号)に従って作成する。ここには，治験実施計画や，統計解析報告書などのすべての治験情報がまとめられ，承認申請時の審査資料となる。

● 16. 企業へのデータ移管

医薬品・医療機器等の承認申請は，製造販売する企業から行われる。このため，医師主導治験の結果がまとめられた治験総括報告書を，承認申請する企業に移管し，企業によって承認申請の準備が行われる。承認申請後，PMDAによる審議を経て，厚生労働省が承認する。

医師主導治験は研究であり，実施件数が医療機関の増収につながるわけではないため，治験スタッフの安定的な人員確保が難しいことが多い。医師主導治験の支援体制整備にかかる医療機関での優先順位は，当該医療機関の使命と医師主導治験を実施する意義が合致するかどうかによるところが大きい。

医師主導治験は希少疾患の治療開発を目的とする場合が多いため，限られた医療機関のみで実施されることも多い。当該医師主導治験を実施していない医療機関に通院している患者さんの中にも，対象となる患者さんがいるかもしれない。治験医療機関と併診される場合も考えられるため，医師主導治験についての理解をお願いしたい。

[笠井宏委]

📖 参考文献

1) 中野重行(監修編集)：臨床試験テキストブック，メディカルパブリケーションズ，2009
2) 日本医師会治験促進センターホームページ：2010年度・2011年度　厚生労働科学研究治験推進研究事業「医師主導治験の円滑化・効率化に関する研究」(主任研究者：笠井宏委)
3) 日本臨床薬理学会(編集)：CRCテキストブック第3版，医学書院，2013
4) 一般社団法人ARO協議会プロジェクトマネジメント専門家連絡会：アカデミアにおける医師主導治験のプロジェクトマネジメント第1版，2015

2.3 | 実施医療機関の役割

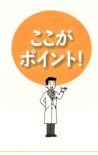

ここがポイント！

- 研究責任者の研究開始前，実施中，終了後の役割を理解する。
- 臨床研究コーディネーターの業務内容を理解する。
- 臨床研究における臨床検査技師の"強み"を把握する。

2.3.1 研究責任者

● はじめに

　本項では，「人を対象とする医学系研究に関する倫理指針（2014年12月22日）[1]」（以下，倫理指針）に従い実施される，研究者主導の臨床研究における研究責任者の役割について述べる。この指針において，研究責任者とは「研究の実施に携わるとともに，所属する研究機関において当該研究に係る業務を統括する者をいう。」とされており，研究実施中だけではなく，研究開始前の準備に始まり，研究実施中の管理，研究終了時の報告等も研究責任者の役割とされている。本項では，倫理指針に基づき研究の時期ごとに研究責任者が実施する役割（責務）について述べるが，実際の研究での運用や研究の実施に関する手順については，倫理指針ではほとんど触れられていないため，筆者の施設における実務的な手順および参考図書から説明する。

　なお，この指針の対象となる臨床研究では，研究責任者が実施すべき事項が侵襲や介入の有無・程度により異なるが，本項では侵襲（軽微な侵襲のみの場合を除く）を伴い，介入を行う臨床研究について述べ，侵襲や介入を行わない臨床研究で実施すべき項目については「1.(3) 研究カテゴリの特定」を参照し実施項目を決定する。

● 1. 研究開始前

(1) 教育・研修

　研究責任者は通常，自身の診療にかかわる教育・研修は十分に受けているが，臨床研究のデザインや解析手法，研究の品質管理，倫理指針等の研究に関する各種規則，研究活動における不正行為や，利益相反等に関する事項については必ずしも十分な知識を習得しているとは限らない。各種規則や研究機関での手続等は日進月歩であり，研究を実施する前にこれらに関するアップデートな教育を受け，また関係する研究者等にも教育を受けさせる必要がある。

　教育・研修については研究機関内でカリキュラム，必要な時間数が設定されていることが多いが，研究機関内での研修会以外にも学会等で開催される講習会やe-learningが利用可能である。

(2) アイデアからリサーチクエスチョンへ

　臨床研究は，「こういうことが知りたい」という漠然としたアイデアが発端となって，診療上の問題に対する解答を得るために実施される。診療上の問題がすべて臨床研究により解明可能なわけではなく，むしろ実施可能で適切な課題（リサーチクエスチョン）を検

表2.3.1 研究カテゴリと実施事項

介入	侵襲	モニタリング・監査	重篤有害事象の病院長への報告	インフォームド・コンセント(IC)##	研究概要のデータベース登録
介入なし	侵襲なし	—	—	—*	—
	軽微な侵襲のみ	—	○	○	—
	侵襲あり	—	○	○	—
介入あり#	侵襲なし	—	—	○**	○
	軽微な侵襲のみ	—	○	○	○
	侵襲あり	○	○	○	○

#通常の診療を超える医療行為を伴う研究を実施する場合には，当該研究実施後にも，研究対象者が当該研究の結果により得られた最善の予防，診断および治療を受けられるよう努めること．また，健康被害に対する保険の加入その他の必要な措置を講じる．
##新たに試料・情報を取得して研究を実施しようとする場合に限定
*①人体から取得された試料を用いる研究
　研究者等は，必ずしも文書によりICを受けることを要しないが，文書によりICを受けない場合には，口頭によりICを受け，説明の方法および内容ならびに受けた同意の内容に関する記録を作成しなければならない．
②人体から取得された試料を用いない研究
　研究者等は，必ずしもICを受けることを要しないが，ICを受けない場合には，研究に用いられる情報の利用目的を含む当該研究についての情報を研究対象者等に通知し，または公開し，研究が実施または継続されることについて，研究対象者等が拒否できる機会を保障しなければならない．
**研究者等は，必ずしも文書によりICを受けることを要しないが，文書によりICを受けない場合には，口頭によりICを受け，説明の方法および内容ならびに受けた同意の内容に関する記録を作成しなければならない．
—：不要，○：必要

討することが必要である．

リサーチクエスチョンに関して，すでに先行研究がいくつか実施され解答が明らかになっていることもあれば，まれな疾患や新規の治療法・診断技術などでは臨床研究での結果が得られていないことがある．いずれにしても徹底的に先行研究を調査し，すでにわかっていることは何か，不足している点は何か，なぜこの研究を行うのかを吟味し，具体的な研究計画を立てる必要がある．

(3) 研究カテゴリの特定

研究責任者は，計画している臨床研究の介入や侵襲の程度（侵襲なし，軽微な侵襲，侵襲あり）に応じて必要な事項を確認する(表2.3.1)．

(4) 研究資金の調達（必要な場合）

研究責任者は，必要に応じて研究を適切に実施するための研究資金を調達する．特に，監査やモニタリングを委託にて実施する場合，適応外または未承認の試験薬／試験機器を利用する場合，多施設共同研究を実施する場合には，委託費用，検査費用，補償保険費用や他施設の研究責任者との連絡，会議費用，旅費，データ収集費用，研究事務局の設置費用などが必要となるため，あらかじめ計画を立て，研究資金を調達しておくことが必要である．

(5) 研究者等の確保

研究対象者の安全性を常に確保し，科学的な研究により信頼性のある結果を得るためには，研究責任者以外にも研究にかかわる研究者等を確保しその能力を活用する必要がある．

研究責任者は，研究の実施に係わる研究分担者，モニタリング担当者等を選出し，その担当業務および情報共有の方法について明確にする．また，臨床検査を担当する者が指名されることもある．研究分担者等が実施する業務については，当該業務が適切に実施されていることを研究責任者が確認する．

さらに，多施設共同研究などでは，研究事務局，治験コーディネーター(CRC)，監査担当者，データマネジメント担当者，統計解析担当者などが指名されていることがある．

(6) 研究実施後の研究対象者への対応についての取り決め

研究責任者は，通常の診療を超える医療行為を伴う研究を実施する場合には，当該研究実施後にも，研究対象者が当該研究の結果により得られた最善の予防，診断および治療を受けられるよう努める．

用語 治験コーディネーター(Clinical Research Coordinator；CRC)

(7) 試験薬／試験機器の管理

どの試験薬・試験機器が，研究対象者にどのタイミングでいくつ使用されたのか，記録されるよう準備しておく必要がある。

研究責任者は，未承認または保険適応外の医薬品／医療機器を用いた臨床研究を実施する場合，入手した試験薬／試験機器について，保管責任者，保管場所，保管方法，保管期間などを必要に応じて手順書に記載し，試験薬／試験機器が紛失または廃棄されることがないように，また，求めに応じて提示できるよう必要な管理を行う。

(8) 文書作成

研究責任者は，下記の書類を作成または入手する。

①研究計画書

研究計画書とは，「どのように臨床研究が行われるべきかが記述されている公式文書」であり，研究者だけでなく他人が読んでも内容が理解できるように記載する必要がある。

研究計画書の目的は大きく分けて下記の3つである[2]。

　第1の目的：研究の実施手順（読者は医師，試験協力者等の研究を実施する者）
　第2の目的：倫理審査（読者は倫理審査委員会委員）
　第3の目的：多施設研究の場合，業務手順を定めるため

研究責任者は，研究の実施に先立ち，研究計画書を作成し，研究機関の長の許可を受ける。研究計画書に記載すべき事項は倫理指針に詳細に記載されているため，参照のこと。

②説明同意文書

研究責任者は，研究の実施に先立ち，説明同意文書を作成する。説明同意文書に記載すべき事項，代諾者等からインフォームド・コンセントを受ける場合については倫理指針に詳細に記載されているため，参照のこと。

③概要書

研究責任者は，未承認医薬品／医療機器を用いる研究の場合には当該医薬品・医療機器の概要書を作成または入手する。既承認医薬品／医療機器を用いる研究の場合には当該医薬品・医療機器の添付文書を利用する。

④その他の文書

・手順書

手順書とは，研究の関係者の役割や業務の手順を明確に示した文書で，モニタリング・監査に関する手順書，臨床検査・画像評価に関する手順書，試験薬／試験機器の管理手順書等が必要に応じて作成される。

研究責任者は，モニタリング・監査を実施する場合には，モニタリング・監査に従事する者への指導方法，実施方法および結果の報告方法などについて研究計画書に記載，または手順書を作成する。

・症例報告書（見本）

症例報告書（見本）とは，研究計画書に定められた必要なデータを正確かつ完全に，統計解析に適した形で収集するための書式であり，新たにデータを収集する際には必要不可欠である。

(9) 補償保険への加入

研究責任者は，当該研究が通常の診療を超える医療行為の場合においては，健康被害に対する保険の加入等の措置を講じる。承認の範囲内での使用時には，保険への加入は不要である。

高頻度で重篤な有害事象が生じるなどの理由で，保険に加入することが困難な場合においては，医療行為の提供などを通した研究対象者に対する補償を考慮する。

(10) 利益相反に関する申告

研究責任者は，企業が関係する研究を実施する場合には，当該研究の資金源，薬剤・機器や労務・役務提供が関係企業からあるか等，利益相反に関する状況について研究計画書に記載し，審査を受ける。

(11) 研究概要の登録（臨床研究登録）

研究責任者は，以下が設置している公開データベースに当該研究の概要をその実施に先立って登録する。

・国立大学附属病院長会議
・一般財団法人日本医薬情報センター
・公益社団法人日本医師会

(12) 倫理審査委員会への申請と研究機関の長からの許可

研究責任者は，倫理審査申請書を作成し，添付文書として「研究計画書」「説明同意文書」「概要書（既承認医薬品・医療機器の場合は添付文書）」「症例報告書（見本）」「教育・研修証明書（写し）」「利益相反申告書」等を添付する。

研究責任者は，各種書類を提出し，研究の実施について倫理審査委員会からの承認および研究機関の長からの許可を得る。

● 2. 研究実施中：研究の実施

(1) 研究対象者の選定と同意取得

研究計画書中に，どのような者を対象とするかについて適格基準（選択除外基準）が定められている。研究責任者等は，研究対象者の病歴・症状や所見・検査結果等を考慮し，説明文書を用いて研究についての説明を行う。対象となりうる患者は原則，すべて研究への導入を検討する。

(2) 症例登録

症例登録とは，すべての登録された患者が計画書に従い治療と評価を受けるよう追跡するための仕組みである。登録時には，患者の生年月日，適格性，その他必要な情報を記録し，中央事務局等で管理される。割付けがある場合には，登録と同時に割付けが行われる。

(3) 試験薬／試験機器の投与・使用

研究計画書に定められた用法・用量・スケジュール等に従い，割付けがある場合には割付け結果に従い，試験薬の投与や試験機器の使用を行う。研究対象者の安全性を確保する場合を除き（このような場合の対処方法も通常は研究計画書に規定されているが），臨床的判断により研究計画書から逸脱した試験治療を行うことは，不適切である。

(4) 評価・観察

介入を行う臨床研究では特に倫理的配慮から研究対象者の数を最少に設定しているが，少ない対象者数で最大の差を検出するためには，誤差が少なく精度が高いデータでなければならない。それで，研究対象者の試験治療に対する反応は，客観的，かつ正確で一貫した方法で評価する必要があり，通常と異なる方法で評価を行う場合には，評価に係る全スタッフに方法を説明しておく。

(5) 症例報告書作成

症例報告書を速やかに作成する利点は，研究計画書からの逸脱の発見，有害事象の早期発見など研究対象者の安全性の確保，臨床経過を忘れないうちに作成することで正確性が増し，研究の進捗管理が容易になることがあげられる。症例報告書のもとになるデータが通常の診療録にはない，複数のデータがある，という場合には，どのデータを採用するのかをあらかじめ特定しておく。

(6) 重篤な有害事象に関する被験者への対応，報告書作成

研究者は，まず被験者等の治療および安全確保を行うとともに，発生事象についての報告を行わなければならない。安全性に関しての報告（第一報）は，正確な診断よりも期限内の報告を重視し，診断確定後に追加で報告を行うことでよい。

(7) 試料・情報等の保管

試料・情報は整理され，指示があれば確認できる状態で保管されなければならない。保管予定の試料・情報のリストと，保管場所をあらかじめ確保しておき，タイムリーに収集・保管することが，後でまとめて整理することよりも容易である。

● 3. 研究実施中：研究の管理

(1) 研究の進捗状況の管理

①症例登録・データ収集状況

研究責任者は，症例登録が予定通りに進んでいるか，データが定められた期間内に収集され，試験結果に影響を及ぼすような欠測がないかを定期的に確認する。

② 研究計画書からの逸脱等

　研究責任者は，研究計画書に従って研究が適正に実施されるよう，関係者を指導・管理する。研究実施中の重篤な有害事象，研究計画書からの逸脱をはじめ，研究の倫理的妥当性を損なう事実，科学的合理性を損なう事実，研究実施の適正性を損なう事実，研究結果の信頼を損なう事実などの情報がないことを定期的に確認する。

③ モニタリングおよび監査

　研究責任者は，研究計画書または手順書に従いモニタリングおよび必要に応じて監査を実施させる。モニタリング担当者は，モニタリング結果を研究責任者へ報告する。

④ 問題事項への対応

　研究責任者は，「3.(1)① 症例登録・データ収集状況」「3.(1)② 研究計画書からの逸脱等」により問題事項が判明した場合，必要に応じて関係する研究者等と協力し，関係者間の調整・研究計画の変更などの対応策を実施する。「3.(1)② 研究計画書からの逸脱等」に該当する情報を得た場合，速やかに研究機関の長に報告する。

　研究責任者は，対応を行ったにもかかわらず問題事項が解決しない場合など，必要に応じて研究を停止もしくは中止する。

(2) メンテナンスと更新

　研究実施中に研究者等が異動したり，状況が変化することがある。研究責任者は，下記の事項について，当該研究機関で定められている書式・手順に従い情報を更新する(表2.3.2)。

(3) 有害事象等の対応・報告

　研究責任者は有害事象を認めた場合，速やかに当該研究対象者の状況を把握し，認められた有害事象が重篤な有害事象であるかどうかを判断する。

　研究責任者は，実施された臨床研究との因果関係によらず，重篤な有害事象と判断した時点で速やかに所定の有害事象等報告書を用いて研究機関の長へ提出する。

(4) 研究計画書等の変更

　研究責任者は，研究計画書の改訂が必要と判断された場合，研究計画書(と説明同意文書)を変更し，倫理審査委員会での審査を受ける。説明同意文書が改訂された場合，研究責任者は，改訂された説明同意文書を用いて研究対象者から改めて同意を得ることを原則とする。ただし，研究の内容や研究対象者等の負担等も考慮した上で，倫理審査委員会の意見を受けて研究機関の長が許可した場合は，説明を省略することが可能である。

(5) 試料・情報等の管理

　研究責任者は，当該研究機関で定められた手順書に基づき，人体から採取された試料および情報等を，漏えい，混交，盗難，紛失等がなく，研究結果の確認に資するよう整然と保管する。情報等は，情報等の名称，保管場所等を把握できるように保管し，試料・情報等の管理の状況について研究機関の長へ報告する。

● 4. 研究終了時

(1) 研究機関の長への報告

　研究責任者は，研究が終了または中止したときは，その旨および研究の結果概要を文書により遅滞なく(研究終了後3カ月以内を目安に)，研究機関の長に報告する。

(2) 研究結果の公表

　研究責任者は，研究を終了したときは，研究対象者およびその関係者の人権の保護等のために必要な措置を講じた上で，当該研究の結果を学会発表または論文として公表する。また，公開データベースへ結果の登録を行う。結果の最終報告を行ったときは，遅滞なく

表2.3.2　項目と実施時期

項目	実施時期
年次報告	定期的(年に1回程度)
教育・研修	年に1回程度
利益相反	研究の結果・結果の解釈に影響を及ぼすような，新たな利益相反状態が研究者に発生した場合
公開データベース	研究計画書の変更および研究の進捗があった場合

研究機関の長へ報告する。

(3) 試料・情報等の管理

研究責任者は，試料および情報等を可能な限り長期間保管するように努める。少なくとも，当該研究の終了について研究機関の長へ報告された日から5年を経過した日，または当該研究結果の最終の公表について報告された日から3年を経過した日のいずれか遅い日までの期間，保管する。

● **おわりに**

倫理指針において，研究責任者は医師・歯科医師に限定されておらず，臨床検査技師が研究者として臨床研究を実施することは可能である。ただ，臨床検査技師が研究責任者という理由で上述の手順が軽減されることはなく，特に研究対象者への安全性に関する事項は，対応方針についてあらかじめ相談・依頼し体制を整えておくことが必要である。今後，専門性を活かし，臨床検査技師が研究責任者としてより良い臨床検査の探求や，新しい検査方法の確立に関する研究を実施する場面が期待される。

[角　栄里子]

参考文献

1) 人を対象とする医学系研究に関する倫理指針(2014年12月22日)
2) 大橋靖雄，荒川義弘：「プロトコールの標準的な構成と内容」，臨床試験の進め方，93，南江堂，東京，2006より改編

2.3.2　臨床研究コーディネーター

● 1. 臨床研究コーディネーターの歴史

　臨床研究コーディネーター（CRC）は臨床試験を実施する医師のアシスタントとして欧米で誕生した。日本においてCRCという新たな職種が導入されるきっかけとなったのは，GCPが改定されGCP省令として法制化された1997年にさかのぼる。GCP省令において，CRCは「治験協力者」と定義され，これは「実施医療機関において治験を実施するチームのメンバーで，治験責任医師によって指導・監督され，専門的立場から治験責任医師及び治験分担医師の業務に協力する者」と説明される（医薬品GCP第1章第2条ガイダンス5）。GCP省令施行当初は，治験に焦点を絞った実施体制の基盤整備が当面の課題であったことから，CRCの日本語訳としては「治験コーディネーター」という呼称で，データ収集業務や調整業務を行う職種として認知され始めた。そして，GCP省令のもと適正に治験を実施するためには，治験コーディネーターは必要不可欠な存在として認知されていき，その後の臨床研究を取り巻く環境の変化に伴い，CRCは治験に限らず臨床研究全般の実施支援へとその守備範囲を拡大することとなる。

　2015年「人を対象とする医学系研究に関する倫理指針」の施行に際して，臨床研究のあり方が大きく見直された。この指針は，倫理的規範を示すだけでなく，臨床研究の信頼性確保に関する事項にも言及されており，被験者保護，研究の質の確保という観点から，これまで規制の対象外で脆弱（未熟）と言わざるを得なかった治験以外の臨床研究においても実施体制の強化が提唱されることとなった。新たな指針のもとで実施される臨床研究において，臨床研究支援職としてのCRCの存在は臨床研究の品質水準向上に寄与するための重要な位置づけとなる。現在では「臨床研究コーディネーター」と改称されており，その果たす役割は拡大を続けている。

● 2. 臨床研究組織におけるCRCの位置づけ

　臨床研究には実施医療機関内外のさまざまな人が関与している。多職種からなる研究チームが連携し，各々の業務をスムーズに遂行できるようコーディネートする要となるのがCRCである。企業主導治験をモデルに治験の実施における研究チームの構成例を図2.3.1に示す。

● 3. CRCの具体的な業務内容

　CRCは実施医療機関で作成した治験実施に関する手順書に則り，臨床研究に関するあらゆる補助業務を実施している。主な業務内容を下記に示す。
①医師の補助業務（規制・プロトコルの遵守，データの品質管理）
　被験者スクリーニング，同意取得のサポート，スケジュール管理，服薬状況の確認，有害事象の確認，診療記録の確認，症例報告書の作成支援，書類作成，文書保管・管理

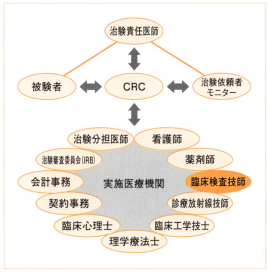

図2.3.1　臨床研究組織におけるCRCの位置づけ

用語　臨床研究コーディネーター（Clinical Research Coordinator；CRC）

②院内調整（研究チームの円滑な運営）
　実施体制の構築，治験説明会の開催，病院スタッフの調整・連絡
③被験者ケア（被験者の安全性確保と倫理的配慮）
　臨床研究に関する補助説明，服薬指導，有害事象の聴取・観察，相談窓口
④治験依頼者の対応（正確・迅速な報告・連絡・相談）
　依頼者からの連絡対応，モニタリング・監査対応

● **4. ある医療機関のCRCの1日**（図2.3.2）

①朝礼（本日の外来・入院患者さんに関する連絡）
②患者さんへの臨床研究に関する説明補助
③外来患者さん来院，診察前の聴き取り（服薬状況の確認，有害事象の聴取）
④検査案内（規定通りに実施できるよう段取り）
⑤診察立ち会い
⑥新規に受託予定の治験のヒアリング
⑦実施中の臨床研究に関するモニタリング対応
⑧翌日の準備（翌日来院予定の患者さんに使用する検査キットの関係部署への配布とスタッフへの事前説

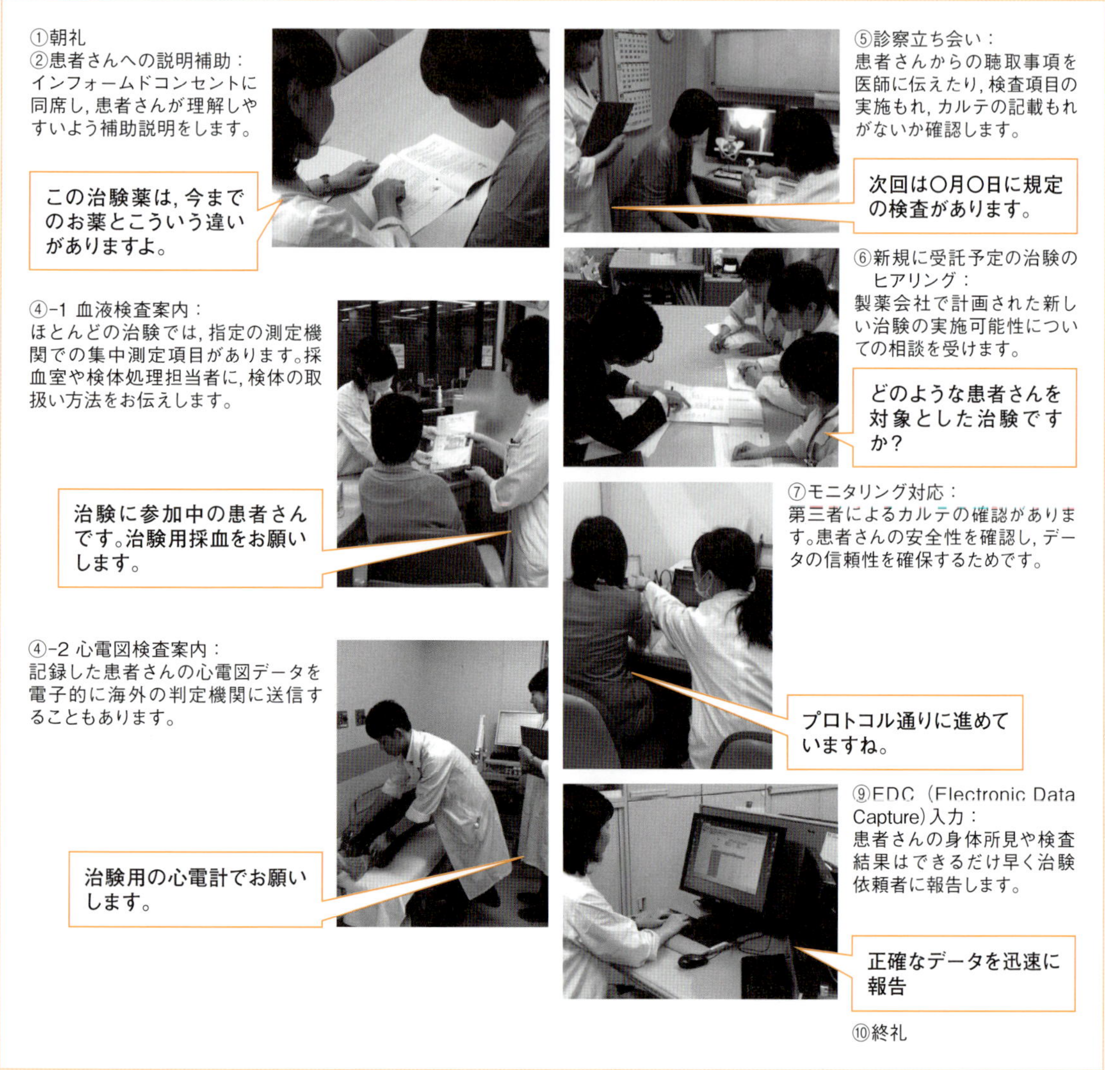

①朝礼
②患者さんへの説明補助：
インフォームドコンセントに同席し，患者さんが理解しやすいよう補助説明をします。

　この治験薬は，今までのお薬とこういう違いがありますよ。

④-1 血液検査案内：
ほとんどの治験では，指定の測定機関での集中測定項目があります。採血室や検体処理担当者に，検体の取扱い方法をお伝えします。

　治験に参加中の患者さんです。治験用採血をお願いします。

④-2 心電図検査案内：
記録した患者さんの心電図データを電子的に海外の判定機関に送信することもあります。

　治験用の心電計でお願いします。

⑤診察立ち会い：
患者さんからの聴取事項を医師に伝えたり，検査項目の実施もれ，カルテの記載もれがないか確認します。

　次回は○月○日に規定の検査があります。

⑥新規に受託予定の治験のヒアリング：
製薬会社で計画された新しい治験の実施可能性についての相談を受けます。

　どのような患者さんを対象とした治験ですか？

⑦モニタリング対応：
第三者によるカルテの確認があります。患者さんの安全性を確認し，データの信頼性を確保するためです。

　プロトコル通りに進めていますね。

⑨EDC（Electronic Data Capture）入力：
患者さんの身体所見や検査結果はできるだけ早く治験依頼者に報告します。

　正確なデータを迅速に報告

⑩終礼

図2.3.2　CRCの1日

明）
⑨症例報告書（EDC）の入力
⑩終礼（本日の患者さんに関する情報共有，翌日の申送り）

● 5. CRCに求められる知識

臨床研究の適正かつ円滑な遂行を支援するための臨床研究専門職として，臨床研究に関するルールを熟知しておくことに加えて，CRCには医療や薬剤に関する専門的な知識が必要な場面も多いため，基礎的な医学知識は押さえておきたい。例えば，疾患発症のメカニズムや随伴症状，薬剤の副作用，検査の方法や事前準備，標準的な治療法などである。

CRCの多くは薬剤師・看護師・臨床検査技師などの医療資格を有し，各々がその専門性を活かし，倫理性・科学性・信頼性の確保された臨床研究の推進のために活動している。CRCは国家資格ではないものの，CRCとして求められる知識や態度などを備えていることを認定する認定制度が設けられている。

● 6. 臨床研究を実施する上で知っておくべきルールや研究倫理

臨床研究はさまざまなルールを遵守しながら実施されている。主なものを下記に紹介する。

- 医薬品，医療機器等の品質，有効性及び安全性の確保等に関する法律
- 再生医療等の安全性の確保等に関する法律
- 医薬品の臨床試験の実施の基準に関する省令（医薬品のGCP）
- 医療機器の臨床試験の実施の基準に関する省令（医療機器のGCP）
- 人を対象とする医学系研究に関する倫理指針
- ICH-GCPガイドライン
- ヘルシンキ宣言
- ベルモントレポート
- ニュルンベルク綱領
- その他，実施する計画書に関連するルール

● 7. 臨床検査技師CRCの強み

臨床研究においては，有効性および安全性を評価するための検査を実施することがほとんどである。あらゆる評価は定められた計画書を遵守して行われ，詳細に規定されたスケジュールの中で，検査・診察において評価項目を評価し，報告しなければならない。時には，日常臨床では取り扱わない特殊な検査を綿密なスケジュール通りに実施する必要がある。

こういう場合こそ，臨床検査技師の専門性を発揮できる機会である。検体検査であれば，検体採取の事前準備，検体採取のタイミング，検体処理方法，測定方法，保存条件など，また，生理機能検査であれば，検査に係る所要時間，注意事項の説明，測定結果の妥当性など，検査に関する専門知識を活用することにより，適切な検査の実施が可能となる。正確なデータの報告が最も重要な臨床研究において，データの品質管理のうえで期待される役割は大きい。

［向井久美］

用語 症例報告書（Electronic Data Capture；EDC）

2.3.3　臨床検査技師

● はじめに

　臨床研究の実施において，被験者の安全性はもちろんのこと，倫理性，科学性，信頼性を担保するために臨床検査は必要である。

　「医薬品の臨床試験の実施の基準」(GCP) 第4条第1項ガイダンス4には，『治験依頼者は，治験に係る検体等の検査機関（実施医療機関の検査室等を含む。）において，（中略）当該検査機関における精度管理等を保証する記録等を確認すること。（後略）』，第35条ガイダンス1(2) には，『治験責任医師，治験分担医師，当該治験に関係する薬剤師，検査技師，放射線技師，栄養士及び看護職員等必要な職員が十分揃っていること。』，とある。臨床検査室ひいては臨床検査技師が臨床研究に係ることが必須となってきており，臨床検査技師は，被験者を中心とした臨床研究に携わるメディカルスタッフ（図2.3.3）の一員としての役割は非常に重要である。

　ここでは，実施医療機関の中で臨床研究の開始前から実施中，終了後において臨床検査技師がどのような役割を担っているのかを以下に述べる。

● 1. 開始前

(1) 施設調査
①検査項目確認
　プロトコールで規定されている臨床検査項目が，実施医療機関の院内検査で実施が可能か，臨床検査室と既契約されている検査項目として外注業者による実施が可能かなどの確認が行われる。実施していない検査項目があれば，保険収載されているかを確認する。保険収載されていれば外注検査会社と契約を行うなどの検討を行う。保険収載されていない場合には，臨床研究依頼者と外注検査会社が契約締結することで検査可能とするなど，臨床研究開始までに検査実施に向けて準備を進める必要がある。

②外部精度管理
　平成25年に厚生労働省医薬食品局審査管理課より発出された事務連絡『治験における臨床検査等の精度管理に関する基本的考え方について』において，検査データの信頼性の確保には，臨床検査の精度管理に対し外部認定の取得等による対外的な信頼性の確保が示されている。また，臨床研究中核病院の臨床検査室の施設要件には，『特定臨床研究の実施に当たっては，（中略），国際水準の臨床研究を実施するために必要な臨床検査室の技術能力について，外部評価を受けていること。』とあり，外部評価，つまり第三者評価が必須となっている。そのような臨床検査の外部評価や外部精度管理に対する重要性と必要性が高まっている状況の中で，臨床研究依頼者は実施医療機関の臨床検査室がどのような外部評価や外部精度管理を行っているか確認を行っている。

　実施医療機関の参加している外部精度管理事業により準備できる資料は違ってくるが，外部評価である国際規格のISO15189の認定証や外部精度管理の米国病理学会 (CAP) の参加証，そのほか，日本臨床衛生検査技師会，日本医師会，各都道府県臨床検査技師会の

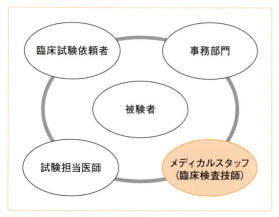

図2.3.3　臨床検査技師の役割

✎ 用語　米国病理学会 (College of American Pathologists ; CAP)

参加証や結果報告書，日本臨床衛生検査技師会が発行している精度保証施設認証書などを閲覧できるように整理しておく．

③使用機器のメンテナンス状況

臨床検査室で使用する各種検体測定機器（臨床化学検査，血液検査，尿検査など），生理学的検査機器（心電計，呼吸機能検査機器，超音波検査機器など），検体処理に使用する遠心機（室温および冷却）および検体保管に使用する冷蔵庫および冷凍庫（-20℃，-70℃）などのメーカー名，型番，日常点検および定期点検記録なども臨床研究依頼者が閲覧できるように整理しておく．

④温度管理

検体回収をするまでの期間に使用する冷蔵庫および冷凍庫（-20℃，-70℃）について，検体処理手順書に記載された保管温度を遵守した保管ができているかを確認するために，臨床研究依頼者は，その温度管理記録や手順書の有無の確認を行うため，閲覧できるように整理しておく．

⑤院内臨床検査基準範囲一覧表

院内臨床検査の基準範囲は臨床研究を進めるに当たり被験者の安全性管理の面でとても重要である．それは，試験実施中の被験者の安全性の担保は基準範囲をもとに行われていることが多いからである．

試験実施中の有害事象の重症度の判断や被験薬の減量，中断，再開は世界共通の評価規準であるCTCAE（Common Terminology Criteria for Adverse Events）（表2.3.3）をもとに判断されることが多く，臨床検査値のグレード判断は実施医療機関の院内臨床検査の基準範囲が採用されていることが多い．それゆえに，基準範囲の管理を行っている臨床検査室から臨床研究依頼者への基準範囲の提供は必要なことであり，変更時の連絡は，タイムリーに行う必要がある．

(2) 検体処理手順書の確認

臨床研究の外注検査の検体処理については，検体採取から検体搬送，検体処理，検体保存までを採取容器や分注容器の写真入りで詳細に記載されている検体処

表2.3.3 有害事象共通用語規準 v4.0日本語訳 JCOG版（CTCAE v4.0-JCOG）
[CTCAE v4.03/MedDRA v12.0（日本語表記：MedDRA/J v19.0）対応-2016年3月10日]

LNN：（施設）基準範囲下限
ULN：（施設）基準範囲上限

CTCAE v4.0 MedDRA v12.0 Code	CTCAE v4.0 SOC 日本語	CTCAE v4.0 Term	CTCAE v4.0 Term 日本語	Grade 1	Grade 2	Grade 3	Grade 4	Grade 5	CTCAE v4.0 AE Term Definition 日本語【注釈】
10008661	臨床検査	Cholesterol high	コレステロール高値	>ULN-300mg/dL；>ULN-7.75mmol/L	>300-400mg/dL；>7.75-10.34mmol/L	>400-500mg/dL；>10.34-12.92mmol/L	>500mg/dL；>12.92mmol/L	—	臨床検査にて血中コレステロールレベルが正常上限を超える
10011268	臨床検査	CPK increased	CPK増加	>ULN-2.5×ULN	>2.5×ULN-5×ULN	>5×ULN-10×ULN	>10×ULN	—	臨床検査にて血中クレアチンホスホキナーゼ（CPK）レベルが上昇
10011368	臨床検査	Creatinine increased	クレアチニン増加	>1-1.5×ベースライン；>ULN-1.5×ULN	>1.5-3.0×ベースライン；>1.5-3.0×ULN	>3.0×ベースライン；>3.0-6.0×ULN	>6.0×ULN	—	臨床検査にて生体試料のクレアチニンレベルが上昇【JCOGにおける運用】「日本語訳に関する注」参照
10050528	臨床検査	Ejection fraction decreased	駆出率減少	—	安静時駆出率（EF）が50-40%；ベースラインから10-20%低下	安静時駆出率（EF）が<40-20%；ベースラインから>20%低下	安静時駆出率（EF）<20%	—	収縮前に心室内にあった血液が心室収縮により駆出されるパーセンテージ
10014383	臨床検査	Electrocardiogram QT corrected interval prolonged	心電図QT補正間隔延長	QTc 450-480ms	QTc 481-500ms	少なくとも2回の心電図でQTc ≧501ms	QTc≧501msまたはベースラインから>60msの変化があり，Torsade de pointes，多型性心室頻拍，重篤な不整脈の徴候／症状のいずれかを認める	—	QT補正間隔延長を特徴とする心臓のリズム障害
10016596	臨床検査	Fibrinogen decreased	フィブリノゲン減少	<1.0-0.75×LLNまたはベースラインから<25%の減少	<0.75-0.5×LLNまたはベースラインから25-<50%の減少	<0.5-0.25×LLNまたはベースラインから50-<75%の減少	<0.25×LLNまたはベースラインから75%以上の減少または絶対値が<50mg/dL	—	臨床検査にて血中フィブリノゲンレベルが低下

JCOGホームページ（http://www.jcog.jp）
（CTCAE v4.0-JCOGより引用）

理手順書がある。その手順書を遵守した検体処理が臨床検査室で対応可能であるか確認する必要がある。

実際に検体処理手順書を読み込んでみると、不明な点が浮かび上がることもある。例えば、検体の採取量を考えると規定されている分注量はとても難しく思うことや、複数の分注容器へ一定量以上分注をすると規定されているが、量が少なくすべての分注容器へ一定量以上分注できない場合がある。不明な点を臨床研究依頼者へ事前に問い合わせ、試験開始までには確認しておく必要がある。

2. 実施中

(1) 検体検査

①採血・検体搬送

以前には、臨床研究の外注検査と院内臨床検査の採血量をあわせると合計20mLを超えてしまい、看護師へ交替を申し出ることも少なくなかった。しかし、2008年1月17日付けで厚生労働省医政局医事課長より日本臨床検査医学会へ発出された文書により、臨床検査技師は医師の具体的な指示による1回当たり20mLを超える採血行為が違法でないことが確認された。このことによって採血量が20mLを超える場合にも看護師と交替することはなくなった。

採血後に氷浴を必要とする検体や、遠心処理までの時間に制限のある検体もあるため、採血後は採血者自身が検体処理担当者まで迅速に搬送するなど各施設の実情に応じた体制を整える必要がある。

②検体処理

院内臨床検査項目と同一の検査項目であっても、外注検査は採取後の静置時間、遠心力回転数、遠心回転時間など処理条件が異なることが多い。したがって、臨床研究の外注検体の処理に使用する遠心機（室温および冷却）を日常の院内臨床検査の処理に利用している機器と共通で使用することは難しい。臨床研究専用の遠心機を設置し、円滑な検体処理が行える体制を整えることが必要である。

③検体保管

検体保管温度には、室温、冷蔵、冷凍（−20℃、−70℃）と検体処理手順書に各検体の保管温度が記載されており、手順書を遵守した方法での保管が必要となる。院内臨床検査の検体保管に利用している保管庫と温度が同一であれば、共通のものを利用することができる。温度管理を臨床研究のためだけにする必要はなくなり業務の軽減につながる。

④検体回収

室温検体や冷蔵検体は基本的に採取日に検体回収となる。しかし、凍結検体は同じプロトコールの複数の被験者検体をまとめて回収することもあるため、回収日まで適切な温度での検体保管が必要となる。長期保管を要する凍結検体が発生することがあるため、停電など非常時の電源が確保された冷凍庫を使用する必要がある。

(2) 生理検査

①心電図検査

循環器系の安全確認のため、心電図検査におけるQT延長のリスクを確認するためのガイドラインとして、2009年にICH E14ガイドライン、つまり非抗不整脈薬におけるQT/QTc間隔の延長と催不整脈作用の潜在的可能性に関する臨床的評価が日本で発出された。臨床研究において心電図検査のQT間隔の確認は、非常に重要で被験者の安全確認のために必須となってきている。

心電計は、日常の院内検査で使用している機器を使用し検査をすることもあるが、臨床研究依頼者より専用の機器を貸与されることもある。また、心電図室や外来、病棟などさまざまな場所で検査をすることがあり、記録時にノイズが入りやすい環境で検査することもあるため、測定環境に応じノイズを除去しフィルターを使用しない精度の高いオリジナル波形の記録ができる臨床検査技師が心電図検査を行う意義は高い。しかし、院内で使用している機器とは異なる貸与機器を使用し、各診療科の病棟や外来で検査を行う必要がある場合には、院内の心電図検査業務に支障が起きないような調整が必要である。

②呼吸機能検査

呼吸機能検査は、検査者により被験者が持っている呼吸機能を最大限に引き出すようにアプローチをしていく必要がある検査の1つである。その力量を持ち合

わせる臨床検査技師が臨床研究の呼吸機能検査に携わることは，検査精度の面でも意義は高い．しかし，呼吸機能検査の機器を臨床研究依頼者より貸与される場合は，使用方法や検査を行う場所について，心電図検査同様に事前の確認や調整が必要となる．

③超音波検査

循環器，消化器領域の超音波検査が臨床研究のスケジュールに組み込まれていることがある．必要な画像を描出するための機器の設定や描出された画像の理解力など検査者の力量が問われる検査である．機器のメンテナンスを含めた機器の管理も求められるため，他の生理検査同様に臨床検査技師が関与することの意義は高く，その役割は重要である．

(3) 夜間休日対応

臨床研究の院内臨床検査および外注検査の検体は，勤務時間内に発生するとは限らず，夜間や休日に発生することもある．その場合には，臨床検査室の夜間休日勤務を行っている臨床検査技師に対応が任されることがある．外注検査の検体処理は普段より検体の取り扱いに慣れている臨床検査技師であっても検体処理手順が院内検査と異なるため，検体処理手順書を確認し，その記載内容を遵守した検体処理をする必要がある．

(4) 検査伝票

臨床研究実施中に発生する外注検査伝票は必須文書であり，臨床研究依頼者のモニタリングや監査において閲覧を希望されることがある．プロトコール，被験者ごとに整理し保管しておくことが必要である．

3. 終了後

(1) 検査伝票の整理

プロトコール，被験者ごとに整理し保管していた検査伝票は，臨床研究が終了した後には，その他の必須文書とともに事前に協議し決められた保管方法で保管する．

(2) 精度管理を保証する資料

臨床検査が適切に実施されて，臨床研究に係るデータが信頼できることを保証するための，実施医療機関における精度管理等を保証する資料を保管する必要がある．

保管する資料の種類は，内部精度管理資料，外部精度管理の報告書，日常点検保守記録，メンテナンス作業報告書など実施医療機関により準備できる資料が異なるため一様ではない．国際共同試験では長期の必須文書保管が必要となる．臨床検査室ですべての資料を長期にわたり保管する場所の確保が困難なことがあるため，保管方法を事前に協議しておく必要がある．

4. インセンティブ経費について

医療機関は臨床研究の受託により多額の外部資金を得ることができる．それらの資金から関係部署に経費を配分することがある．臨床検査技師が行う検体処理や生理検査の実施に対して，臨床検査室へ経費の配分が行われる場合がある．このような経費は，各施設により配分に差が見られると思うが，日常の業務とは異なる検体処理手順書の内容に沿った検体処理やプロトコールで規定された条件で行う生理検査の対応など，臨床研究の寄与に対する報酬として獲得できる経費であると考える．外部資金の獲得は，臨床検査室の運営にも寄与するため積極的な関与が望まれる．

［東影明人］

参考文献

1) CTCAEv4.0-JCOG　2016年3月10日版
2) 日本臨床検査標準協議会（JCCLS）標準採血法検討委員会．標準採血法ガイドライン（GP4-A2），日本臨床検査標準評議会2011

3章 品質保証

章目次

3.1：臨床研究の品質保証 ………… 76
   3.1.1　モニタリング・監査
   3.1.2　データマネジメント

3.2：臨床検査の精度保証等 ………… 88
   3.2.1　臨床検査の精度保証
   3.2.2　日臨技精度保証施設
   3.2.3　ISO 15189
   3.2.4　その他の認定・認証
   3.2.5　共用基準範囲

3.3：規制当局による調査 ………… 96
   3.3.1　医薬品医療機器総合機構による
         GCP実地調査への対応
   3.3.2　欧米の規制当局によるGCP査察への対応

SUMMARY

　臨床研究の倫理的，科学的な質とデータの信頼性を確保するために，品質管理，品質保証への取り組みは欠かせない。本章では，臨床研究の品質管理，品質保証のための主要な活動である，「モニタリング・監査」および「データマネジメント」についてまず解説する。「臨床検査の精度保証等」では精度保証の解説に加え，国際水準の臨床研究を実施するための臨床検査室の要件についても紹介する。「規制当局による調査」では国内の医薬品医療機器総合機構による調査および海外のFDA，EMAによる査察への具体的な対応方法を一部実例も交えて解説する。

3.1 臨床研究の品質保証

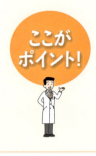

- モニタリング，監査の目的を理解する。
- データマネジメントの重要性を理解する。
- データの信頼性確保に努める重要性を理解する。

3.1.1 モニタリング・監査

● 1. モニタリング

(1) モニタリングとは

　人を対象とする医学系研究に関する倫理指針（以下，倫理指針）[1)]では，モニタリングは「研究が適正に行われることを確保するため，研究がどの程度進捗しているかならびに倫理指針および研究計画書に従って行われているかについて，研究責任者が指定した者に行わせる調査」とされている。また，医薬品の臨床試験の実施の基準に関する省令（GCP省令）[2)]では，「治験が適正に行われることを確保するため，治験の進捗状況ならびに治験がGCP省令および治験実施計画書に従って行われているかどうかについて治験依頼者が実施医療機関に対して行う調査（医師主導治験の場合は，自ら治験を実施する者が実施医療機関に対して特定の者を指定して行わせる調査）」とされている。

　モニタリングの目的は，被験者の人権，安全および福祉の保護ならびに臨床研究の信頼性の確保にあり，治験ではモニタリングの実施が必須となっている。治験以外の臨床研究では，侵襲（軽微な侵襲を除く）お

表3.1.1　モニタリングにおける各関係者の責務

	臨床研究（右記を除く）	企業治験	医師主導治験
モニタリング責任者	研究責任者	治験依頼者	自ら治験を実施する者
モニタリングの実施	侵襲（軽微な侵襲を除く）および介入を伴う臨床研究で必要	必須	必須
モニタリング担当者	研究責任者が指名 （担当者の例） ・CROの担当者 ・AROの担当者 ・自施設の担当者	治験依頼者が指名 （担当者の例） ・製薬企業の担当者 ・CROの担当者	自ら治験を実施する者が指名 ※当該治験に従事していないこと （担当者の例） ・CROの担当者 ・AROの担当者 ・自施設の担当者
モニタリングの手順	研究責任者が研究計画書または手順書に定め，倫理審査委員会の審査が必要	治験依頼者が手順書を作成する	自ら治験を実施する者が手順書を作成し，実施医療機関の長の承認と，IRBの審査が必要
モニタリング結果の報告	モニタリング担当者が研究責任者へ報告	モニタリング担当者が治験依頼者へ報告	モニタリング担当者が自ら治験を実施する者および実施医療機関の長へ報告し，IRBの審査が必要
試験実施施設の長の責務	情報等の閲覧に協力する	治験関連記録を直接閲覧に供する	治験関連記録を直接閲覧に供する

および介入を伴う場合，モニタリングを実施することが定められている[1]。

モニタリング責任者はモニタリングの実施に関する手順書を作成し，モニタリングはこの手順書に従って実施される。モニタリング担当者は，モニタリング責任者へ結果の報告を行わなければならない。また，モニタリングを受け入れる実施医療機関の長は情報の閲覧に協力しなくてはならない(表3.1.1)。

(2) モニタリングの内容

モニタリングでは，GCP省令や倫理指針などの規制要件，実施医療機関が定めた標準業務手順書(SOP)および実施計画書などの遵守すべき基準に従って臨床研究が行われているかを確認するとともに，症例報告書(CRF)に原資料の情報が正しく記載され，臨床研究に関連する資料の内容が正確かつ完全で適切に保存されているかが確認される(図3.1.1)。

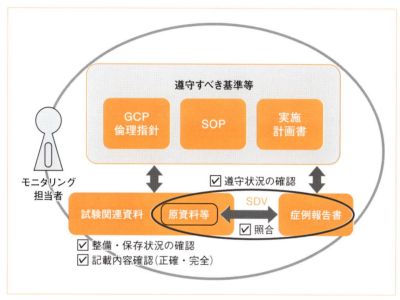

図3.1.1　モニタリングの内容

表3.1.2　モニタリングの種類[3]

On-siteモニタリング
実施医療機関を訪問して行うモニタリングで，訪問しなければ実施できないことを中心に行う。 ・原資料とCRFの照合 ・同意文書の閲覧による確認 ・試験薬管理状況の目視確認 ・文書の閲覧，保管状況の確認　など
Off-siteモニタリング
電話，FAX，郵送，E-mail等を用いて実施医療機関を訪問せずに実施するモニタリング。 ・データ入力状況の確認 ・症例登録等の進捗状況確認 ・中央測定された臨床検査値の確認　など
中央モニタリング
データを中央で一括管理・分析・評価してその情報に基づき実施するモニタリング。 ・CRFの入力状況，重篤な有害事象／有害事象の発現状況，クエリー発生／対応状況確認 ・逸脱の発生状況確認 ・症例登録等の進捗状況確認 ・中央測定の臨床検査データの異常確認　など

用語　標準業務手順書(Standard Operating Procedure；SOP)，症例報告書(Case Report Form；CRF)

表3.1.3 モニタリングにおけるチェック項目例

実施項目	確認項目
同意書	文書同意が適切に実施され，同意書が保管されているか。 同意日時以降に，試験で規定された検査が開始されているか。
被験者の適格性	試験実施計画書の選択・除外基準が遵守されているか。 併用禁止薬の使用がなく，併用禁止療法も行われていないか。
主要評価項目	試験実施計画書に従い観察，検査が漏れなく実施されているか。
安全性情報への対応	有害事象が漏れなく収集されているか。 重篤な有害事象が定められた報告先に適切なタイミングで報告されているか。 重篤な有害事象が適切に症例報告書に記載されているか。
試験薬の取り扱い	適切に割り付けがされているか。
データの信頼性	盲検性の確保のための手順に従って観察，検査，試験薬の投与が行われているか。 試験実施計画書からの逸脱が定められた報告先に報告され，適切な対応，改善がなされているか。
安全性の確保	重篤な有害事象発現時の対応および適切な報告，中止基準の遵守がされているか。
原資料	ALCOAの原則に従って作成されているか(p133, 6.1.1参照)。 原資料内の記載に矛盾はないか。 適切に保管されているか。

　モニタリングで原資料の内容を実際に目視で確認する作業を直接閲覧と呼び，直接閲覧によって，症例報告書のデータと原資料に記載された内容を相互に照合する作業をSDV(source data verification)と呼ぶ。なお，SDVは直接閲覧に含まれる。

(3) モニタリングの種類

　直接閲覧のためにモニタリング担当者が実施医療機関に訪問して調査を行うことがあり，これをOn-siteモニタリングと呼ぶ。モニタリングの種類には，この他に，Off-siteモニタリング，中央モニタリングなどがある(表3.1.2)。モニタリングにおける調査項目の一例を表3.1.3に示す。

(4) モニタリングへの対応

　直接閲覧の準備として，モニタリング担当者と実施日時，実施場所，対応者，閲覧するデータの範囲などを事前に確認しておく。直接閲覧の当日は，モニタリング担当者を閲覧する部屋へ案内し，疑義事項に対応する。

・日時を決定
・直接閲覧する場所の確保
・原資料閲覧のための手続きを事前に説明，電子カルテの場合はID，パスワードの取得手続きを実施
・症例報告書の記載内容に関する原資料の準備
・面談が必要なスタッフのアポイントの調整
・症例報告書の記載漏れがないか事前に確認
・モニタリング担当者の疑義事項への対応
・終了後，原資料がすべて揃っていることを確認後，所定の場所へ返却・保管
・改善事項がある場合，関係者と協議し予防措置を講ずる

(5) リスクに基づくモニタリング

　一定の資源で効率的な品質管理を行うにはリスクベースの考え方が必要となる[4]。特に研究者主導の臨床研究では人的および経済的資源に限りがあるため，モニタリングを従来の治験と同様の方法で行うのは困難である。リスクは，被験者の安全性に対するリスクとデータや臨床研究の結果にエラーを生じるリスクに分類される[5]。臨床研究開始前に当該臨床研究のリスクを特定し，エラーの発生割合を検討する。エラーが臨床研究にどの程度の影響を及ぼすか評価した上で，最終的にリスクレベル(リスクの高・低)を決定する[6]。決定されたリスクレベルに応じて，モニタリングの頻度，対象とするデータ，サンプリング率，モニタリング担当者等を検討し，モニタリング方法を決定する(図3.1.2)。リスクに基づくモニタリングは，効率化のための手法であって，簡略化を目的としたものではないことに留意する必要がある。

● 2. 監　査

(1) 監査とは

　倫理指針では，監査は「研究結果の信頼性を確保するため，研究が倫理指針および研究計画書に従って行

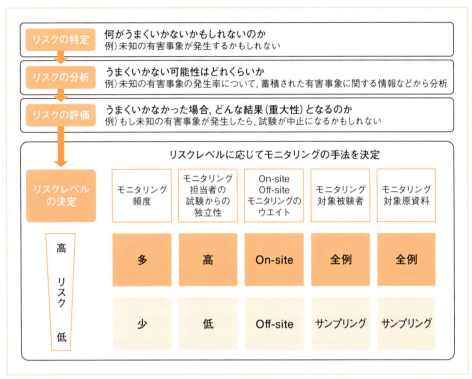

図3.1.2　リスクレベルに応じたモニタリング手法の例

表3.1.4　モニタリングと監査の違い

	モニタリング	監査
目的	逸脱等の早期発見・改善・予防（品質管理）	品質管理の保証
対象	全施設・全症例	一部の施設・一部の症例
方法	面談・直接閲覧	インタビュー・直接閲覧・ツアー（試験実施施設の見学）

表3.1.5　監査の種類[7]

システム監査：実施組織・体制，システムの適切性を評価する監査
実施医療機関および臨床研究の準備と管理に係る組織等における体制・システムが適正に構築され，適切に機能しているかを評価する。 ・組織と機能，各責務の明確な割当 ・必要なスタッフの配置と時間の確保 ・SOP整備と遵守状況 ・臨床研究に関する教育研修 ・実施計画書・説明同意文書の品質確保のプロセス ・データの品質管理プロセス ・IRB／倫理審査委員会の体制 ・検査室の品質プロセスや関連検査機材の品質管理 ・試験薬や試験機器の管理 ・安全性情報の報告と管理 ・関係者間の情報伝達とコミュニケーション状況 ・原資料・記録類の管理等
試験ごとの監査　個別の臨床研究を評価する監査
当該臨床研究が実施計画書，標準業務手順書，GCP省令および適用される規制要件等を遵守して行われているか否か，また研究で得られた結果の信頼性が確保されているか否かを評価する。

われたかについて，研究責任者が指定した者に行わせる調査」とされ，GCP省令では，「治験により収集された資料の信頼性を確保するため，治験がGCP省令および治験実施計画書に従って行われたかどうかについて治験依頼者が行う調査（医師主導治験の場合は，自ら治験を実施する者が特定の者を指定して行わせる調査）」とされている。

モニタリングが「品質管理」であるのに対し，監査は，モニタリングまたは品質管理業務とは独立，分離されたものであり，その目的は，「品質保証」のために，臨床研究の実施ならびに実施計画書，SOP，規制要件等の遵守状況を客観的な立場から評価することにある（表3.1.4）。

(2) 監査の種類

監査の種類は表3.1.5に示す2つに大別される。

(3) 監査への対応

監査の準備として，監査担当者と実施日時，実施場所，対応者，閲覧するデータの範囲，見学（ツアー）を行う部署，インタビュー対象者などを事前に確認しておく。監査の当日は，監査担当者を閲覧する部屋へ案内し，疑義事項に対応する。各部署の担当者に連絡し，施設内のツアーに同行するなどの対応を行う。以下に監査の対応手順を示す。

・日時を決定
・監査する場所を確保（人数を確認）
・原資料閲覧のための院内手続きを事前に説明，電子カルテの場合はID，パスワードの取得手続きを実施
・症例報告書の記載内容に関する原資料の準備
・ヒアリングが必要なスタッフのアポイントの調整
・監査担当者の疑義事項への対応
・施設内ツアーの対応
・各スタッフとのヒアリングに同席
・終了後，原資料がすべて揃っていることを確認後，所定の場所へ返却・保管
・監査の内容について議事録を作成

なお，検査室では以下の事項について，監査のツアーの際にヒアリングされることが多い。

・検査機器の保守点検記録の有無，保管方法を確認し，閲覧。
・精度管理記録の有無，保管方法を確認し，閲覧。
・試薬・検体の温度記録の有無，保管方法を確認し閲覧。
・温度のモニタリング方法についてヒアリング。
・停電時のバックアップの状況についてヒアリング（非常電源，オンコール体制など）。
・検体処理の流れについてヒアリング。
・検査依頼伝票控が保管されているか確認。

監査を円滑に進行させるためにも，ヒアリングは的確な回答ができる知識と時間的余裕を有する者が対応すべきである。

［中島文晴］

📖 参考文献

1) 文部科学省，厚生労働省，人を対象とする医学系研究に関する倫理指針，2014年12月22日
2) 厚生労働省，医薬品の臨床試験の実施の基準に関する省令（1997年3月27日厚生省令第28号，最終改正2014年7月30日厚生労働省令第87号）
3) 厚生労働科学研究費補助金 医薬品・医療機器等レギュラトリーサイエンス総合研究事業「治験活性化に資するGCPの運用等に関する研究」班および大学病院臨床試験アライアンス，臨床試験のモニタリングと監査に関するガイドライン Ⅱ.モニタリング編 5.モニタリングの種類，2015年3月
4) 厚生労働科学研究費補助金 医薬品・医療機器等レギュラトリーサイエンス総合研究事業「治験活性化に資するGCPの運用等に関する研究」班および大学病院臨床試験アライアンス，臨床試験のモニタリングと監査に関するガイドライン Ⅰ.基礎編 4.Risk Based Approach，2015年3月
5) 厚生労働科学研究費補助金 医薬品・医療機器等レギュラトリーサイエンス総合研究事業「治験活性化に資するGCPの運用等に関する研究」班および大学病院臨床試験アライアンス，臨床試験のモニタリングと監査に関するガイドライン Ⅱ.モニタリング編 4.モニタリング手順とモニタリング計画書作成，2015年3月
6) 厚生労働省医薬食品局審査管理課長，品質リスクマネジメントに関するガイドライン（薬食審査発第0901004号），2006年9月1日
7) 厚生労働科学研究費補助金 医薬品・医療機器等レギュラトリーサイエンス総合研究事業「治験活性化に資するGCPの運用等に関する研究」班および大学病院臨床試験アライアンス，臨床試験のモニタリングと調査に関するガイドライン Ⅲ.監査編 1.監査，2015年3月

3.1.2 データマネジメント

● 1. データマネジメントの重要性

データマネジメント（Data Management）とは，臨床研究のデータ発生時点から集計・解析において，データの品質を管理し，その品質を保証することである[1]。臨床研究におけるデータの流れは，図3.1.3に示す段階からなる[2]。集計・解析の結果から得られる研究の結論は，客観的で信用できるものでなければならない。GCP（医薬品の臨床試験の実施の基準）ではデータの品質管理について表3.1.6のように定められている。結論を導くために必要なデータが適切に集められていること，記録されるデータ自体が信頼できる（不正がない）こと，正確かつ完全に（過程に間違いがなく）電子化されていることを保証するのがデータマネジメントの役割である。

臨床研究の信頼性とは，「真実をどのくらい正しく表現しているか」であり，価値ある結論は正確かつ不正がなく完全（integrity）なデータから導かれる。デ

表3.1.6　データの品質管理とデータマネジメントの役割

データの品質管理（GCPガイダンスから）
・治験の実施並びにデータの作成，記録及び報告がGCP及び治験実施計画書を遵守して行われることを保証する。 ・治験に関連するすべてのデータの信頼性とその適正な処理を保証するために，データ取扱いの各段階に品質管理を適用する。 ・データの変換を行う場合には，処理前のデータと処理後のデータを常に対比し得ることを保証する。
●結論を導くために必要なデータが適切に集められているか？ ●記録されるデータ自体が信頼できるもの（不正がないもの）か？ ●正確かつ完全に（過程に間違いがなく）電子化されているか？ これらを保証するのがデータマネジメントである。

ータの完全性（Data integrity）とは，データが症例報告書からデータベース，データベースから解析結果へ，媒体が変わっても情報が正しく伝えられ，すべてのデータの再構築が可能なことである[3]。すなわち，解析

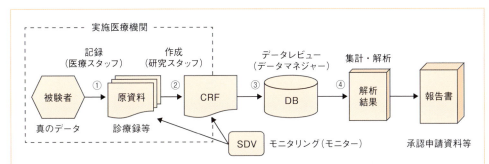

① データの発生：臨床研究におけるデータは，被験者の自覚症状，他覚所見および各種検査値などである。医療機関スタッフによって診療録などの原資料に記録される。
② データの収集：記録された診療録などの原資料に基づいて，研究スタッフはあらかじめ定められているデータ収集項目を症例報告書（CRF）に記載する。モニターは，原資料に記載された内容が漏れなくCRFに記載されていること，原資料とCRFが一致していることをSDVによって確認する。
③ データレビュー：データマネージャーはデータをチェックし，データに明確でない部分があると問合せ（クエリー）を発行する。
④ データの解析・報告：データベース（DB）のデータは統計学的に解析される。治験では，治験総括報告書（CSR）が作成され，CSRは申請資料（CTD）のModule5として，承認申請時の根拠資料となり，添付文書が作成される。

図3.1.3　臨床研究におけるデータの流れ[7]

 用語　症例報告書（case report from；CRF），治験総括報告書（crinical study report；CSR）

3章 品質保証

データベースが原資料から再現できる「データのトレーサビリティ」を保証することである。保証とは，信用できるものであることを，具体的な活動と記録により客観的に示すことである。これら「再現性」と「客観性」は科学の本質であり，データマネジメントは臨床研究の科学的信頼性を確保する活動といえる。

データとは，「理性的な推論のために使われる，事実に基づくあらゆる種類の情報」と定義され，特殊な状況を除き，科学研究はデータに基づいていることを前提に議論される[4]。データの信頼性が保証できなければ研究は信用できない。信頼できるデータは研究の結論の妥当性を支持する。臨床研究に携わる者は，データを誠実に扱わなければならず，すべての臨床研究においてデータマネジメントが重要である。

Integrityは，一般に人に対して用いたときには，誠実さ（honesty），データに対して用いた場合には誤りがなく正確であること（correctness）の意であることが多い。ICH-GCPでは，「Keep it as it is.」（臨床試験を元のままの状態に保護すること），「Make every effort to keep it as it is.」（臨床試験を元のままの状態に保護するためにあらゆる努力をすること）の意味である[5]。

● 2. データマネジメントの範囲

データマネジメント業務の概要を図3.1.4に示す。臨床研究の質と臨床研究データの質には密接な関係がある。質の高い臨床研究を行うためには，適切に設定された目的に対して，科学的，倫理的に妥当な計画を立て，無駄なく正確に実施し，必要十分なデータの質を確保する必要がある。データの質を確保するためには，研究の目的に合うように適切に定義されたデータ項目を，適切に観察・測定し，その結果を正確に収集し，データベースに入力して解析に用いなければならない。研究目的に適したデータ項目の定義と収集計画を立案し，科学的な信頼性の高いデータの収集により，質の高い臨床研究を実現することがデータマネジメントの目的であり，その範囲は臨床研究のすべての過程である。

● 3. データセンターにおけるセントラル（中央）データマネジメント業務

(1) 症例報告書（CRF）の設計

データの品質は実施計画書とそれに従いデザインされたCRFによる。品質確保のためには，作業を少なく単純化する。冗長なデータはエラーの発生となるため，必要な項目に絞ることが重要である。データには収集目的があり，それに応じた収集方法をとる必要が

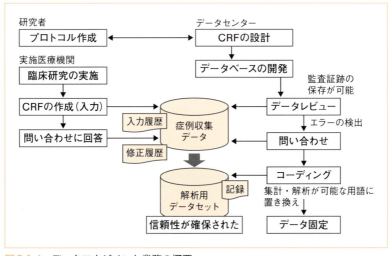

図3.1.4　データマネジメント業務の概要

ある[6,7)]。

CRFは，電子的に収集する方法（EDC）が普及している。多くのEDCはインターネットを介してEDCサーバーに接続されるため，入力データはEDCサーバー上に格納され，運用中はサーバー上のデータが症例報告書原本（電子症例報告書：eCRF）となる。EDCの利用は，入力時のチェック機能によるデータの質の向上や，リアルタイムに有害事象や逸脱の発生を迅速に確認でき，早期の問題点の把握と解決を可能とし，従来の「紙CRF」に比べ，臨床研究の効率化をもたらしている。また，ログ管理がされたEDCシステムはデータの信頼性を確保するツールとして最適である。

一方，安易な代替行為（誰かの代わりに入力）等の不適切な運用が容易に実施されることにより，結果としてデータの信頼性に大きな問題となる恐れがある[8)]。どんなに優れた機能を備えたシステムでも運用が不適切では意味がない。電磁的記録を利用する要件は，「医薬品等の承認又は許可等に係る申請等に関する電磁的記録・電子署名利用のための指針」（ER/ES指針）[9)]に示される。信頼性確保のため，システムと運用方法により表3.1.7の事項を確立し，本人が作成・確認して，不正利用や改ざんがないことを保証する必要がある。

表3.1.7　電磁的記録利用およびEDCシステムの要件

電磁的記録利用のための要件（ER/ES指針から）
①真正性：電磁的記録が完全，正確であり，かつ信頼できるとともに，作成，変更，削除の責任の所在が明確であること。
②見読性：電磁的記録の内容を人が読める形式で出力（ディスプレイ装置への表示，紙への印刷，電磁的記録媒体へのコピー等）ができること。
③保存性：保存期間内において，真正性及び見読性が確保された状態で電磁的記録が保存できること。
システムの要件（ICH-GCPから）
・完全性，正確性，信頼性及び意図された性能について要件を満たしていることを保証し，文書化する（すなわちバリデーションされる）こと。
・入力済みデータを消去せずに修正することが可能であり，また，修正の記録を文書で残すことが可能である（すなわち監査証跡，データ入力証跡，修正証跡が残る）ようにデザインされていることを保証すること。
・許可なくデータにアクセスすることを防止するセキュリティ・システムを整備すること。
・データの適切なバックアップを行うこと。

(2) データレビュー

臨床研究は人が計画し，人を対象とし，人が実施するため，実施計画書で意図したとおりのデータが得られないことがある。報告書の書き間違い等の人為的ミスのほか，規準や手順が不明確なために発生する逸脱や，検査の未実施等，ばらつきや誤り（エラー）が混入する。実施計画書，解析計画書等に基づき，データの整合性や医学的な観点からルールに従いエラーを検出し，問い合わせをする。問い合わせを受けた実施医療機関は事実を確認し，真実に基づきデータを修正しなければならない。

エラーの検出方法には，コンピュータを使用してデータを常に一貫性をもってチェックする「ロジカルチェック」（論理チェック，エディットチェック）と，チェックリストを用いて1つずつ担当者が目視でチェックする「目視チェック」（マニュアルチェック）の2つがある。エラーを検出して，修正するだけでなく，エラー内容を分析し，予防する手順の追加等，適切な対処を実施することが重要である。

(3) コーディング

コーディングとは，集計・解析ができるように共通の用語や数字に置き換えることである。疾患名，薬剤名，有害事象名等の文字データは，同じ内容であっても違う言葉で表現されることが多い。CRFに記載した用語（報告語）をそのまま集計した場合，そのままでは分類できず，必要な情報の把握が困難である（図3.1.5）[10)]。取り決めたルールに従ってコーディングを行うことで，臨床研究の成績を比較・統合することが可能となる。

副作用・有害事象辞書としては，ICH国際医薬用語集（MedDRA）が利用されている。MedDRAは，国際的に共通の用語集として，症状，徴候，疾患などに対応する用語集であり，臨床試験，副作用や有害事象の自発報告，規制当局への申請，製品情報の提供などに幅広く利用されている。薬剤をコーディングするため代表的な用語集として，日本では「医薬品コード」，

✎ **用語**　電子的に収集する方法（Electronic Data Capture；EDC），医薬品等の承認又は許可等に係る申請等に関する電磁的記録・電子署名利用のための指針（Electronic Records/Electronic Signature；ER/ES指針），ICH国際医薬用語集（Medical Dictionary for Regulatory Activities；MedDRA）

図3.1.5 コーディングの例
(MedDRA/Jオープンセミナーから https://www.pmrj.jp/jmo/)

国際的には「WHO-Drug」(WHO Drug Dictionary)が使用されている。

(4) データ固定

データ固定はデータマネジメント責任者が行う。データ固定前に、解析計画書で定めた重大な逸脱がある症例、欠測値(検査のミス・不可や未実施)、定められた調査時期以外の値、同じ項目で複数の値等、規定外の処理方法を決め、都合のいい解釈ではないことを保証する。データ固定は、回収されたCRFに対する問い合わせがすべて完了し、収集されたデータが正しくデータベースに反映されていること、すなわち「質が保証された」ことの宣言であり、これ以降はデータベースに入力されたデータの変更が行われない。固定されたデータは、集計・解析の担当者へ引き渡される。

● 4. 医療機関における
　　データマネジメント業務

(1) 症例報告書(CRF)の作成

CRFの作成について、GCPでは「正確性」「完全性」「判読性」に加え、定められた期限に提出することを求めている。完全性とは、「データの恣意的操作や捏造がなくCRFが作成され、その過程が保存されている資料から再現できること」を意味している。CRFの品質は、医療機関での確認と、モニタリングやデータマネジメントによって確保されている。

CRFは、「原資料のデータ」と「データに対する医師の評価」から構成される。すなわち、CRFの内容は、「原資料と一致」しなければならない。CRFの作成は、単なる転記作業ではなく、実施計画書を遵守して研究が実施され、被験者の安全性とデータの信頼性が確保されていることを確認する業務でもある[11]。

(2) 原資料の管理

原資料は、モニタリング、監査およびIRBや規制当局による調査において、臨床研究が規制・指針および実施計画書を遵守して実施していることを確認するため閲覧に供される。原資料を閲覧する時期はそれぞれ異なり、記載した医師等の異動があった場合でも、原データを容易に確認できるようにしておく必要がある。原資料は、「事実経過の再現と評価に必要な記録」と定義され、原データからCRFで収集されたデータに至るまでの経緯は、第三者が臨床研究終了後に再構築できなければならない。

欧米では、原資料とは、「最初にデータが記録された資料」という認識である[12]。原資料の定義である「症

表3.1.8 ローカルデータマネージャーとは（新たな治験活性化5ヵ年計画（2007年）から）

- データマネージャーとは，「治験・臨床研究におけるデータマネジメント業務に携わる者」をいう。データ管理センター等で業務に携わるセントラルデータマネージャーと治験・臨床研究実施施設で業務に携わるローカルデータマネージャーに大別される。
- セントラルデータマネージャーは，実施計画書の作成支援，症例報告書設計，データベース構築・管理，適切な患者データの登録，データ入力・処理，バリデーション，解析結果及び報告書のレビュー等多施設共同試験等において，中央でのデータの品質管理を行う。
- ローカルデータマネージャーは，実施計画書管理，患者のデータの適格性の確認，症例報告書作成支援，モニタリング・監査への対応等，医療機関でのデータの品質管理を行う。

例報告書の元となる」は，ICH-GCPにおける原データ（source data）の定義である"all information in original records"に該当し，米国食品医薬品局（FDA）ではこの"original records"を"first recorded documents"としている。日本においては，他の資料から診療録等に転記し，さらにCRFに転記するという場合がある。最初にデータが記録された資料を原資料とし，ステップを省くことによる効率化のみならず，転記ミスなどのエラーを排除することが求められている。

(3) ローカルデータマネージャー

ローカルデータマネージャー（LDM）は，表3.1.8の通り説明されている。LDMが医療機関におけるデータの発生からCRF作成までを一元管理することで，品質の改善と業務の効率化が可能となる[12]。CRF作成・確認を専門に行う者としてLDMが想定される。第三者として原資料に基づいたCRFを作成することで，原資料との矛盾の削減や，記載ミスの低減に有用であると考えられる[13]。

(4) 品質管理体制の構築

臨床研究に関するすべての情報は，正確に報告され，事実に即した解釈および検証がなされるよう記録および保存されることが求められる。データの品質を維持するため，医療機関は原資料の整理，モニターは原資料とCRFの照合や原資料間の整合性の確認に多くの時間を費やし，研究実施機関としての品質管理システムの構築が十分でないといわれている。できあがったものを確認する出口管理から，各段階において第三者による確認や分業により工程を改善するプロセス管理を構築することが必要である[12]。

臨床試験の科学的な質および成績の信頼性を確保するため，データの発生から，原資料への記録，CRF作成までの手順を整備し，医療機関におけるデータの品質管理（データマネジメント）体制を確立することが求められている。

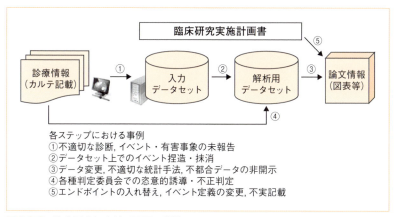

図3.1.6 臨床研究における不正の構造
（ARO協議会 第3回学術集会2015年9月 中谷英仁氏「論文監査の一考」から）

用語 ローカルデータマネージャー（Local Data Manager；LDM）

3章 品質保証

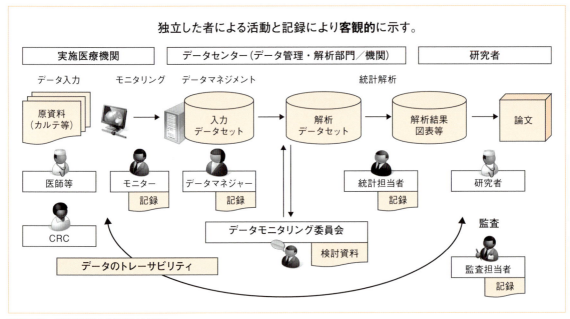

図3.1.7　臨床研究の信頼性の保証

（ARO協議会　第3回学術集会2015年9月　中谷英仁氏「論文監査の一考」から）

● 5. データの信頼性確保

　臨床研究は得られたデータを科学的に検証し，新規医療技術の開発やエビデンスの構築をすることが目的である。信頼性の高いデータの収集のため，CRC，モニター，監査等の臨床研究専門職による品質マネジメント活動が行われる。その中で，データマネジメントは「得られる情報を適切に取扱う」「不正がないことの検証が可能」を客観的な活動と記録により示し，研究の信頼性を保証する役割である。データマネジメントが，研究の実施責任者（主任／代表研究者）や実施医療機関側からどの程度独立して実施されたかが，研究データの信頼性評価のポイントとなってきている。

　臨床研究における不正の構造を図3.1.6に示す[14]。研究者には，「都合の良い結果」を求めて歪められてしまうバイアスがあり，意識的に公正に努めなければならない。臨床研究を実施した研究者だけが正しく行われていると知っていたとしても，信頼性を保証したことにはならない。臨床研究の信頼性の保証は，独立した者による活動と記録により客観的に示すことである（図3.1.7）。

　臨床試験のための統計的原則[15)]では，「5.8　データ

図3.1.8　独立したデータ管理専門家の重要性

の完全性の維持とコンピュータソフトウェアの妥当性：Integrity of Data and Computer Software Validity」において，「数値で表された解析結果の信憑性は，データマネジメント（データ入力，保存，確認，訂正及び復元）及びデータの統計処理の両方に用いられる方法とソフトウェア（自作，外注，市販）の質及び妥当性に依存する」とある。コンピュータソフトウェアの不適切な利用は間違った結論を導くことや不公正，不正行為につながる。研究者が自ら実施した研究のデータを収集・解析することは，不適切な結果

を導くのみならず不正の温床となるため，独立したデータ管理専門家が重要である(図3.1.8)。

臨床研究の信頼性確保が求められ，特に治験・臨床試験には専門職の関与が必須となっている。研究の質とデータの質には密接な関係があり，データの品質管理が科学性の確保である。限られたリソースをリスクに応じて配分する，適正かつ効率的な組織マネジメントが必要である。データ管理のプロである検査技師の活躍が期待されているのではないだろうか。

［河野健一］

参考文献

1) 臨床試験のデータマネジメント：日本製薬工業協会　医薬品評価委員会　統計・DM部会，医薬出版センター，2005：22-24, 27-28
2) 症例報告書の作成支援　日本臨床薬理学会(編)，CRCテキストブック第3版，医学書院，2013：218-226
3) 臨床試験データの品質管理　日本製薬工業協会　医薬品評価委員会　統計・DM部会，医薬出版センター，2009年6月
4) 科学の健全な発展のために－誠実な科学者の心得－，日本学術振興会，https://www.jsps.go.jp/j-kousei/rinri.html　2015年2月
5) Good Clinical Data Management Practices 日本語版，日本製薬工業協会　医薬品評価委員会　統計・DM部会，医薬出版センター，2010年6月
6) 臨床試験の質向上を目指したClinical Data Management，吉本正，高橋伊久麻，野村寿，技術情報協会，2002年3月
7) 臨床試験データマネジメント－データ管理の役割と重要性－，大橋靖雄，辻井敦，医学書院，2004年2月
8) 「臨床試験データの電子的取得に関するガイダンス」説明会，日本製薬工業協会　医薬品評価委員会，2007
9) 医薬品等の承認又は許可等に係る申請等における電磁的記録及び電子署名の利用について(薬食発第0401022号)　2005年4月1日　厚生労働省医薬食品局長通知
10) MedDRAおよびMedDRA/Jのルールと例示，一般財団法人　医薬品医療機器レギュラトリーサイエンス財団　JMO事業部 MedDRA/Jオープンセミナー，2012
11) 中野重行，他(編)，CRCのための臨床試験スキルアップノート，医学書院，2010：62-69, 138-147
12) 日本製薬工業協会　医薬品評価委員会　臨床評価部会 タスクフォース1，治験の効率的実施を目指した医療機関での品質管理－治験依頼者の視点から－，2011
13) 日本製薬工業協会　医薬品評価委員会　臨床評価部会，タスクフォース1，治験の効率的実施に向けた品質管理プロセスに関する提言〔医療機関における治験データの記録から症例報告書作成まで〕，2012
14) 論文監査の一考，中谷英仁，鍵村達夫，ARO協議会　第3回学術集会，2015年9月
15) 臨床試験のための統計的原則：1998年11月30日　厚生省医薬安全局審査管理課長

3.2 臨床検査の精度保証等

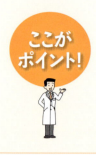

- 臨床検査における検査の精度を維持するための注意点を理解する。
- ISO15189の要求事項を理解する。
- 基準範囲を統一するために設定された「共用基準範囲」について理解する。

3.2.1 臨床検査の精度保証

　臨床検査における検体検査の精度を維持するには検査前プロセス，検査プロセス，検査後プロセスのあらゆるプロセスで管理する必要がある。検査前プロセスの注意点として性別，年齢，生理的変動，食事や運動，薬剤の投与などが検査結果に影響を与えることを認識しておくことが重要である。また，検体採取においては適切な手技で指定の採取管に採取しなければならない。採血方法については"標準採血法ガイドライン"に従い実施することが望ましい。また，採尿については"検体採取者のためのハンドブック"を参考にするとよい。

　検体採取後は速やかに測定することが望ましいが，臨床研究で一括測定するときのように，いったん検体を保存することがある。この場合でも遠心処理等が必要な検査項目については採血後，経時変化を避けるために速やかに前処理を実施する必要がある。日常検査で実施する項目についてはSOPを作成して内容を熟知し，注意点等を共通認識しておく必要がある。また，外部委託する項目についても検体処理の注意事項をまとめておき文書化するとよい。検体採取から検体の前処理までの搬送時間と温度，ならびに遠心分離の必要

な検体においての条件（温度，時間，回転数）は特に注意しなければならない。当然，遠心機の定期的なメンテナンスは必要であるので，実施し記録を管理すべきである。

　施設内で検査を実施する場合は，検査プロセスの管理として内部精度管理，外部精度管理により「精密さ」と「正確さ」を保証する必要がある。内部精度管理には種々の管理手法（表3.2.1）があるが，各施設の状況に合わせて適切な管理方法を選択して運用することが有効である。これらの内部精度管理において，例えば（$\bar{X}$-R）管理図でシフトやトレンド状態に変動した場

表3.2.1　種々の内部精度管理手法

1. コントロール血清等を用いた管理方法
1) Xbar-R管理図
2) Xbar-Rs-R管理図
3) ウエストガードマルチルール管理法
4) 双値法
5) 累和法
2. 患者データを用いた管理方法
1) 分析機コメントチェック
2) 上下限値チェック
3) 項目間比チェック
4) 前回値チェック
5) デルタチェック
6) 出現実績ゾーン法

　用語　米国病理学会（College of American Pathologists；CAP）

合は，測定状態の異常を疑い原因を究明することが必要であり放置してはいけない。内部精度管理により測定機器の状況，試薬の状況，環境，実施者などの管理ができるが，これらについて特性要因図（fishbone diagram）を作成して不確かさの要因を把握しておくとよい。

外部精度管理は自施設の検査結果を客観的に評価でき，他施設とのデータの互換性を確保することを目的としている。国際的には米国病理学会（CAP）が実施しているCAP国際臨床検査成績評価プログラム（CAPサーベイ）がある。国内の主な外部精度管理調査は，公益財団法人日本医師会による臨床検査精度管理調査，一般社団法人日本臨床衛生検査技師会（日臨技）による臨床検査精度管理調査が全国規模で実施されている調査である。この他，全国の衛生検査所を対象とした一般社団法人日本衛生検査所協会による精度管理調査がある。さらにユーザーに対して実施する機器・試薬メーカーによる精度管理調査などもある。大規模に実施する全国サーベイに対して地域の小規模施設の状況を補完する上で都道府県の医師会や臨床検査技師会またはその共催による精度管理調査がある。それぞれの精度管理調査の評価方法には差異があるが，日臨技では標準偏差指数（SDI）が用いられており，次式で算出する。

SDI＝（検査室の測定値－同一測定グループの平均値）／同一測定グループの標準偏差

この結果で±2SDIを外れる場合は原因を究明し，±3SDIを外れる場合は原因の究明と是正処置が必要となり記録を残すことが必要である。

検査後プロセスは，検査結果の報告前に権限を持つ技師がレビューする必要があるが，あらかじめ決定されたルールに基づいて自動報告する手順がある場合は，文書化しておくとよい。臨床との協議で決定された結果返送の所要時間（TAT）を守ることや検査結果に影響を与える検体情報（乳び，溶血，黄疸）などは報告書に明記する必要がある。また，患者生命に危険のあるパニック値は主治医に直ちに報告しなければならない。臨床研究に検査結果を利用するため検査システムなどから転記する場合は，適切な手順を設けて文書化しておくとよい。検査後の検体の保存や廃棄については決められた手順で実施し文書化しておくとよいが，廃棄については地域の規制や勧告に従わなければならない。これら一連の精度保証を管理・運営する臨床検査技師は，一般社団法人日本臨床化学会および日臨技が制定している認定臨床化学・免疫化学精度保証管理検査技師資格の取得者が有効と判断するので利用するとよい。

微生物検査の精度管理は，検体の品質管理，資材の管理（培地，試薬，機器等），人的管理，成績の管理の4つが重要なポイントである。微量，乾燥，採取後時間経過などの不適切な検体のチェックを行い良好な検体を用いて検査を実施する。塗抹検査では，臨床検査技師の力量に依存されるため教育体制の確立と実施を行い一定以上のレベルを維持しなければならない。レベルを上げるためには認定技師の取得を利用するとよい。薬剤感受性検査ではCLSI標準法に沿って精度管理を実施するとよい。

生体機能検査の内部精度管理は，検体検査のような確立された方法はない。しかし，機器の定期的な保守点検を行い，検査室の環境（室温・湿度など）を適切にして測定する必要がある。また，人を対象とするため接遇なども重要な要素である。肺機能検査では機器の気圧表示と実際の気圧の確認，較正用シリンジによる気量の精度確認，健常者コントロールによる精度確認などがあり，超音波検査ではファントム評価などを実施することもある。全国規模で実施される外部精度管理は，日臨技が実施するフォトサーベイ調査が唯一である。地域においては都道府県の一部で生理機能検査の外部精度管理を実施しているところもある。生理検査の精度は，臨床検査技師の力量によって依存されるので力量の評価を実施して検査実施者間の力量の均一化と一定以上のレベルの維持が必要である。教育体制を充実することやそれぞれの生理機能検査の認定技師資格の取得を利用するとよい。

用語 標準偏差指数（Standard Deviation Index；SDI），結果返送の所要時間（Turn Around Time；TAT）

3.2.2　日臨技精度保証施設

　日臨技のデータ標準化事業は，2004年度からの日本臨床検査標準協議会（JCCLS）の臨床検査標準化検討委員会の活動を引き継ぐかたちで2007年度から共同作業で行われた。2008年度からは日臨技の単独の事業として進められ全国47都道府県を網羅した165の基幹施設を中心に標準化活動が開始された。対象項目は，日常測定頻度が多い生化学検査（GLU, HbA1c, AST, ALT, γGT, TG, HDL-C, LDL-C, TC, CRE, UN, UA, Na, K, Cl, Ca, ALB, TP, TB, DB, IP, Fe, CK, ALP, LD, AMY, ChE）と血液検査（WBC, RBC, Hb, PLT, MCV）で始まり，最終的にCRP, IgG, IgA, IgMを含めて測定された。全国の基幹施設は，測定法やキャリブレータが，標準化対応法またはそれに準じた方法であることを前提として常用参照標準物質を測定しトレーサビリティの実態を検証した。この集計結果からほとんどの項目において基幹施設の測定結果は正確であり施設間差があまりないことが確認された。また，基幹施設を中心に，都道府県における施設内の内部精度管理状況および外部精度管理状況などの調査も行った。これらの事業の一環として日臨技精度管理調査および都道府県精度管理調査および検査値標準化事業で信頼性が確保された臨床検査室について日臨技が2010年度より精度保証施設の認定を行った。初年度は367施設の審査が行われ，2015年度で659施設が承認されている。表3.2.2に日臨技精度保証認証制度申請基準を示す。

　項目は限定されるが，日臨技精度保証認定施設間においては施設間差を意識する必要がないため国内の多施設共同研究において測定結果の利用ができる。自施設での測定になるため採血後の保存時間による検査結果の影響がなくなる利点がある。

表3.2.2　日臨技精度保証認証制度申請基準

1	日臨技主催の精度管理調査に，申請時より遡り2年以上連続参加している。
2	施設内で実施している項目は全項目，臨床検査データ標準化事業に参加している。
3	日臨技精度管理調査の結果で，許容正解項目が2年連続90％以上である。
4	都道府県技師会主催の精度管理調査に申請時より遡り2年以上参加し，2年連続80％以上である。
5	基準的測定法が確立している項目は，原則として標準化を行い実践している。
6	認証範囲対象項目は全項目，内部精度管理を行いXbar-R管理図等を作成しその記録がある。
7	内部精度管理については，明らかに許容範囲を超えた異常値が出た場合の対応マニュアルを作成している。
8	外部精度管理調査（日臨技主催および都道府県主催）評価結果で許容正解を外れた項目については，原因の究明，是正処置，監督者の確認等の記録（様式）がある。
9	検体検査室に常勤の臨床検査技師がいる。
10	申請者または精度管理責任者が，日臨技生涯教育研修制度を修了している。あるいは審査基準に定める単位を取得している。
11	精度管理に関連する研修会等に毎年1回以上参加している。

3.2.3　ISO 15189

　国際標準化機構（ISO）は，国際貿易の障害とならないように国際標準の規格を策定する組織である。ISOが定める国際標準は製品，生産物，サービスなど多数あるが，そのうちの1つに臨床検査においての国際標準であるISO 15189の規格がある。ISO 15189は，品質マネジメントシステムの要求事項であるISO 9001および試験所および校正機関の能力に関する一般要求事項であるISO/IEC 17025をベースとし，臨床検査室の品質と能力に関する要求事項を提供するものとしている。第1版は2003年に制定され，2007年に第2版に改訂され，2012年に第3版に改訂された。ISO 9001では，品質マネジメントシステムが基準に適合してい

用語　日本臨床検査標準協議会（Japanese Commitee for Clinical Laboratory Standards；JCCLS），国際標準化機構（International Organization for Standardization；ISO）

ることを第三者が審査して評価することであり，技術的な要求事項は含まれていない。一方，ISO/IEC 17025は，具体的に指定された試験，測定または校正一式が規格要求事項に適合しているかを権威ある機関，国内では公益財団法人日本適合性認定協会（JAB）が審査して認定する。JABは国際試験所認定協力機構（ILAC）とアジア・太平洋地域試験所認定協力機構（APLAC）と相互承認協定（MRA）の枠組みで承認している。したがってJABで認定された施設は国際基準に通用する有効なデータと結果を生む試験所の能力を実証するものになる。表3.2.3にISO 15189：2012の目次を示す。

ISO 15189の要求事項は，検査前プロセス，検査プロセス，検査後プロセスの一連の中でマネジメントシステムを確立して精度の高い検査結果を報告することで，つまり標準法や標準物質を使用してトレーサビリティーを確保すること，測定の不確かさを計算し検査結果の信頼性を示すこと，内部精度管理や外部精度管理を行うことなどである。認定の利点として組織目標の共有，指揮系統の明確化，要員の能力向上，業務の標準化，臨床研究の臨床検査結果や海外投稿論文に使用する臨床検査値の国際的な通用などがあげられる。

一方，文書の作成や維持管理，内部監査やマネジメントレビューなどの業務負担，審査にかかわる費用等の負担がある。これら負担のためか認定制度が始まってしばらくは意欲のある一部の病院および営業上必要な衛生検査所などに認定取得は限られていた。しかし，2011年10月24日に薬食審査発1024第1号厚生労働省医薬食品局審査管理課長通知で「医薬品の臨床試験の実施の基準に関する省令」の運用についての通達があった。内容は，治験依頼者または自ら治験を実施する者は，治験に係る検体等の検査機関において検査が適切に実施されて，治験に係るデータが信頼できることを保証するため，当該検査機関における精度管理等を確認することとあり，臨床検査室に係る品質管理の重要性が指摘された。

続いて2015年には臨床研究中核病院施設要件とし

表3.2.3　ISO 15189：2012の目次抜粋

1	適用範囲
2	引用規格
3	用語及び定義
4	管理上の要求事項
4.1	組織及び管理主体責務
4.2	品質マネジメントシステム
4.3	文書管理
4.4	サービスの合意事項
4.5	委託検査室による検査
4.6	外部からのサービス及び供給品
4.7	アドバイスサービス
4.8	苦情処理
4.9	不適合の識別及び管理
4.10	是正処置
4.11	予防処置
4.12	継続的改善
4.13	記録の管理
4.14	評価及び監査
4.15	マネジメントレビュー
5	技術的要求事項
5.1	要員
5.2	施設及び環境条件
5.3	検査室の機材，試薬，及び消耗品
5.4	検査前プロセス
5.5	検査プロセス
5.6	検査結果の品質の確保
5.7	検査後プロセス
5.8	結果の報告
5.9	結果の報告（リリース）
5.10	検査情報マネジメント

て，1）臨床研究中核病院は，臨床研究に伴い生じるさまざまな重篤な有害事象に対し，適切に対応するため総合的な能力を有する観点から内科，外科，精神科，小児科，皮膚科，泌尿器科，産婦人科又は産科及び婦人科，眼科，耳鼻咽喉科，放射線科，救急科，脳神経外科，整形外科，歯科，麻酔科の17の診療科のうち10以上を標榜すること，2）患者を入院させるための病床数を400床以上有すること，3）特定臨床研究の実施にあたっては，その評価項目となり得る臨床検査について正確な結果を提供する能力が求められていることから，国際水準の臨床研究を実施するために必要となる臨床検査室の技術能力について，外部評価を受けていることの3つが施設要件となった。このため臨床研究中核病院を申請する病院の臨床検査室は国際的な外部評価，つまりISO 15189の認定取得は必要不可欠なものとなった。これを受けて臨床研究を積極的に実

用語　公益財団法人日本適合性認定協会（Japan Accreditation Board；JAB），国際試験所認定協力機構（International Laboratory Accreditation Cooperation；ILAC），アジア・太平洋地域試験所認定協力機構（Asia-Pacific Laboratory Accreditation Cooperation；APLAC），相互承認協定（Mutual Recognition Arrangement；MRA）

施している病院の臨床検査室は，2015年以降においてISO 15189の認定取得を目指すところが急増している。ISO 15189の認定の有効期間は4年間であり，その間に2回のサーベイランスがある。1回目のサーベイランスは主に技術審査が中心で行われ，2回目のサーベイランスはマネジメントシステムを中心に審査される。審査により不適合が指摘されれば所定の期限内に是正処置を提出しなければならない。提出した是正処置が受理されれば認定委員会に提出され審査結果を評価して認定の有無が決定される。

＊2016年4月の診療報酬改定でISO 15189認定の検査室を評価する「国際標準検査管理加算」が加わった。

3.2.4　その他の認定・認証

　CAPは臨床検査成績評価プログラムおよび臨床検査室認定プログラム(LAP)を実施している。LAPは臨床検査成績評価プログラムを実施していることを条件として臨床検査室の設備面や運営面が基準を充たしているかを評価するシステムであり2年に1回の査察がある。また，LAP認定を補完するためにCAP 15189プログラムの認定がある。

　病院の評価としてのJoint Commission International (JCI)認定があり，その中に臨床検査室認定がある。認定マニュアル(Joint Commission International Accreditation Standards for Clinical Laboratories)第2版には，国際的な患者安全性目標(IPSG)，管理とリーダーシップ(MGT)，規定と手順の作成と制御(DCP)，リソース管理と臨床検査環境(RSM)，品質管理プロセス(QCP)のJCI基準，趣旨説明，測定可能要素が含まれるとあり，これらが審査の対象となる。LAP認定およびJCI認定は，日本国内には認定機関がないため海外の認定機関に依頼することになる。

　国内では，病院が組織的に医療を提供するための基本的な活動が適切に実施されているかを評価する病院機能評価がある。評価調査者(サーベイヤー)が患者中心の医療の推進(第1領域)，良質な医療の実践1 (第2領域)，良質な医療の実践2(第3領域)，理念達成に向けた組織運営(第4領域)から構成される評価項目を用いて評価する。良質な医療の実践2の良質な医療を構成する機能1に臨床検査機能が適切に発揮されているかを評価する項目がある。必要な検査項目の実施，検査結果の迅速な報告，精度管理の実施，異常値やパニック値の取扱い，検査後の検体の取扱い，夜間・休日などにおける検査ニーズへの対応が評価される。現在は第三世代として運用されていて認定期間は5年である。

　その他，一般財団法人医療関連サービス振興会が，良質な医療関連サービスとして必要な要件を認定基準として定めて，その基準を充たすサービスに対して認定する医療関連サービス制度がある。厚生労働省令により基準が定められている8業務(検体検査，滅菌消毒，患者等給食，患者搬送，医療機器の保守点検，医療用ガス供給設備の保守点検，寝具類洗濯，院内清掃)があり，その1つである検体検査を担う衛生検査所を対象とした認定制度である。所定のチェックリストを用いて書類調査，実地調査等を調査員が実施し基準を充たしているか調査する。認定の有効期間は2年間である。

用語　臨床検査室認定プログラム(Laboratory Accreditation Program；LAP)，患者安全性目標(International Patient Safety Goals；IPSG)，管理とリーダーシップ(Management and Leadership；MGT)，規定と手順の作成と制御(Development and Control of Policies and Procedures；DCP)，リソース管理と臨床検査環境(Resource Management and Laboratory Environment；RSM)，品質管理プロセス(Quality Control Processes；QCP)

3.2.5　共用基準範囲

　基準範囲は1987年国際臨床化学連合（IFCC）により"reference interval"として提言され，1992年にアメリカ臨床検査標準協議会（NCCLS，現在はCLSI）により基準範囲の定義や設定方法，利用方法が示され，わが国でも利用されるようになった。基準範囲を求めるためには健康な個体で健康状態である基準個体から特定の異常値を示す基準個体を除外してノンパラメトリック法またはパラメトリック法による統計手法を用いて求める。ちなみに臨床判断値として利用されているものは以下の3つに分けられる。病態識別値は特定の疾患群と非疾患群を判別，重症度の判定，治療効果の判定に用いられる数値である。また，治療域値は動脈硬化疾患予防ガイドライン・エッセンス（日本動脈硬化学会）や高尿酸血症・痛風の治療ガイドライン（日本痛風・核酸代謝学会），科学的根拠に基づく糖尿病診療ガイドライン（日本糖尿病学会）などの各種学会ガイドラインで示されている臨床検査値が該当する。また，予防医学的閾値は，特定健康診査における判断値などが該当する。これらを基準範囲と混同して使用されていることが多いので注意が必要である。

　日臨技精度保証施設の項で述べたように，わが国では臨床化学検査項目を中心に標準化対応された測定方法による臨床検査値が広く利用されるようになった。

　しかし，基準範囲が不統一のため検査結果の評価に差異が起こる可能性があった。IFCCアジア地域共有基準範囲設定プロジェクト，日臨技，福岡県5病院会の調査実施を経て，共用基準範囲設定のためのワーキンググループが2011年に立ち上がった。2013年にはJCCLS内に基準範囲共用化委員会が設立された。市原らによるIFCCアジア地域共有基準範囲設定プロジェクトによる調査でアジア地域と日本では若干の差異がある項目も散見されたが，国内における地域間差はないと判明した。また，日臨技のプロジェクトにおいても同様に確認した。そこで最終的に約6,000名のデータを利用して性別，年齢別を考慮に入れた20〜60歳までの成人を対象とした基準範囲を算出した。表3.2.4にJCCLSより公表された共用基準範囲を示す。

　日臨技精度保証施設では，標準化対応法またはそれに準じた方法を使用し施設間差があまりないことから共用基準範囲も同時に使用できる。国内における多施設共同の臨床研究では臨床検査結果値とともに基準範囲も共通に使用できる利点がある。したがって従来行われていたデータ変換などの複雑な操作が省かれることで臨床検査値の集計において簡略化が今後期待できる。

〔岡田　健〕

用語　国際臨床化学連合（International Federation of Clinical Chemistry；IFCC），アメリカ臨床検査標準協議会（National Committee for Clinical laboratory Standards；NCCLS，現在はClinical and Laboratory Standards Institute；CLSI）

表3.2.4　JCCLS共用基準範囲

項目名称	項目	単位	性別	下限	上限
白血球数	WBC	$10^3/\mu L$		3.3	8.6
赤血球数	RBC	$10^6/\mu L$	M	4.35	5.55
			F	3.86	4.92
ヘモグロビン	Hb	g/dL	M	13.7	16.8
			F	11.6	14.8
ヘマトクリット	Ht	%	M	40.7	50.1
			F	35.1	44.4
平均赤血球容積	MCV	fL		83.6	98.2
平均赤血球血色素量	MCH	pg		27.5	33.2
平均赤血球血色素濃度	MCHC	g/dL		31.7	35.3
血小板数	PLT	$10^3/\mu L$		158	348
総蛋白	TP	g/dL		6.6	8.1
アルブミン	ALB	g/dL		4.1	5.1
アルブミン，グロブリン比	A/G			1.32	2.23
尿素窒素	UN	mg/dL		8	20
クレアチニン	CRE	mg/dL	M	0.65	1.07
			F	0.46	0.79
尿酸	UA	mg/dL	M	3.7	7.8
			F	2.6	5.5
ナトリウム	Na	mmol/L		138	145
カリウム	K	mmol/L		3.6	4.8
クロール	Cl	mmol/L		101	108
カルシウム	Ca	mg/dL		8.8	10.1
無機リン	IP	mg/dL		2.7	4.6
グルコース	GLU	mg/dL		73	109
中性脂肪	TG	mg/dL	M	40	234
			F	30	117
総コレステロール	TC	mg/dL		142	248
HDL-コレステロール	HDL-C	mg/dL	M	38	90
			F	48	103
LDL-コレステロール	LDL-C	mg/dL		65	163
総ビリルビン	TB	mg/dL		0.4	1.5
アスパラギン酸アミノトランスフェラーゼ	AST	U/L		13	30
アラニンアミノトランスフェラーゼ	ALT	U/L	M	10	42
			F	7	23
乳酸脱水素酵素	LD	U/L		124	222
アルカリフォスファターゼ	ALP	U/L		106	322
γ-グルタミールトランスペプチターゼ	γGT	U/L	M	13	64
			F	9	32
コリンエステラーゼ	ChE	U/L	M	240	486
			F	201	421
アミラーゼ	AMY	U/L		44	132
クレアチン・ホスホキナーゼ	CK	U/L	M	59	248
			F	41	153
C反応性蛋白	CRP	mg/dL		0	0.14
鉄	Fe	$\mu g/dL$		40	188
免疫グロブリン(IgG)	IgG	mg/dL		861	1747
免疫グロブリン(IgA)	IgA	mg/dL		93	393
免疫グロブリン(IgM)	IgM	mg/dL	M	33	183
			F	50	269
補体蛋白(C3)	C3	mg/dL		73	138
補体蛋白(C4)	C4	mg/dL		11	31
ヘモグロビンA1c	HbA1c	%		4.9	6

参考文献

1) (社)日本臨床衛生検査技師会　臨床検査精度保証教本，日本臨床衛生検査技師会，2010
2) 日本臨床検査標準協議会(JCCLS)標準採血法検討委員会.標準採血法ガイドライン－GP4-A2)，日本臨床検査標準協議会，2011
3) 日本臨床衛生検査技師会JCCLS尿沈渣法編集委員会.尿沈渣検査法GP1-P4，尿沈渣検査法2010，日本臨床衛生検査技師会，2011，p1-10
4) 呼吸機能検査ガイドライン－スパイロメトリー，フローボリューム曲線，肺拡散能力－，日本呼吸学会，2004，p8-9
5) (社)日本臨床衛生検査技師会.平成22年度日臨技臨床検査データ標準化事業報告書
6) ISO15189国際規格「臨床検査室－品質と能力に関する要求事項」第3版，2012
7) College of American Pathologists Home page：http://www.cap.org
8) JCI Accreditation Standards for Clinical Laboratories 2nd Edition
9) 一般財団法人医療関連サービス振興会ホームページ：http://www.ikss.net
10) 日本臨床検査自動化学会.基準範囲の実践マニュアル，日本臨床検査自動化学会会誌，2012
11) Ichihara K, Itoh Y, et al.：Sources of variation of commonly measured serum analyses in 6 Asia cities and consideration of common reference intervals. Clin Chem, 54：356-365, 2008
12) 日本臨床検査標準協議会(JCCLS)日本における主要な臨床検査項目の共用基準範囲案－解説と利用の手引き－
http://www.jccls.org/techreport/public_comment_201405_p.pdf

3.3 規制当局による調査

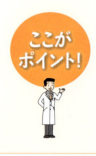

ここがポイント！
- 医療機関における「医薬品の臨床試験の実施の基準に関する省令」に基づく実施調査への対応について理解する。
- 海外の規制当局による査察手順について実例から学ぶ。

　治験終了後，治験依頼者は，治験の全体成績をまとめ，厚生労働大臣に承認申請を行う。その後に，医薬品医療機器総合機構（PMDA）の職員が治験成績の信頼性確認のため治験実施医療機関／治験依頼者を訪問し調査することがある。これが，いわゆる「GCP実地調査」である。本項では，医療機関に関するGCP実地調査への対応に関して解説する。

3.3.1　医薬品医療機器総合機構によるGCP実地調査への対応

●1. 医薬品GCP実地調査

　医薬品，医療機器等の品質，有効性及び安全性の確保等に関する法律（薬機法）において「医薬品の製造販売承認申請に際して添付すべき資料は厚生労働大臣の定める基準に従って収集，作成されたものでなければならない」と規定されている。PMDAは，薬機法に基づき厚生労働大臣からの委託を受け，書面または実地による調査を行っている。GCP実地調査の結果は，申請品目の臨床試験データパッケージ全体のGCP適合性を，適合，条件付き適合，不適合の3段階で評価し，治験依頼者／申請者に通知される。わが国では，適合性書面調査とGCP実地調査を組み合わせることにより，国際レベルでの申請品目の生データから申請資料までの信頼性を保証することとなっている（図3.3.1，3.3.2）。GCP実地調査の観点には，大きく2点あり，倫理的な側面と科学的な側面である。倫理的な側面については，被験者の人権の保護，安全性の確保，福祉の向上が図られているか等であり，科学的な側面としては，治験の科学的な質や成績の信頼性が確保されているか，あるいは評価の妥当性等である。これらの点を踏まえ，総合的に当該治験のGCPの適合状況が評価される。

●2. 調査チーム編成，医療機関の選定について

　PMDAによるGCP実地調査の流れとしては，調査対象とする試験および医療機関の選定後に日程調整し，2〜3名からなる調査チームが組まれる。調査対象医療機関の選定については，基本的にその申請に重要な試験を実施していること，症例数が多く含まれていること，過去の調査実績等が考慮される。調査対象医療

用語　医薬品医療機器総合機構（Pharmaceuticals and Medical Devices Agency；PMDA）

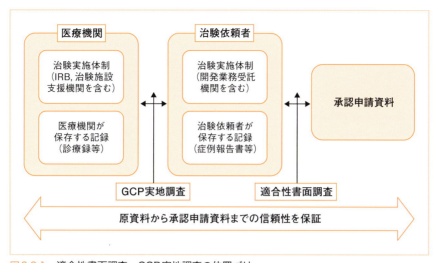

図 3.3.1 適合性書面調査，GCP実地調査の位置づけ
（PMDAサイト（http://www.pmda.go.jp/review-services/inspections/gcp/0004.html）を基に作成。）

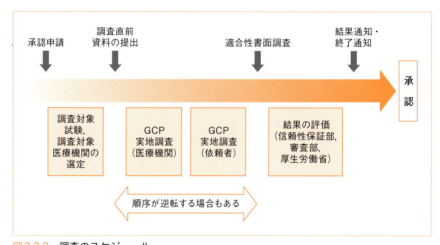

図 3.3.2 調査のスケジュール
（PMDAサイト（http://www.pmda.go.jp/files/000161646.pdf）を基に作成。）

機関の数は新有効成分の場合には4施設，オーファン指定（希少疾病）を受けた医薬品や効能追加等の場合には2施設程度の選定となることが多い。

● 3. 申し込みへの対応

　あらかじめPMDAから調査実施に関して，申請者および治験実施医療機関に調査日時が通知される。その際，調査当日の調査内容，進行予定と準備すべき記録，文書について指示されるので，実施医療機関はそれに沿って準備，提出する（図3.3.3）。

　CRCは，GCP実地調査に対して原資料を中心に必要な記録，文書の準備を行う。GCP実地調査は，実施医療機関の長をはじめ施設全体で対応すべきものであり，治験にかかわる各担当者が協力して円滑に進むよう準備する。そのため，治験責任医師もしくは分担医師はじめ事務担当者など関係者に連絡し，調査当日に対応するよう事前連絡を行う。なお，治験責任医師もしくは分担医師がすでに医療機関に所属していない場合は，できるだけ調査当日に参加できるよう手続きを行う。対応が難しい場合は，在籍する診療科医師で対応できるよう準備を行う。

3章 品質保証

医薬品GCP実地調査に係る調査直前提出資料
（提出部数：各1部，電子媒体（CD又はDVD）での提出も可能です。）

1. 次に掲げる各資料の写し（改訂版を含む。）（いずれも当該治験実施当時のもの）
   ① 治験に係る業務の手順書
   ② 治験審査委員会運営に関する手順書
   ③ 治験審査委員会の委員名簿
   ④ 被験者に交付された当該治験の説明文書
   ⑤ 同意文書（記名押印又は署名のないもの。）
   ⑥ 治験施設支援機関等に業務の一部を委託している場合，当該委託機関との契約書
   ⑦ 当該医療機関に設置された治験審査委員会以外の治験審査委員会を活用している場合，当該治験審査委員会の設置者との契約書
2. 次に掲げる各項目を示した資料（いずれも当該治験実施当時のもの）※様式不問
   ① 治験実施医療機関概要
      標榜診療科数，病床数，入院患者数（平均），外来患者数（平均），医師数，歯科医師数，薬剤師数，看護職員数，臨床検査技師数，放射線技師数
      ※当該治験実施当時から著しく変更がなければ現在の情報を提出してください。
      ※ホームページ等で確認できる情報については，当該ホームページアドレスをお知らせいただくことで差し支えありません。
   ② 治験審査委員会の名称と所在地
   ③ 治験事務局の名称並びに担当者の氏名及び職名
   ④ 記録保存責任者，治験薬管理者の氏名及び職名
   ⑤ 臨床検査等の基準値及びその範囲（改訂版を含む。）
      ※治験依頼者が契約した中央検査機関を活用する場合を除く。

図3.3.3　2014年11月21日，薬機発第1121006号，医薬品の承認申請資料に係る適合性書面調査及びGCP実地調査の実施手続きについて，（別紙8，治験実施医療機関等調査直前提出資料）

● 4. 対象資料の準備

GCP実地調査に際し，実施医療機関が準備するものとして，図3.3.3に加え，図3.3.4に示すような資料が必要である。

● 5. 立ち会い

GCP実地調査当日は，まず調査担当者から調査目的・手順の説明があり，続いて治験事務局関連の記録の確認，CRFとカルテなど原資料との照合が行われる。最後にその他の関係書類および，治験薬の保管状況（場所）の確認が行われる。

調査への対応者についてもPMDAからあらかじめ文書で通知されるが，病院の組織，治験実施状況，治験関連事務手続きなどは治験事務局が，治験薬管理関係は治験薬管理者が，症例記録については治験責任医師，治験分担医師が対応する。CRCにも治験実施体制や記録の内容などについて質問されることがある。例えば，CRCの教育・研修，契約形態，あるいは，治験担当医師とCRCの業務分担がどのように確認できるかなどについて質問されることがあるので，CRC関連の記録・文書について確認，準備しておく必要がある。また，治験薬管理の状況の確認，同意取得状況，署名同意文書の写しを被験者に渡した記録はあるか，治験担当医師とCRCでCRF記載の分担はどのように決めたのかなど，治験担当医師とCRCの双方に関連する部分では，医師もCRCも正しく実施状況を説明できるように準備する。なお，PMDAのWEBサイトに，GCP実地調査についての説明とともに「GCP実地調査チェックリスト」が公開されており，調査準備の参考になる（https://www.pmda.go.jp/review-services/inspections/gcp/0002.html　2015年10月確認）。

---

① 治験審査委員会の議事録，出席者名簿など，治験審査委員会に係る記録
② 契約書，覚書など，治験契約に係る記録
③ 治験薬管理手順書，治験薬管理表など，治験薬管理に係る記録
④ 原資料（症例報告書の作成のもとになったすべての診療録，検査伝票など）および同意書
⑤ 治験責任医師，治験分担医師の履歴書（主に専門分野，治験の経験）

図3.3.4　GCP実地調査で医療機関が準備すべき資料
（参考文献1をもとに作成）

6. 講評への対応

　GCP実地調査終了時に調査官からの意見が示されることがあるが，これは調査官の見解であることに留意する．GCP実地調査で判明した事項は，PMDAを通じ厚生労働省に報告され，GCP適合性が評価される．実地調査の評価は，適合，条件付き適合および不適合の3つのいずれかに分類される．適合については，全体として治験がGCPに従って実施されていたと判断される場合である．適合と判断された場合であっても，今後改善が望まれる事項がある場合には，改善すべき事項が通知書に記載される．条件付き適合については，一部の症例やデータについて，何らかのGCP違反があった場合であり，その症例やデータの一部を申請資料から削除するなどの条件がつけられる．不適合については，治験が全体としてGCPに従っていないと判断された場合で，信頼性が確認できないとしてすべてのデータを審査対象から除外することが求められる．この実地調査の評価結果は，申請資料の適合状況についての評価となるため，評価結果自体は申請者や治験依頼者に対してのみ通知され，医療機関に対しては通知されない．ただし，医療機関には，「GCP実地調査結果通知書」が発出される．その通知書には，医療機関が今後改善すべき事項が記載されている．その通知には2～3カ月かかることもあるが，調査終了後早期に，調査内容や質問事項とその対応，調査担当者から指摘された事項などについて，治験事務局で把握した範囲でまとめ，治験審査委員会，関連部門（薬剤部，事務部など），および医療機関の長にGCP実地調査の報告を行い，必要に応じ改善に取り組むことが重要である．参考までに最近の指摘事項を示す（図3.3.5）．

［西原茂樹］

1）治験実施医療機関の全般的GCP遵守状況に関する事項
・治験審査委員会の記録が審議の結論のみで，議事要旨が記録されていない
・治験審査委員会委員の欠席などで，治験審査委員会の開催条件を満たしていなかった

2）調査対象承認審査資料のGCP適合状況に関する事項
①調査対象治験（治験実施計画書）全般に関する事項
・被験者の選択・除外基準の違反があった
・必須検査項目の検査を実施していなかった
・併用禁止薬が使用された
②個別の症例に関する事項
・症例報告書と原資料の記載の不整合があった
　（併用薬などの記載不備，検査日や検査値の転記ミス）
・記録保存関係の不備があった
　（同意文書，検査伝票，治験薬管理記録の紛失など）

図3.3.5　実施医療機関への指摘事項の例
（参考文献1をもとに作成）

3.3.2　欧米の規制当局によるGCP査察への対応

GCPはICHにおいて，被験者の保護，治験データの科学性・正確性の確保，治験薬の管理等の共通化を目的として合意されている。そのため，日米EUでは，申請品目の生データから申請資料までの信頼性を査察または調査するとの認識は共通である。

1. 米国：FDAのGCP査察状況

米国のFDAからGCP査察への対応を行った施設の事例を基にその概要を説明する。日本でのGCP実地調査は施設に対してなされるが，FDAでは治験を実施した医師を対象に実施され，一般的に「Clinical Investigator Inspection」と呼ばれる。米国FDAによるGCPの査察は，CDER(Center for Drug Evaluation and Research)のDSI(Division of Scientific Investigations)によって行われる。同部門の査察の対象となるのは，Clinical Investigators，Sponsor/Monitor/CRO，IRB等である。

FDAによる査察手順について

通常，依頼者を通じて医療機関に打診があり，その後FDAより正式に通知がある。調査期間は，長い場合では2週間というものもある。その後，"Clinical Investigator Letter"により，医療機関，責任医師がFDAの査察を受け入れるという内容の受諾書を送付することになる。その内容は，査察期間の了解，その間の責任医師の手配，通訳の準備などであり，図3.3.6に示すような環境・資料を査察官が利用可能になるよう手配することも含まれる。状況によって依頼者から調査が円滑に実施できるよう通訳の手配などの支援がある場合もある。

査察初日に，医療機関担当者から査察官に対して組織体制に関する説明や日本での実施手順についての説明を行い，査察官の依頼に応じ，施設見学や対象の試験に対する調査が実施される。査察に関して通常の参加者は，査察官，通訳であるが，状況により依頼者側から同席する場合もある。医療機関からは日本でのGCP実地調査と同様に医師，CRC，事務担当者である。ただし，医師については必要に応じて質問可能とする

①PCを使用するための電源と査察に参加するものすべてが十分に作業できるスペースのある会議室
②コピー機
③GCP資料(以下のものを含むがこれに限らない)
　a. 治験審査委員会の記録，治験実施計画書(改訂版含む)，同意説明文書(見本)，有害事象および重篤な有害事象報告，安全性報告など
　b. 治験依頼者，CRAとの協議記録
　c. 治験薬管理に関する記録
④同意説明文書
⑤原資料(以下のものを含むがこれに限らない)
　a. 診療記録原本(主治医や看護記録を含む)
　b. 専門医(放射線，心臓病理など)の診察記録
　c. 臨床検査報告(血液，血清，尿，妊娠検査など)
⑥試験特有の原資料
⑦治験実施計画書で必要とされる症例報告書，電子的症例報告書を含むすべての文書
⑧本試験および参加患者に関連するすべての文書
⑨アポイントメントのスケジュール

図3.3.6　FDA査察受入時に必要な資料
(参考文献3をもとに作成)

ように，参加可能な日程，時間帯を事前に通知することで対応時間を調節することもある。

データの信頼性に関する概念では，昨今治験の現場で要求されているALCOA(Attributable, Legible, Contemporaneous, Original, Accurate)の原則で記録されていれば日本と特に違いはないと思われる。

2. 査察結果

FDAでは，NAI(No Action Indicated：対応の必要なし)，VAI(Voluntary Action Indicated：自主的に対応が必要)，OAI(Official Action Indicated：FDAより公式に対応の指示が出される)の3つのレベルで，査察官より勧告している。査察終了時に，査察官より査察結果の総括があり，終了時ミーティングでFDAの場合，査察官の評価として必要な場合Form 483(観察指摘)が発行される。その後，査察報告書に基づく最終判断はFDAが行う。

3. 欧州：EMAのGCP査察状況

欧州における新規化合物の医薬品承認に関しては，基本的に欧州医薬品庁 (EMA) による中央審査方式がとられている。EMAは販売承認申請に対して科学的評価を行い，その評価結果を欧州委員会 (EC) に送付し，ECの決定をもって正式に承認される[2]。承認結果は域内の各国で有効である。また，EMAでの審査評価のうち，GCP査察は，加盟国の監督官庁から派遣されたGCP査察官によって実施される。

・EMAによる査察手順について

EMAによる査察手順は，EMAのWEBサイトで公開されている。査察期間は，通常3日程度であり，EU加盟国所属の査察官2名以上で構成されたチームにより行われる。医療機関には，治験依頼者の担当者を通じて連絡があり，日程調整することになる。査察受け入れ受諾については，医療機関の長ではなく，治験責任医師から提出する必要がある。

査察開始後は，公開されている手順に基づき治験申請に関する手続きや治験依頼者からの情報提供の程度について保管記録を基に確認される。また，被験者に関する記録では，ALCOAに基づき確認される。そのためには，何が起源の資料であるかということを記録しておくことが重要である。また，治験薬管理に関しても，受払記録，温度記録，管理手順，保管状況が確認される。

4. 岡山大学病院へのEMA査察受け入れについて

2013年に岡山大学病院で行われたEMA査察を基に準備，査察内容について示す。

・当院への査察連絡から受け入れ日程の決定について

査察実施92日前にEMAより治験依頼者へ実施の打診があり，双方で協議し実施期間が決定した。日程が決定したのは79日前であった。そこで，責任医師からEMAに対して，査察受け入れの署名書類を提出した。

・受け入れ準備について

日程決定後，当施設の治験モニタリング担当者 (CRA) から準備資料について連絡があり，その後，治験依頼者から海外の査察受け入れに関する情報提供を受けた。その後，事前に模擬査察 (Mock Inspection) を実施した。実施内容は実際の査察に準じる手順で，記録や実施体制の確認であった。また，準備資料に関しては，院内での実施体制確認に関する資料，特に機器類の整備記録，マニュアル類などを準備した。

・査察会場

実際の査察に対しては，EMAからの査察官3名，通訳3名，当院から10名近くの対応者，オブザーバーとしてPMDA職員3名，治験依頼者，開発業務受託機関 (CRO) 関係者数名が会場に入室することになった。また，それとは別に控え室を準備した。査察会場には，診療端末3台とWEB回線等を設置した。

・査察の進行

あらかじめ提供されたスケジュールに従い進行した (表3.3.1)。査察官3名の分担は，1名が当該治験での査察を統括するLead inspectorであり，それとは別に査察施設に関する報告書作成の責任をもつReporting inspectorの体制であった。残りの1名は，オブザーバーという位置付けであった。

・医療機関の実施体制の確認

院内の実施体制の確認については，検査部，放射線部，医療情報部へ個別の準備，対応を依頼した。検査部に関しては，当院の検査部は2007年に国際規格ISO 15189 (臨床検査室－品質と能力に関する要求事項) の認定を取得しており必要な機器，機材の校正記録，保守記録，冷蔵庫，冷凍庫の温度記録は適正に保管されていた。今回は，心エコー検査が規定されてい

用語 欧州医薬品庁 (European Medicines Agency；EMA)，欧州委員会 (European Commission；EC)，治験モニタリング担当者 (Clinical Research Associate；CRA)，開発業務受託機関 (Contract Research Organization；CRO)

表3.3.1　査察スケジュール予定

Approximate Time 予定時間	Item 内容	Personnel to be available for interview 参加者
Day1		
9:00-10:00	Opening meeting	All welcome
10:00-11:00	PI and/or staff interview	Trial staff
11:00-17:00	Document Review	Trial staff
Day2		
11:00-17:00	Document Review	Trial staff
15:00-16:00	Facilities Tour	Trial staff
Day3		
9:00-11:00	Document Review	Trial staff
11:00-12:30	Inspectors Meeting	Inspection team only
13:00-14:00	Closing Meeting	All welcome

ため，その技師の認定技師証書も準備して対応した。放射線部に関しては，CT，MRIの機器の保守年間計画書および保守記録や機器の使用前点検チェックリスト，機器のマニュアルを準備した。医療情報部に関しては，電子カルテのバリデーション記録，システム導入に関する認定書，検査書，報告書，ならびにユーザーマニュアル，運用に関する手順書，利用者の研修記録，研修資料も準備した。

・査察終了時のコメント

査察官からは，査察終了日に総括的な講評が口頭で述べられる。当院の場合は，60分の終了時ミーティングであった。いくつかの指摘事項はあったが，最終的なコメントとしては，おおむね良好であるとの見解を受領した。

・査察終了後の対応

終了時ミーティングでも説明があったが，2週間以内に報告書と指摘事項が電子メールにて責任医師宛に送付されるので，その指摘事項に回答する。今回は14日以内という回答期限であった。指摘事項に関しては，責任医師，治験依頼者双方へコメント要求する項目もある。今回は，回答書作成に関して，治験依頼者と協議を行った後英語で作成し，責任医師の署名入手後，査察官に送付した。

現在での治験実施に伴う記録に関しては，欧米や日本で特に違いがないため，その点は対応可能と考える。しかしながら，日本で通常の診療で行っていることでも，他国では医療状況が異なるため直ちに理解，認識してもらえるとは限らないため，その点を留意して査察官に説明する必要がある。

［西原茂樹・黒田　智］

参考文献

1) 「規制当局による調査の受け入れ」，CRCのための治験支援業務ガイド，159-163，折井孝男，乾賢一編，南山堂，東京，2006
2) 西川隆　他，「申請から承認までのシステム」，GCP治験とモニタリングの基礎知識第2版，239-260，薬事日報社，東京，2007
3) 門間毅，「米国FDAによるGCP査察の現状と実施医療機関での査察受入の経験」，医薬品医療機器レギュラトリーサイエンス，2011；42：198-202
4) 久保光子，「2012年7月に杏林大学病院にて実施されたFDA査察について」，臨床医薬，2013；29：869-874
5) 木下奈津美，「最近のGCP適合性調査での主な所見と傾向」，臨床医薬，2013；29：851-858
6) 西原茂樹，「治験実施医療機関における欧州医薬品庁（EMA）GCP査察への対応」，医薬品医療機器レギュラトリーサイエンス，2015；46：115-119
7) 西原茂樹，「実地調査への対応」，CRCテキストブック（第3版），233-238，医学書院，東京，2013

4章 検体の採取・取り扱い

章目次

4.1：臨床研究における留意点 …… 104
 4.1.1 検体検査における留意点
 4.1.2 生理検査における留意点
 4.1.3 臨床検査技師 臨床研究コーディネーターの実例

4.2：集中測定への対応 ………… 116
 4.2.1 外注検査の取り扱い
 4.2.2 国際共同治験での検体送付

SUMMARY

　本章では，臨床研究で実施される検体検査や生理検査は，同じ検査項目であってもプロトコールごとに対応が異なることや，依頼者より貸与された機器を使用する検査もあるなど，それらの検査を行う上での留意点についてまとめられている。また，検体検査の集中測定を行う際の，外注検査の取り扱い，国際共同治験における海外への検体送付についてもまとめられている。

　臨床研究で実施される検体検査や生理検査は，実施医療機関で日常行われている検査項目であっても異なる対応が必要なことが多い。臨床検査技師CRCの実例として実施医療機関の対応についてもまとめられており，これから臨床研究に携わる立場の臨床検査技師だけでなく，すでに携わっている臨床検査技師にも参考にしていただきたい内容である。

4.1 臨床研究における留意点

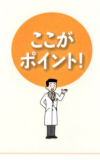

ここがポイント！
- 検体検査を実施する際の準備，検体処理・保管，検体回収，秘匿検査項目の管理などの留意点を把握する。
- 生理検査の実施に向けた準備や実際の検査における留意点を把握する。

4.1.1 検体検査における留意点

1. 実施に向けた準備

　臨床研究の検体検査は，院内検体検査と外注検体検査に大別され，それらが組み合わされた検査を行うプロトコールもある。

　院内検体検査に関しては，オーダリングが可能な施設では，臨床研究で必要な検査項目をプロトコールごとにセット化することで，担当医師は臨床研究に必要な検査を確実に指示することが可能となる。

　外注検体検査に関しては，海外や国内の臨床検査室での中央解析を採用しており，専用の検査キットを準備する必要がある。海外へ検体を発送するプロトコールでは，実施医療機関が検査キットを組むことや検体の回収依頼をFAXする必要があることも珍しくなく，発送するための梱包作業も行うことがある。また，外注検体検査は，被験者名ではなく，アルファベットや数字でコード化された被験者番号などで管理されデータとの紐付けを行っている。採取容器や分注容器には被験者番号などを記載し一連の処理を行うため，検体を取り扱う時には，検査依頼用紙と被験者番号などを照合し間違いがないか確認する必要がある。

2. 検体採取・搬送

(1) 検体採取

　院内検体検査の採血量は，規定されている採血量以下であっても，臨床検査技師は最低限必要な全血量や血清，血漿量などの検体量を把握しているため，検体量不足で測定不能などが発生する心配がない。しかし，外注検体検査では規定された採血量を採取していない場合には，測定不能で結果返却されることもあるため，各採取容器の規定採血量を把握し採血する必要がある。

　複数の採取容器への採血を実施する場合には，表4.1.1のような順序を参照して採血する方法もある。また，翼状針を使用した採血では，最初の採取容器への流入する血液量がチューブ内に入る血液量分だけ少なくなるため，翼状針を使用した採血を行う場合には採血の順番に気をつける必要がある。時には，翼状針

表4.1.1　真空管採血の場合

・凝固検査用採血管	・血清用採血管
・赤沈用採血管	・凝固検査用採血管
・血清用採血管	・赤沈用採血管
・ヘパリン入り採血管	・ヘパリン入り採血管
・EDTA入り採血管	・EDTA入り採血管
・解糖阻止剤入り採血管	・解糖阻止剤入り採血管
・その他	・その他

（標準採血法ガイドラインGP4-A2より引用）

とシリンジを組み合わせた方法で採血を行うことも考える。

尿検体は被験者の状態により思った時間に採取できないことがある。そのため、採血を先に済ませた後に尿を採取することがあるが、採取忘れがないように未提出検体の確認を行う必要がある。

(2) 搬送

搬送に関する条件がない検体もあるが、外注検体検査で血中薬物濃度測定用の検体などでは氷浴での搬送など搬送条件が規定されていることが多い。一般的な生化学検査項目であっても遠心処理までの時間制限が規定されていることもあるため注意が必要である。

● 3. 検体処理・保管

外注検体検査ではプロトコールによってさまざまな検体処理・保管方法があり一様ではないため、各プロトコールの検体処理手順書が検体と一緒に届くよう事前に取り決めをしておくとよい。また、遠心処理を行う前には検体量や凝固の有無などの検体性状を確認し、遠心処理後には分注する検体量や、溶血の有無を確認する。再採血の必要性のある検体量や検体性状であった場合には、担当CRCへ連絡をとる。

検体保管温度は、検体処理手順に記載されているが、容器にも冷蔵、凍結（−20℃、−70℃）など保管温度が記載されていることがあり、保管時にその内容も確認しながら行うことで間違いを防ぐことができる。また、凍結検体は検体採取当日ではなく、後日、他の被験者の凍結検体などとまとめて発送することがあるため、回収まで長期間の適切な検体保管が必要なことがある。また、臨床研究依頼者より温度ロガーの提供を受けて温度管理を行うよう依頼されることもあるが、臨床研究依頼者ごとに温度ロガーの提供を受けると確認作業が煩雑となる。臨床検査室で行っている温度管理方法を説明し臨床研究依頼者の理解を得ることも必要である。

検体を処理するのと同時進行で、血液標本作成、尿妊娠検査、尿定性、赤血球沈降速度検査（図4.1.1）などを臨床研究依頼者より提供された資材を使用して行うこともある。その場合は、有効期限のある資材には注意をする必要がある。

● 4. 検体回収

外注検体検査で国内の臨床検査室へ検体を発送する場合には、事前の回収依頼は不要なことが多い。海外の臨床検査室の場合には、回収専門業者へ事前に回収日、検体種別、検体数などを記載した回収依頼書をFAX送信する必要がある。特に凍結検体がある場合には、回収依頼の申し込みの締め切りが室温および冷蔵検体より早いことがあるため注意が必要である。また、採取当日ではなく後日回収のこともあるため、担当CRCと連絡をとり、当日回収の有無の確認と長期の検体保管を要する場合の回収日時の確認をとり、情報共有することで回収漏れがないような対応をとる必要がある。

● 5. 秘匿(ひとく)検査項目の管理

臨床研究の試験デザインに、実薬とプラセボ（偽薬）の投与が設定されていることがある。その場合には、プラセボ効果や研究者と被験者の先入観によるバイアスを除くために、研究者も被験者も実薬かプラセボのどちらが投与されているか知らずに試験を進めることがある（プラセボ対象二重盲検比較試験）。そのような試験デザインにおいては、臨床検査結果を投与前から時系列的に観察することで、実薬かプラセボのどちらが投与されているか推測できる場合があるため、

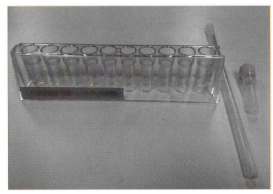

図4.1.1　赤血球沈降速度検査キット

盲検性を維持するために秘匿検査項目が規定されているプロトコールがある。

　研究者や被験者が秘匿検査項目の検査結果を知ることは重大な逸脱となり臨床研究の継続も危ぶまれる事態になりかねない。もし，盲検性が維持できない事態となり，臨床研究の継続ができなくなると，被験者の予後にも直接影響するため，盲検性の維持は絶対に保たなければならない。表4.1.2に試験デザインの例をあげる。

　電子カルテ上で対象被験者ごとに秘匿検査項目の注意喚起をする方法や参加被験者名などをリスト化し被験者ごとに依頼検査項目を確認する方法，検査システムを利用した方法など，実施医療機関で可能な範囲で対応をとる必要がある。

表4.1.2　秘匿検査項目の例

対象疾患	被験薬の成分	秘匿検査項目
多発性硬化症	免疫グロブリン	TP, IgG
潰瘍性大腸炎	抗TNFα抗体	CRP, ANA
C型慢性肝炎	NS5A阻害剤	HCV-RNA
高尿酸血漿	キサンチンオキシダーゼ阻害剤	UA
潰瘍性大腸炎	α4インテグリン阻害剤	白血球像

参考文献

1) 小宮山豊他，「データに影響する採血手技」，臨床検査，2015：59：20-25
2) 日本臨床検査標準協議会(JCCLS)標準採血法検討委員会.標準採血法ガイドライン(GP4-A2)，日本臨床検査標準評議会，2011

4.1.2　生理検査における留意点

● 1. 実施に向けた準備

　臨床研究の生理検査に使用する機器は，臨床検査室が所有する機器を使用することがほとんどであるが，心電図検査や肺機能検査に関しては臨床研究依頼者から貸与される機器を使用して臨床研究を進めていくプロトコールもある。最近では，臨床研究依頼者から貸与される心電計が増加(図4.1.2)しており，その保管場所に苦慮することもある。

　臨床研究依頼者から貸与される心電計は，データ集積に際して秘匿化の必要があり，外注検体検査と同様に，被験者の名前ではなく，アルファベットや数字でコード化された被験者番号などで管理される。貸与機器ごとに検査前の被験者データの入力項目やデータ転送先などがあらかじめ設定されているため，外観は同様であってもプロトコールごとに心電計が準備されている。また，その心電計の多くは，海外などでの集中解析のために，国際電話回線を使用した被験者データの送信を行うことがあるため，使用可能な回線をあらかじめ確認する必要がある。

● 2. 検査実施

(1) 心電図検査

　臨床研究依頼者より貸与される心電計の中には，院内で日頃使用している心電計の誘導コードと色や記号が異なることがある。四肢誘導コードに院内と同様の色と記号を記載したテープを貼付し，胸部誘導コードの電極装着部分に誘導場所を記載したテープを貼付(図4.1.3)することで，記録時に電極の付け間違いを起こさないような予防対策を取ることもある。

　測定方法には，一定時間安静後の測定や，3分間隔で2回や5分間隔で3回など複数回の測定が規定されたプロトコールがあり，臨床研究の心電図検査を行う場合には，依頼コメントの確認などで測定条件を確認する必要がある。また，臨床研究依頼者より貸与される心電計を使用する場合には，被験者のイニシャル，被験者番号，生年月日，性別，来院期間，タイムポイントなど各種情報を入力する必要があり，この情報はプロトコールによって異なるため，被験者に関する情報をリスト化した資料を心電計ごとに携帯するとよい。また，測定方法に条件のあるプロトコールでは，その条件を記載したシールを機器へ貼付するなどして規定された条件で検査ができるように準備をする。

　貸与心電計には検査記録ボタンを押下するだけで結

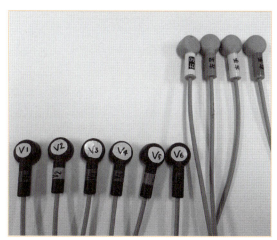

図4.1.2　貸与心電計　　　　　　　　　図4.1.3　心電計の誘導コード

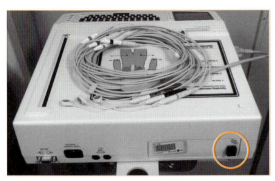
図4.1.4-1 貸与心電計（国際電話回線使用）

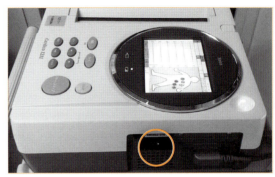
図4.1.4-2 貸与心電計（PHS使用）

果を自動保存する機器もあれば，記録紙が出力された後に手動で保存する必要がある機器もあるため，波形が記録紙に出力された後の操作にも注意をし，記録が保存されるまで責任を持って検査を行う。また，記録された波形の送信には，国際電話回線を使用して送信する機器（図4.1.4-1）や，PHS機能を利用して送信する機器（図4.1.4-2）がある。

(2) 肺機能検査

日々の呼吸機能検査においては，複数回行った検査データの中から一定の採用基準をクリアした結果のみを選別し報告しているが，検査の妥当性や再現性を判断する基準が，プロトコールにおいて規定されていることもあるので事前の確認が必要である。

プロトコールによっては心電図検査と同様に臨床研究依頼者より専用の機器を貸与されることもある。また，サイトトレーニングや能力検定を受け，合格した臨床検査技師のみが肺機能検査に携わることになるプロトコールもある。

(3) 超音波検査

心臓領域では，左室駆出率（EF）の測定方法に，ディスク法（プロトコールにはModified Simpson法と記載されていることが多い）が規定されていることが多く，そのために必要な心尖部2腔，4腔像の2断面の長軸像を描出しなければならない。

腹部領域では，門脈血栓の有無や血流方向の確認，非侵襲的に肝臓の硬さを計測できるフィブロスキャンが規定されていることがある。

(4) 脳神経検査

脳波検査で実施する過呼吸賦活試験では，提供される風車を使用し可能な限り決められた時間の過呼吸賦活を実施することもある。光賦活では，施設で用いる周波数と異なる周波数，刺激間隔で実施することがあり注意が必要である。また，神経伝導検査では，皮膚温や電極間の距離を測定してから検査を行うなどの規定があり，その評価方法を統一するため，臨床研究依頼者が開催する機器を使用した実習も行う神経伝導検査講習を受講した検査者が原則として検査を実施する臨床研究もある。

用語 左室駆出率（Ejection Fraction；EF）

4.1.3 臨床検査技師 臨床研究コーディネーターの実例

● はじめに

　CRCに携わっている職種の多くは，薬剤師，看護師，臨床検査技師である。それぞれの職種により専門分野が異なる中で，臨床検査技師CRCが臨床研究の開始前から実施中そして終了までを，職能を発揮しながらどのような対応をしているか，臨床検査技師CRCのみが対応している業務を臨床研究の流れ（図4.1.5）に従って実例をあげて紹介する。なお，筆者が所属する施設では臨床研究外注検体処理，依頼者より貸与される機器を使用した心電図検査や肺機能検査などはすべて臨床検査技師CRCが行っている。

● 1. 開始前

(1) 施設調査

①精度保証

　被験者の安全性あるいは有効性を判断する評価項目に設定されることもある臨床検査はとても重要で，検査結果の信頼性担保のための精度管理について重要性が高まっている。そのような状況下で，臨床検査室より最新の外部評価や外部精度管理などに関する資料を入手し，ホームページ上に公開している。臨床研究依頼者は外部評価や外部精度管理などの事前確認をWeb上で行うことができ，臨床検査室が取得している外部評価である国際規格のISO 15189の認定証，外部精度管理の参加証や結果報告書，日臨技精度保証認定施設などの認証書を入手することができる。

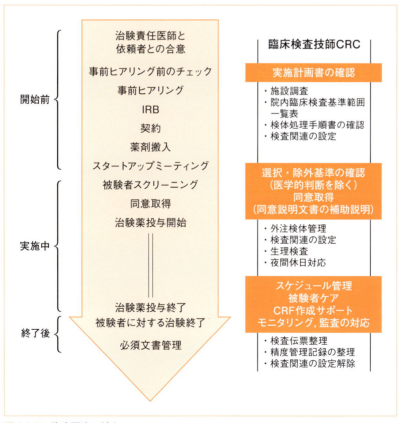

図4.1.5　臨床研究の流れ

②設備

検体処理に使用している遠心機（室温，冷却），検体保管に使用している冷蔵庫，冷凍庫（−20℃，−70℃）の取扱説明書の有無やメンテナンス記録，メンテナンス間隔についての調査に対応している。

③実施可能臨床検査項目

プロトコールで規定されている検査項目が，実施医療機関の外注検体検査を含め臨床検査室での実施が可能かなど，臨床検査室の検査実施体制の調査に対応している。

(2) 院内臨床検査基準範囲一覧表

院内臨床検査の基準範囲は，精度保証の資料同様，ホームページ上に公開している。しかし，臨床検査室で行っているすべての検査項目を公開していないため，公開していない検査項目の基準範囲が必要なプロトコールでは，別途作成している。また，測定機器の変更や検査試薬のロット変更などで基準範囲が変更となる場合には，その情報を事前に入手し，臨床研究依頼者へ情報提供している。

(3) 検体処理手順書の確認

外注検体検査の検体処理手順書を担当CRCより入手し，その内容を事前に確認している。確認事項があれば担当CRCと連携し依頼者から回答を得るようにしている。メールなどでの確認が十分に取れない場合には，検査セットアップ時に直接確認を取るようにしている。

(4) 検査関連の設定

①臨床検査秘匿項目（図4.1.6）

検査システムを利用した臨床検査秘匿項目のマスキング設定を行っている。セット項目ごとにマークを決め，そのマークを検査システムから入力するだけで，たとえ秘匿検査項目が依頼されてしまっても検査システムが検査依頼を取り込むと同時に診療システムへ検査不能のコメントと空欄の結果が返却され，検査システムは検査済みと認識するようになり，測定されることはない。

臨床検査秘匿項目が既存のセット項目で対応ができない新規の設定が必要な場合は，臨床研究の開始に間に合うよう，臨床検査室の検査システム担当者へ設定の依頼をしている。

②血液像の目視依頼

血液像の目視依頼は，血液検査室と事前に協議し入力するマークを決めている。検査システムからそのマークを入力することで，血液検査室から診療システムへ検査結果が送られる前に目視依頼の有無の確認作業が入るため，必ず目視結果が返却されるようになる。

● 2. 実施中

(1) 外注検体管理（図4.1.7）

①検体採取・搬送

検体処理までの時間制限や氷浴などの搬送条件のな

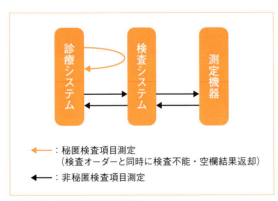

図4.1.6　臨床検査秘匿項目

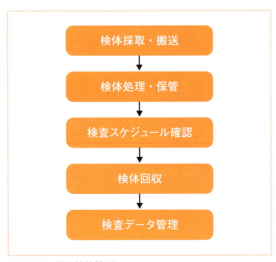

図4.1.7　外注検体管理

い検体採取は基本的に中央採血室で行っているが，各種条件のある検体採取は，各診療科の外来や病棟で採血し，採血者が直接搬送することもある。また，氷浴が必要な検体に使用する氷をクーラーボックスに入れて準備している。

②検体処理・保管

到着した検査キットの中には，外注検査伝票（海外発送する場合は入っていないこともある），検体，分注容器以外に検体処理手順書も入っている。事前に不明点を確認した内容を記載した検体処理手順書も確認することで，遠心条件（遠心力回転数，遠心時間など）を遵守した検体処理を行い，得られた検体を必要量，専用容器に分注し，指定された温度での保管を行っている。

血液標本作製のほか，尿中一般物質定性半定量検査，尿妊娠検査，赤血球沈降速度（ESR）などの検査を用手法で行うこともあり，その検査結果については担当CRCへ報告している。

③検査スケジュール確認

スケジュール管理システムより提出予定の外注検体をリスト化している（図4.1.8）。検体到着時には被験者名，プロトコール名などと照合する。予定された検体が提出されない場合には，担当CRCへ確認をしている。また，検体受領日，被験者名，プロトコール名，検査結果返却日などを記載した検査台帳を作成し，提出検体の管理を行っている。そして，試験開始時に担当CRCより受け取っている各被験者のスケジュール表と照合し，提出される検体種別や許容範囲内での検体提出かなどの確認を行っている。

④検体回収

検体は，採取当日の回収と後日回収とがある。後日回収分の検体を当日回収分と分けて保管し，後日回収分の検体を回収日まで適切に保管・管理している。保管検体の回収日が決定すると，回収日，検体数などを

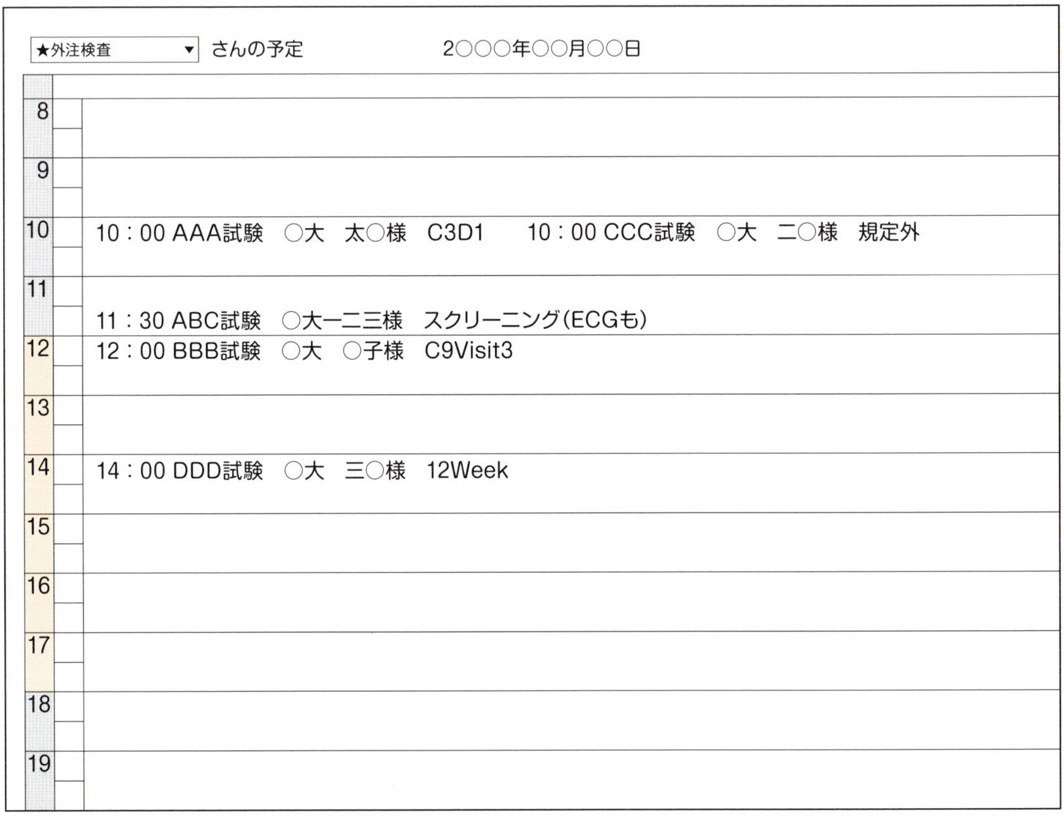

図4.1.8　外注検査予定リスト

記載した用紙を担当CRCより受けとり，回収漏れがないよう準備している。

⑤検査データ管理

紙媒体での検査結果返却のため，電子カルテ上で検査結果を時系列的に把握することはできない。そのため検査システムを利用した検査依頼を行い，検査結果を検査システムへ手入力している。電子カルテ上で検査結果の検索が可能となり時系列での検査結果の把握も可能にしている（図4.1.9）（ただし，海外の臨床検査室での中央解析を採用する検査や国内の臨床検査室であっても，特殊な検査項目には対応していない）。また，外注検査伝票をプロトコール，被験者ごとに保管している。

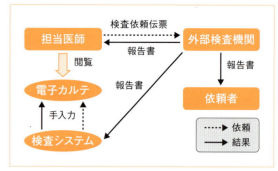

図4.1.9　検査データ管理

(2) 検査関連の設定

①秘匿検査項目

被験者ごとに行う秘匿検査項目の設定は，担当医師より検査測定取消依頼書（図4.1.10）を受領後にセッ

検査測定取消依頼書

西暦　　年　　月　　日

検査部治験検査室　殿

診療科名

治験担当医師　　　　　　　印

下記の患者さまは治験に参加されています。治験参加期間中、治験実施計画書において測定を禁止されている検査項目について、測定取消を依頼します。

患者	ID	
	氏名	
治験薬の名称		
測定取消を行う検査項目		
治験参加予定期間		西暦　　年　　月　　日 ～ 西暦　　年　　月　　日
備考		

西暦　　年　　月　　日

治験担当医師　殿

検査部治験検査室

担当臨床検査技師　　　　　　印

依頼のあった患者さまの検査測定取消について下記のとおり通知します。

測定取消について	可　・　不可
測定取消を行う検査項目	
備考	

図4.1.10　検査測定取消依頼書

ト項目ごとに設定したマークを対象被験者の検査システムから入力することで対応している。

また，設定を行った以降に依頼された検査からマスキングが有効となるため，設定前に秘匿検査項目が依頼されていないか確認するよう担当CRCへ伝えている。

② 血液像の目視依頼

担当CRCからの血液像の目視依頼には，対象被験者の検査システムから事前に協議したマークを入力することで対応している。

(3) 生理検査

プロトコールで規定された記録条件で臨床検査室の心電計で行う検査に対しては，担当医師が検査依頼時に記録条件をオーダーコメントに入力するようになっている。また，記録条件が規定されたプロトコール名や被験者数などの情報を，定期的に心電図室へ連絡し情報共有を図っている。

依頼者より貸与される心電計やスパイロメータを利用した検査は，外注検査と同様にスケジュール管理システムで事前に検査の有無や来院時間を把握し，担当CRCと連絡をとりながら各診療科の外来や病棟で検査を行っている。

(4) 夜間休日対応

時間外に臨床研究で必要な院内臨床検査が発生する場合，検査項目に制限があるため，測定できない項目がある。その場合には，適切な保管を行い後日測定することもある。

外注検査が発生する場合には，あらかじめ提出される検体の検体処理手順書 (図4.1.11) を別途作成する。臨床検査室の当直者へその手順書を用いて事前説明することで検体処理手順を遵守した検体処理および保管を行っている。

(5) その他

モニタリングや監査時には，検査機器，検体処理に使用する遠心機のメンテナンス記録や検体保管に使用する冷蔵庫，冷凍庫の温度管理記録，外注検査の検査伝票などを準備し対応している。また，臨床検査室の

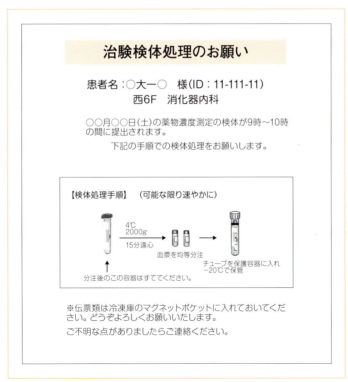

図4.1.11　夜間休日の検体処理手順書

案内（ラボツアー）を行う場合には，監査者と同行し使用機器の説明や質問に回答している。

3. 終了後

(1) 検査伝票整理

IRBで終了報告されたプロトコールについては，保管していた外注検査伝票を整理し，その他の必須文書と一緒に保管できるよう対応している。また，検体処理に関する確認事項を記載した検体処理手順書も整理し，この書類は臨床検査室にて保管されている。

(2) 精度管理記録の整理

国際共同試験における必須文書の保管期間については，長期保管の契約がなされている。臨床検査の精度管理を保証する多くの記録文書の中から臨床検査室の品質管理者と事前協議し，保管する記録文書を絞り込んだ（表4.1.2）。そして，臨床検査室が設定した保管期間を超過した記録文書については，段ボール箱に梱包した後，治験推進部にてその他の必須文書同様に長

表4.1.2　精度管理を保証する記録文書リスト

臨床検査に関する記録文書保管	
・トラブルノート	・試薬バリデーション
・メンテナンス作業報告書	・機器設置時バリデーション
・試薬管理記録簿	・温度計検証記録
・日常点検保守記録簿	・温度管理記録
・精度管理データ	・ピペット検証記録
・内部精度管理ノート	・遠心機検証記録
・キャリブレーション記録	・日本医師会精度管理調査
・分析パラメータ	・日臨技精度管理調査
・不確かさ推定結果	・都道府県技師会精度管理調査
・システムテスト記録	・技能試験レビュー報告書

※検査要員リスト，教育記録，力量評価記録については電子媒体で保管

検査測定取消解除依頼書

西暦　　　年　　月　　日

検査部治験検査室　殿

診療科名

治験担当医師　　　　　印

下記の検査項目の測定取消解除を依頼します。

患者	ID	
	氏名	
治験薬の名称		
測定取消を解除する検査項目		
取消解除日	西暦　　　年　　月　　日	
備考		

西暦　　　年　　月　　日

治験担当医師　殿

検査部治験検査室

担当臨床検査技師　　　　　印

依頼のあった患者さまの検査測定取消解除について下記のとおり通知します。

測定取消を解除した検査項目	
備考	

図4.1.12　検査測定取消解除依頼書

期保管する対応をとっている。

(3) 検査関連の設定解除

秘匿検査項目や血液像の目視依頼の対応を行っている被験者については，設定時に入力したマークを削除することで解除を行っている。秘匿検査項目の設定解除には，担当医師より検査測定取消解除依頼書（図4.1.12）を受領した後で，設定解除を行う対応をとっている。しかし，設定解除以前に依頼されている秘匿検査項目は，測定されない設定となっているため，解除前に秘匿検査項目が依頼されていないか確認するよう担当CRCへ伝えている。

● まとめ

臨床検査室の実際の業務経験を積み，院内の実施体制を把握することができている臨床検査技師がCRCとして臨床研究に加わることで，臨床検査室の運用などに関する最新情報を他職種のCRCへフィードバックすることができるため，臨床検査に関する対応がスムーズに実施できる。

他職種のCRCからのさまざまな要求や問い合わせに対しては，臨床検査室へ問い合わせることなく，その多くを臨床検査技師CRCで対応を済ませることができ，円滑なCRC業務が可能となって業務全体の時間短縮につながっており，臨床検査技師CRCが臨床研究に参画する意義は高い。

臨床検査技師CRCとして活動するためには臨床研究依頼者をはじめ，院内各部署とのコミュニケーション能力も必要である。臨床検査技師の本業である検査に関する実際の業務経験を積み，検査についての能力を身につけた臨床検査技師が，より職能を発揮できる臨床検査技師CRCとして活躍できると思っている。

● さいごに

設定された来院期限内での次回来院予約，被験薬，併用薬剤，検査指示など，プロトコールのスケジュールに沿った臨床研究を進めるために，診察室にCRCが立ち会うことがある。被験者の診察時に立ち会うことは，診察日の当日の検査結果，以前に行われた検査結果を用いた時系列での検査結果に対する説明を聞くことができる。

臨床検査技師CRCは，臨床の現場で検査結果がどのようにして医師から被験者へ伝えられているのかを間近に聞くことができ，臨床の現場を肌で感じ，精度を保った検体検査や生理検査の検査結果を臨床へ返すことの必要性や重要性も感じることができる，臨床検査技師の職域の1つであると考えられる。

［東影明人］

4.2 集中測定への対応

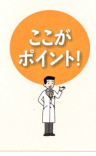

ここがポイント!
- 治験における外注検査の取り扱いについて，検体処理手順書を遵守するための手法を理解する。
- 国際共同治験における検体送付における注意事項を理解する。

4.2.1 外注検査の取り扱い

検体検査には自施設で測定する院内検査と外部の測定機関に委託する外注検査とがある。本項では，治験における外注検査の取り扱いについて，筆者の施設での運用を紹介する。

治験では院内測定が可能な項目であっても実施計画書の規定に従い，外部の測定機関（国内または海外）に検体を送付する場合が多い。院内で測定可能な項目を外注検査とする理由は，全施設の検体を同一測定機関で集中測定（中央一括測定）することにより，各施設で使用している測定機器や試薬の違いによって生ずる施設間差の影響を回避し，比較可能な検査データを得るためである。

治験外注検査は同一検査項目であっても実施計画書ごとに検体処理手順や，回収までの院内での保管温度が異なる。治験外注検査を取り扱う場合，治験開始前に担当CRCから検体処理手順書を入手し内容を確認する。疑問点がある場合は担当CRCを通して治験依頼者に問い合わせをし，回答を得た後，その内容を検体処理手順書に書き込み検体処理時に使用している。

治験外注検査の取り扱いにおいて特に注意が必要となるのが，採血から遠心までに規定がある場合である。採血後30分以内に遠心しなければならないものや，氷冷が必要なもの，まれではあるが5分以内に遠心が

必要なものもある。これらの規定は検体処理手順書に記載されているので手順書を遵守できるよう「どこで」「だれが」採血するのか治験開始前に担当CRCと事前に打ち合わせをしている。また，特別な規定がないものも含め採血前には担当CRCから連絡を入れてもらうようにしている。

検体処理手順書を遵守するためには，採血時間が重要な情報であるため，治験外注用検査キットの外袋に検体送付用ラベル（図4.2.1）を貼付し採血者に採血時間の記載をお願いしている。検査部では検体到着後，治験台帳に採血日，被験者名，治験名，測定機関名（国内測定機関のみ），採血時間を記載し記録を保管している。また，治験では被験者の来院日が実施計画書で規定されているため，検体に不備がある場合は速やかに担当CRCに報告している。国内治験と海外治験では回収業者は異なるが，いずれも回収時間はあらかじめ決まっているため回収に間に合うよう計画を立てる必要がある。

国内測定機関または国内測定機関を経由して海外測定機関に検体が送付される場合，検査部には検体と検査依頼伝票がセットで届けられる。回収業者は回収時，保管検体と検査依頼伝票を照合する。その後，臨床検査技師CRCは検査依頼伝票の控えを受領し，治験ご

図4.2.1 検体送付用ラベル

```
お願い
きちんとキャップがしまっているか
確認して下さい
検査部
生化学検査室行
治験用検体
採血量：          mL
採血管の本数：     本
採血時間：    時   分
尿：   あり    なし
```

とに保管している。

薬物動態試験(PK)では夜間休日に検体が発生することがある(図4.2.2)。その場合，検体処理と保管は時間外検査室で行っている。臨床検査技師CRCは検査当直者に検体処理と保管を依頼するが，通常検体と取り扱いが異なるため検体処理手順について十分な説明が必要である。採血は病棟看護師に依頼するが，この場合は担当CRCが採血手順と時間外検査室への検体搬送について説明を行っている。時間内に発生した検体であっても後日まとめて送付する場合があり，業務終了後は検査室が無人になるため時間外検査室で検体を保管し温度逸脱がないように対応している。

治験では被験者を匿名化する必要があるため，実施計画書ごとにコード化された被験者識別番号で被験者を管理している。これにより被験者を特定できる情報が外部に出ることはないが，採血時の被験者確認や検体処理の都合上，院内では氏名・ID等が記載された治験専用ラベルや付箋を用い運用しているため，測定機関への検体送付時には被験者を特定できる情報を誤って外部に出さないよう細心の注意を払っている。

治験外注検査は院内検査や通常の外注検査と違いさまざまな規定が存在する。治験外注検査を取り扱う場合には実施計画書ごとに手順書が異なることに留意し，担当CRCおよび関連部署と連携することが大切である。また，各手順書を遵守するためには事前の確認，特に疑問点の解決が重要である。手順書を正しく理解することは，逸脱防止にもつながり関連部署に協力を

投与後ポイント	心電図	PK許容範囲	予定時刻	許容範囲	PK採血時刻
□ 内服前	□				
□ 0.5時間	−	±5分	11：30	11：25～11：35	
□ 1時間	□	±10分	12：00	11：50～12：10	
□ 2時間	□	±10分	13：00	12：50～13：10	
□ 4時間	□	±20分	15：00	14：40～15：20	
□ 6時間	−	±20分	17：00	16：40～17：20	
□ 8時間	□	±20分	19：00	18：40～19：20	

○○科 治験名○○○○○○　被験者認識別番号 ○○○○○　○○○○年○○月○○日
内服時刻 11：00 ←入力！

図4.2.2 PK採血＋ECG用ワークシート

用語　薬物動態試験(Pharmacokinetic Study ; PK)

4章 検体の採取・取り扱い

依頼する際にも正確に手順を伝えることが可能になる。手順書の理解が曖昧なまま治験を開始することは避け，些細な疑問でも必ず解決し進めるべきである。

［青江佐佳恵］

4.2.2 国際共同治験での検体送付

　国際共同治験とは，新薬候補の世界中での早期承認取得のために複数の国や地域が共通の実施計画書に基づき同時に実施する治験のことである。

　国際共同治験では実施計画書ごとに指定された測定機関に検体を送付している。検査項目によっては実施医療機関で測定するものもあるが，特殊な検査項目の場合や，一般的な安全性を評価する項目であっても施設間差の影響の回避等の理由で海外測定機関に検体が送付される場合がほとんどである。

　海外測定機関に検体を送付する場合も国内治験と同様，回収業者が実施医療機関を訪問し，担当CRCの立ち会いのもと検体を回収する。実施医療機関側の対応として，回収日前日の指定された時間までに回収業者に回収依頼をする必要がある。また，回収時には検体以外に海外へ検体を送付するために必要な航空貨物輸送状と通関書類を事前に準備しておかなければならない。海外測定機関はそれぞれの国での休暇があり，日本の休暇と異なることがあるため検体回収依頼には注意が必要である。長期休暇前には回収業者から「検体回収のお知らせ」が送付されるので，長期休暇中に検体が発生する場合は回収依頼の締め切りに注意する。回収フォームや海外への検体送付用の書類は治験開始前に治験依頼者から提供されるものを使用する。

　国際共同治験で海外測定機関に検体送付する場合，一部例外はあるものの，院内検査部に送付される検体に検査依頼伝票は同封されていない。そのため，検体処理後，回収待ちの検体が何の治験で誰の検体であるのか，また各保管温度に検体が何本保管されているのかを把握しやすいように被験者ごとに検体回収表（図4.2.3）を作成している。海外測定機関へ送付する検体には，後日，複数回の来院分や複数の被験者検体をまとめて送付することがある。また，バックアップ検体はプライマリー検体とは別日に送付する場合などがある（保管時に別々のBOXに入れて保管するとよい）。これらの場合には検体回収表（図4.2.3）を検体送付日まで保管し，送付日前日までに担当CRCから検査部用検体回収のお知らせ（図4.2.4）を受け取り，保管検

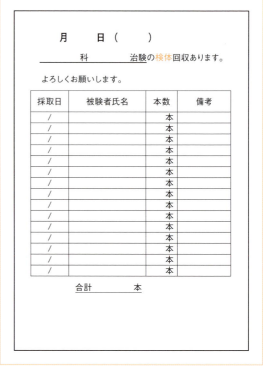

図4.2.3　検体回収表

図4.2.4　検査部用検体回収のお知らせ

4.2 | 集中測定への対応

ラベル	採取			引き渡し		
	室温	−20℃	−70℃	室温	−20℃	−70℃
治験外注ラベル貼付	○本	○本	○本 Back Up ○本	○月○日	○月○日	○月○日

検体処理 控え　　治験名○○○

図4.2.5　検体引き渡し控え

体の回収準備をする．担当CRCは検体回収表（図4.2.3）の回収確認欄にチェックし余白に回収日と回収者名を記載する．それらの内容を臨床検査技師CRCが，検体引き渡し控え（図4.2.5）に記載し記録を保管している．

　国際共同治験の検体処理は複雑で手間のかかるものが多い．治験開始前には検体処理手順書を確認し疑問点について担当CRCを通して問い合わせを行っているが，疑問点が多い場合は治験依頼者と面会し実際使用する検査キットを見ながら直接確認を行っている．また，検査キットについても国内治験に比べ手間のかかるものが多い．国内治験ではすでに規定来院ごとに検査キットが組まれており，採血管や分注管に採取日や被験者識別番号を記載する程度であるが，国際共同治験の場合，担当CRCが採血管や分注管に対応するラベルを貼付することからしなければならないこともある．検査キットの準備に不備があるとその後の手順に問題がなくても，正しい結果を得ることができないため，リスクの高い業務は必ずダブルチェックを行っている．

　国際共同治験はドラッグラグの解消のため今後も増加が予想される．海外測定機関に正確に検体を送付するためには，治験開始前までの十分な準備と担当CRCとの情報共有が必要であり，治験開始後は関連部門との連携も不可欠である．また，検査データの信頼性確保のためには検査キットの準備から検体送付までの過程において各手順書を遵守することが重要である．

［青江佐佳恵］

参考文献

1) 小野俊介：国際共同試験．日本臨床薬理学会（編）：CRCテキストブック，第3版，p73，医学書院，2013
2) 松木祥子：各種検査への対応．日本臨床薬理学会（編）：CRCテキストブック，第3版，p205，医学書院，2013

5章 トレーニング

章目次

5.1：トレーニングの実際 ………… 122
    5.1.1　実施医療機関におけるトレーニング
    5.1.2　治験依頼者によるトレーニング

SUMMARY

　臨床研究に関与する立場になると，守らなければならないルールやさまざまな手順を学ぶ必要がある。仕事をしながら段階的に学んでいくこともあり，どこまで理解したかを確認しながら進めていくことなど実例をあげて紹介してある。また，治験依頼者によるトレーニングでは，研究を実施するにあたり具体的な手順や遵守しなければならない内容などが網羅されている実施計画書に従って行うために，CRCのみならず関連部署のトレーニングが必要な場合についても紹介している。
　本章では，実施医療機関や治験依頼者によるトレーニングの実例が紹介してあり，臨床研究コーディネーターとして必要な知識をどのようにして習得していくのかを知ることができる。

5章 トレーニング

5.1 トレーニングの実際

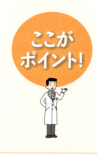

・治験開始から終了時までのトレーニング時のポイントを理解する。

5.1.1 実施医療機関におけるトレーニング

● 1. CRCへのトレーニング

臨床研究実施の支援を行う臨床研究コーディネーター（CRC）は看護師、薬剤師、臨床検査技師など各専門職として業務を行ってきた者が多い。CRC業務の開始に当たっては各種機関のCRC養成研修等でCRCとしての知識を習得するとともに、各実施施設において実践でのトレーニングを行っている。当院では臨床検査技師、看護師がCRCとして業務を行っているが、専門職により業務の分担を行うことなく、すべてのCRC業務を行っている。そのため当院では院内で作成した「新人CRC研修内容」を使用し、指導担当CRCと新人CRCがそれぞれトレーニング状況の把握や到達度の評価を行っている。

理解度の目安と評価時期・方法は表5.1.1の基準で行う。

以下、当院の「新人CRC研修内容」に沿ったトレーニング項目を紹介する。

(1) 治験開始まで

治験を実施するうえで医薬品の臨床試験の実施に関する基準（GCP）を含めた遵守すべき事項の理解と、各治験の実施に向けた準備としての依頼者との対応、院内関連各部署との打ち合わせ、さらにそれらを元に院内の手順作成ができる（表5.1.2）。

①外来・入院患者の流れを理解する

当院では、治験被験者も通常の受診の流れに沿って検査・診察・治療を行っている。また、基本的にCRCは診察前の面談と診察時の同席のみで、CRCが作成したスケジュール表に従い検査や処置・治療を実施し、すべてに同行はしない。そのため治験期間中は、検査・診察・治療（投薬や処置）の各種評価のための受診時のスケジュール作成と関連部署への周知が必要であり、院内での患者の流れを把握しておくことが必

表5.1.1 理解度の目安と評価時期

【理解度の目安】
0：まったく知らない。語句を見ても理解できない。
1：詳しくはわからないが、語句を見て理解できる。
2：意味、内容を理解できる。経験できる。実践できる。
【チェックシートの評価時期】
・原則3カ月時、6カ月時、12カ月時とする。
・指導者は12カ月時に3段階で評価する。 （0：理解できていない。1：ほぼ理解できている。2：理解できている。）

 用語　臨床研究コーディネーター（Clinical Research Coordinator；CRC）

表5.1.2 研修内容−治験開始まで

治験開始まで
GCPを理解している
医療機関が保存すべき文書を理解している
IRBを理解している
実施計画書の評価が十分行える
同意文書中の必須項目，必要条件が満たされていることを読み取り，改訂ができる
治験依頼者との事前ヒアリングで問題点を提示し，解決できる
院内情報の収集方法を把握している
被験者スケジュール表の作成ができる
被験者の院内での通常治療の流れに乗ったプロトコール上の流れが組み立てられる
治験薬・治験機器の管理・保管・処方方法または，使用手順が理解できる
資材，資材入手時の対応ができる
スタートアップミーティングの準備・資料作成ができる
治験関連スタッフへの協力依頼が行える
治験事務局と協力し，院内配布資料の作成または確認ができる

須となる．患者の流れについては外来・入院各部署の見学や先輩CRCの対応時に同行し，実践しながら習得する．

②各部署の窓口となる担当者を把握する

　治験では実施計画書の内容に伴い，院内の関連部署が多岐にわたるため，院内各部署（医事課・会計・検査科・放射線科・薬剤部・外来・病棟・その他関連部署）の担当者や窓口を把握しておき，各部署での周知に協力を得る．

・心電図・画像検査

　各種検査においては実施計画書で検査手順が規定されることも多い．例えば，12誘導心電図では，「5分おきに3回測定を実施する」，CT画像検査では「スライス幅や装置が同一」であることなどが求められる．検査担当者が漏れることなく実施できるよう，検査オーダー時にコメント入力することで連絡していることから，CRCはコメント入力方法を習得する．

　また，治験中は依頼者提供または貸与される検査機器の使用が規定される場合があり，その際はCRCがまず使用方法を習得し，検査スタッフへのトレーニングを実施している．画像結果やワークシートを電子的に送付する場合もあり，送付方法についても理解が必要である．

・検体検査

　検体検査においても，治験での必須の検査項目を実施できるよう検体検査のセット作成方法を習得する．治験では検査を外部検査機関にて集中測定で実施することも多く，特に国際共同治験では海外から採血管，分注管，依頼伝票などが届けられる．CRCは採血キットの準備を行い，採血を行うスタッフへは採血方法の説明，また採血後の検体処理を行うスタッフと手順の打ち合わせを行う必要があるため，採血方法や検体の処理方法，遠心分離回転数，保管温度，分注本数等を理解する．

(2) 被験者スクリーニング

　カルテスクリーニングを行うにあたって，選択・除外基準に基づいた治験候補患者リストアップを情報システム課へ依頼する方法を実習する（表5.1.3）．

(3) インフォームド・コンセント

　同意説明文書は責任医師が作成するものであるが，CRCは作成補助を行い，被験者への同意説明補助を行う．同意説明文書に必要な項目を理解し，被験者への倫理的な配慮を行ったうえで，わかりやすい説明をする．

　指導者CRCによる実際のインフォームド・コンセントの見学を行い，ロールプレイを実施する．評価，訓練の後，先輩CRC同席のうえ，実際に被験者へインフォームド・コンセントを行う（表5.1.4）．

(4) 治験実施中の対応

　治験実施中は被験者への対応が中心となる．治験のスケジュールの許容範囲内での来院変更や急な外来受診などに際して，外来受診の予約方法や救急受診の手順を把握する．また被験者からの有害事象の連絡に対する対応方法や状況に応じて依頼者への連絡が必要と

表5.1.3 研修内容−被験者スクリーニング

被験者スクリーニング
選択・除外基準を満たす患者の選択ができる
候補患者があがったときの対応ができる

用語 インフォームド・コンセント（Informed Consent ; IC）

表5.1.4　研修内容-IC

インフォームド・コンセント
ICの定義について理解できる
GCPで規定された項目が理解できる
代諾者，立会人について理解できる
CRCの役割が理解でき補足説明が行える
同意・説明文書につき決められた手順で処理ができる
インフォームド・コンセントの実際
ICを見学する
ロールプレイを実習する
「モルモットですか？」「人体実験ですか？」と尋ねられたときの対応を習得する
自己紹介ができる
患者に説明を聞いている時間があるか，スケジュールの確認と意思確認ができる
患者が治験責任医師または分担医師からの説明をどのように理解しているか確認できる
GCP第51条に則り説明できる

なることを理解する。

治験では保険外併用療養費制度に従って，依頼者より被験者へ費用負担が行われるため，通常の課金システムと異なった対応が必要である。また，外来で実施する場合と入院で実施する場合でも対応が異なる。院内の医事システムや会計処理の流れを理解する。

被験者負担軽減費についても経理課での流れを理解する。これらは事前ヒアリングや被験者への対応を通して先輩CRCが教育を行っている(表5.1.5)。

表5.1.5　研修内容-治験実施中

治験実施中
被験者登録の対応が行える(医事課・治験事務局)
被験者ごとに具体的な来院スケジュールを作成できる
プロトコールに規定された来院期間内で来院調整ができる
プロトコールに規定された来院期間内で検査および観察が行える
必要時関連部署への連絡調整が行える
来院スケジュールに則り検査および観察が行われたかを確認できる
アクシデントに対応できる
被験者対応
被験者へ次回来院予定日を説明できる
被験者からの相談等への対応が行える
他院・他科への診療がある場合，治験参加カードを提示できるよう指導できる
被験者負担軽減費の対応ができる
保険外併用療養費
当該治験に関して保険外併用療養費制度につき理解できる
治験概要の対応ができる

(5) 治験終了時の対応

治験の終了時は被験者へ通常診療に戻ることが説明できるようにする。また，保管の必要な原資料を理解する(表5.1.6)。

(6) 症例報告書の作成

当院では臨床研究や製造販売後調査への支援も実施していることから，各種症例報告書(CRF)の作成支援を通して電子カルテからの情報収集のトレーニングを行う。また同時に原資料の保管について習得する(表5.1.7)。

(7) 直接閲覧への対応

モニタリング・監査についての理解と，閲覧場所の確保の方法，原資料の準備を経験し，効率的な対応方法を習得する(表5.1.8)。

なお，SDVとは，原資料の直接閲覧(source document verification；SDV)である。

表5.1.6　研修内容-治験終了時

治験終了時の対応
治験終了時の被験者への対応ができる
治験薬回収への対応ができる
治験終了後も保管が必要な原資料について理解できている
資材・資材返却・廃棄の対応ができる
原資料の保管対応ができる
各関連部署への終了連絡と処理ができる

表5.1.7　研修内容-CRF関連

CRF関連
CRFが理解できる
原資料について理解できている
治験依頼者より入手したCRF作成の手引きを熟読し，規定通りにCRFの記載ができる
CRCが転記可能な範囲を理解できている
各種伝票等の貼付時の注意点を理解している
CRF作成者印影一覧の準備ができる

表5.1.8　研修内容-直接閲覧

直接閲覧
モニタリング・監査を理解できる
当院でのSDVの申し込みの手順が理解できる
SDV実施の準備ができる
SDV時の効率的な対応ができる

用語　症例報告書(case report form；CRF)，有害事象(adverse event；AE)，重篤な有害事象(serious adverse event；SAE)

(8) 有害事象への対応

有害事象 (AE)・重篤な有害事象 (SAE) の定義を理解し，治験薬・治験機器との因果関係や重篤度により異なる，報告方法や発生時の対応を学ぶ。SAE 報告書の作成支援を経験し，補償手続き時の経理課との対応方法を理解する (表5.1.9)。

(9) 治験薬・治験機器の管理

治験薬の保管・管理は臨床研究薬剤室で専任の薬剤師が担当しているが，保管場所や温度管理の方法，冷蔵庫の故障時の対応方法のトレーニングを行う。処方については，内服薬・一般注射薬についてのオーダー方法や抗がん剤等では化学療法指示録による運用方法を学ぶ (表5.1.10)。

また，二重盲検試験ではブラインド薬剤師やブラインド CRC を配置することもあり，対応可能な範囲についても研修を行う。一方，治験機器の保管・管理は CRC が行う場合が多く，保管場所の確保や施錠管理の方法についてトレーニングを行う (表5.1.11)。

(10) 中止・脱落時の対応 (表5.1.12)

表5.1.12　研修内容 – 中止・脱落

中止・脱落
中止・脱落時の検査・観察を行える
中止・脱落時の被験者対応を行える
中止・脱落時の事務的対応を行える
中止・脱落時の連絡を行える (治験事務局・医事課)

(11) 逸脱時の対応 (表5.1.13)

表5.1.13　研修内容 – 逸脱

逸脱
逸脱事項を早期に確認できる
逸脱事項につき報告できる (責任医師・依頼者)
逸脱を防止する策を構築できる
逸脱の記録の方法を理解できる
治験終了時の連絡を行える (治験事務局・医事課)

表5.1.9　研修内容 – 有害事象

有害事象
有害事象の定義を理解できている
有害事象発生時の流れが理解できている
重篤な有害事象の定義が理解でき，発生時の対応ができる
補償手続き時の対応ができる
治験中止となった場合の対応ができる

表5.1.10　治験薬に関する手順

内服薬・一般注射薬など
処方オーダーの方法・手順
治験薬用の薬剤コードの付与方法
患者限定の方法
払い出し方法
抗がん剤など
化学療法指示録の作成方法
化学療法指示録の院内での使用許可の手順
化学療法指示録の運用方法
院内の薬剤搬送方法

表5.1.11　研修内容 – 治験薬・治験機器管理

治験薬・治験機器管理
被験者への服薬指導が行える
治験薬の服薬コンプライアンスを理解できる
治験で定められている治験薬・治験機器に関わる必要な物品 (残薬・資材等) の回収が行える
治験薬・治験機器の管理につき該当部署への指導を行える
他院，他科の診療がある被験者への対応ができる
併用禁止薬，併用禁止療法，併用制限薬について理解できる
治験薬・治験機器の使用手順が理解できる
治験薬・治験機器の投与開始，終了の連絡を治験事務局へ行える

● 2. 研究者に対するトレーニング

当院では定期的に倫理講習会，セミナー，ワークショップを開催し，研究者へトレーニングを実施している。参加者には受講証明書を発行し，院内の研究者には倫理指針の改訂時，もしくは2年に1回の受講を義務付けている (図5.1.1)。

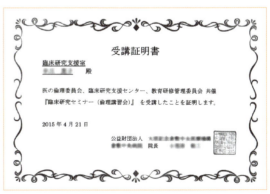

図5.1.1　倫理講習会受講証明書

● 3. 治験審査委員会委員に対するトレーニング

治験審査委員会（IRB）委員に指名された委員へは，治験事務局より治験審査委員会ハンドブック[1]・治験審査委員会規約・治験薬取扱記録・治験機器取扱規約・治験薬及び治験機器取扱規約（医師主導治験）を配布し，内容を理解したうえでIRBへの参加を依頼している。

参考文献

1) 治験審査委員会ハンドブック：臨床評価　抜刷ブックレット，Vol.35, No.1, 2007

5.1.2　治験依頼者によるトレーニング

● 1. トレーニング内容

(1) 研究者が遵守すべき事項について

① GCP または ICH-GCP，その他規制要件

治験に関わるすべての者が遵守すべきルールであり，治験ごとに変わるものではないが治験開始前のトレーニングとして求められる場合が多い。また，国際共同治験や国内の治験でも将来の海外での承認取得に備え，ICH-GCPのトレーニングを実施する治験が増加しており，内容を示す。

② 治験実施計画書

治験を実施する上での試験の意義や具体的な手順や関係者が遵守しなければならない要件項目がすべて記載されている実施計画書について説明を受ける。

- 前相（実施があれば）の試験結果
- 治験のデザイン
- 治験の目的や評価項目
- 目標患者数と統計学的説明
- 対象患者（選択・除外基準）
- 治験スケジュール
- 治験薬・治験機器の説明
- 保管・調製手順・取り扱い方法
- 中止基準や治験薬減量・増量基準など
- 有害事象・重篤な有害事象発生時の対応

③ 医療機関の標準業務手順書

治験の品質を管理する上で実施医療機関での手順書に則った実施が必要であること。

(2) 自動音声応答システム

症例登録および薬剤割り付け時には，対話型音声応答システム（IVRS）もしくはウェブ応答システム（IWRS）を使用する。

被験者の登録やランダム化，治験薬・治験機器の割り付け番号の取得，治験中止時の入力，治験薬・治験機器の搬入依頼や受領確認などの手順や操作方法を習得する。使用開始に際しては，使用者ごとにアカウントやパスワードが発行され，初めて使用可能となる。複数人で同時に使い回しをしない。一定期間で変更する，などパスワードの管理手順に従って業務を行う。

(3) EDC (electronic data capture)

近年は症例報告書を電子症例報告書（eCRF）へ入力する治験が多くなっている。

eCRFでは使用できる範囲が治験責任医師，治験分担医師，CRCで異なっており，各担当者は電子データ取り込み（EDC）入力マニュアルをもとに症例の登録方法，入力項目と入力場所，クエリへの対応方法などを確認する。また，責任医師は症例報告書確認の際の電子署名の方法を習得する。これらのトレーニングを受けた後に使用可能となる。

(4) 治験依頼者からの貸し出し機器

専用の検査機器やQOLアンケート等で貸与または提供された専用機器を使用する際には，操作方法についてのトレーニングを受ける。心電計では被験者の準備，機器の準備，検査実施，心電図チャートの打ち出しと保管，伝送，検査結果の確認などの各場面についてのトレーニングを実施する（図5.1.2）。また電極パッドや記録紙の追加補充の依頼方法なども確認しておく。

(5) 検査関連

① 検体検査

国際共同治験では，海外の検査会社で資材の搬入から検査までを実施するため，検査資材の請求方法，検体の採取・処理方法，検体回収の依頼方法，検体発送の手順等を理解しておく。

用語　対話型音声応答システム（Interactive Voice Response System；IVRS），ウェブ応答システム（Interactive Web Response System；IWRS），電子データ取り込み（Electronic Data Capture；EDC）

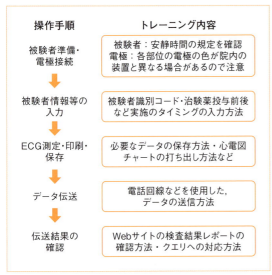

図5.1.2　専用心電計装置の操作手順とトレーニング

②画像検査

　X線，CT，冠動脈造影（CAG），心エコー，血管内超音波法，MRI画像などは中央判定を実施することも多く，測定方法が詳細に決められており，事前に自己学習が必要な治験もある。レントゲンでは位置決めの方法や各マーカーの配置方法（図5.1.4），CTでは撮像条件やスライス厚の規定CAGでは造影条件や造影方向などの規定を確認する。院内で実施したデータを中央判定のために提供するにあたって，CD-Rへ検査画像を取り込む際は個人情報をマスキングし治験識別コードに置き換えるなどの，CD-R作成に関する条件を確認し，また回収の依頼方法や発送の手順を理解しておく。

(6) 実施計画書で規定される手技

　機器治験においては，治療を行う際の手技が成績に大きく影響を及ぼすため，手技者への外部施設にて実施されるトレーニングが必須となる治験や，単独で実施できるまでの条件が決まっている治験がある。

● 2. トレーニング方法

(1) 治験実施施設参加のスタートアップミーティング

　治験依頼者が企画し，治験参加施設の治験責任医師・分担医師・CRC等参加のもと，治験のスタートアップミーティングが開催され，そこで治験依頼者からのトレーニングを受ける。時間の制約を受けるが，疑義事項を参加施設間で共有でき，依頼者への要望もその場で伝えることができる（表5.1.14）。

(2) Webによるトレーニング

　依頼者から準備されたWeb上のトレーニングにアクセスし個々にトレーニングを受講する形式で行われる。すべての受講後に確認テストを課せられる場合が多く，基準に合格すると修了証書が発行される（図5.1.3）。

(3) 施設担当モニターによるトレーニング

　治験に関連する部署へのトレーニングとして，治験依頼者（担当モニター）または検査受託会社の担当者より関連部署へ直接トレーニングが実施される場合がある。

表5.1.14　スタートアップミーティングの例

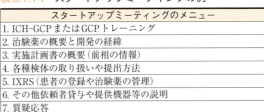

スタートアップミーティングのメニュー
1. ICH-GCPまたはGCPトレーニング
2. 治験薬の概要と開発の経緯
3. 実施計画書の概要（前相の情報）
4. 各種検体の取り扱いや提出方法
5. IXRS（患者の登録や治験薬の管理）
6. その他依頼者貸与や提供機器等の説明
7. 質疑応答

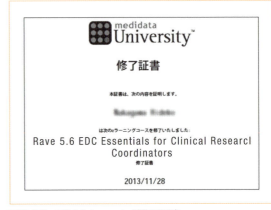

図5.1.3　EDCトレーニング修了証書

用語　冠動脈造影（Coronary Arteriography；CAG）

①外注検査担当部署

　国内の検査会社で中央測定が実施される場合，検体採取用資材について治験依頼者および検査受託会社の担当者が参加しセットアップの打ち合わせを行っている。その際併せて検体の処理方法，検体発送までの院内での保管方法，回収の依頼方法，検体発送の方法などについてトレーニングを受ける。

②薬剤部

　注射薬製剤の中には，煩雑な調製手順が規定されている治験薬も多く，また専用の提供資材を使用する場合など依頼者の担当者からのトレーニングが必須とされる場合がある。トレーニング用の資材や治験薬のサンプルが提供され調製のデモンストレーションの後，実際に調製のトレーニングを実施している。

③放射線科

　特に有効性の主要評価に必要とされるなど，画像の撮影方法が詳細に規定されている場合においては，手順書の提供に加え，依頼担当者から放射線科の技師へトレーニングが実施される（図5.1.4）。

(4) 院内スタートアップミーティング

　各部署との手順の調整が整った後，医師や，外来，病棟など実施に関わる部署へスタートアップミーティングを実施し，治験内容の説明と院内実施手順の確認を行っている。治験内容については治験依頼者より，院内の手順についてはCRCより説明を行う。これら関連部署のスタッフにもトレーニングを実施したことを記録に残し，治験に関わることが求められる。トレーニング参加記録用紙への署名をもってトレーニング実施の記録を残している（図5.1.5，5.1.6）。

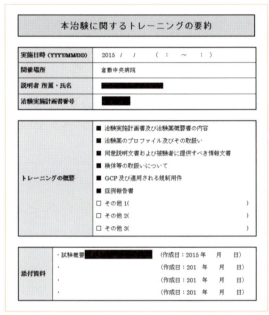

図5.1.5　トレーニング参加の記録（1）

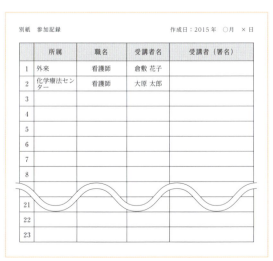

図5.1.6　トレーニング参加の記録（2）

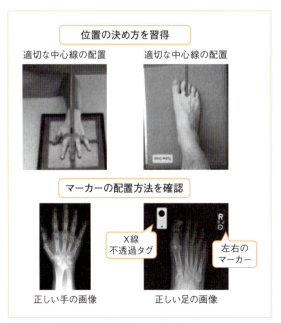

図5.1.4　X線撮像方法のトレーニング

［中川英子］

6章 記録の保存

章目次

6.1：臨床研究における記録‥‥‥‥ 132
  6.1.1　治験に係る文書または記録について
  6.1.2　臨床検査に関わる記録

SUMMARY

　臨床研究では適切に保管された記録から実施された試験の再構築を可能とすることが求められる。記録していないものは，実施していないものとみなされ，記録の廃棄，紛失，データの消失は臨床研究の信頼性に大きな影響を及ぼす。本章では記録の保存方法と，記録を作成する上で重要なALCOAの原則を中心に解説する。GCP実地調査の際の記録の取扱い，臨床検査に関わる記録で留意すべき事項については，それぞれの要点を解説する。

6.1 臨床研究における記録

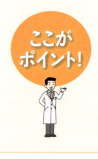

ここがポイント！
- 治験で保存すべき資料とその保存方法を理解する。
- ALCOA-CCEA の原則に従った記録の作成方法を理解する。

6.1.1 治験に係る文書または記録について

1. 治験で保存すべき資料とその保存方法

　医薬品の臨床試験の実施の基準に関する省令（GCP省令）では，実施医療機関の長は「記録保存責任者」を置かなければならず，原資料等の治験に関する文書および記録を，定められた期間保存することが義務付けられている（表6.1.1）。GCP省令とICH-GCP*では保存期間が異なり，ICH-GCPでは適用される規制要件または治験依頼者によって必要と判断された場合は，

---

* ICH-GCP；ICH Harmonised Tripartite Guideline for Good Clinical Practice（E6）

より長期の保存を行うこととされている。したがって，ICH-GCPで実施する国際共同治験では保存期間が，参加国の規制要件や承認状況に左右されることになり，治験依頼者からGCP省令の保存期間を超える保存を求められることがある。

　人を対象とする医学系研究に関する倫理指針（以下，倫理指針）では，研究機関の長は，当該研究機関の情報等について，可能な限り長期間保管されるよう努めなければならず，侵襲（軽微な侵襲を除く）を伴う介入研究の場合は，少なくとも，当該研究の終了について報告された日から5年を経過した日または当該研究結果の最終の公表について報告された日から3年を経

表6.1.1　各規制における記録の保存期間

	GCP	ICH-GCP	倫理指針
保存期間	・製造販売承認日 　または ・治験終了（中止）後3年 　上記のいずれか遅い日	・ICH地域の最終製造（承認）後2年かつ製造（輸入）申請が審査中でなくなるまで 　または ・臨床開発の中止後2年間 　または ・適用される規制要件または治験依頼者が必要と定める期間	侵襲（軽微な侵襲を除く）を伴う介入研究の場合 ・終了報告から5年 　または ・最終公表から3年 　上記のいずれか遅い日
保存責任者	医療機関の長（記録保存責任者を設置）	治験責任医師／治験実施医療機関	研究機関の長

用語　医薬品規制調和国際会議（International Council for Harmonization of Technical Requirements for Pharmaceuticals for Human Use；ICH）

過した日のいずれか遅い日までの期間，適切に保管されるよう必要な監督を行わなければならないと定められている。

GCP省令で求められている保存すべき資料には以下のものがある。自施設で治験審査委員会を設置している場合は，治験審査委員会に係る手順書，委員名簿，議事録等の資料も保存する必要がある。
(1) 診療録，検査結果等の原資料
(2) 契約書または承認書，同意文書および説明文書，その他GCP省令の規定により実施医療機関に従事する者が作成した文書またはその写し
(3) 治験実施計画書，治験審査委員会等から入手した文書，その他GCP省令の規定により入手した文書
(4) 治験薬の管理その他の治験に係る業務の記録
(5) 治験の実施に関する重要な事項について行われた治験依頼者との書簡，会合，電話連絡等に関する記録

実施医療機関の長または記録保存責任者は，これらの記録が保存期間中に紛失または破棄されないように，また，独立行政法人医薬品医療機器総合機構（PMDA）の実地調査などで求められた場合，資料が速やかに閲覧できるように必要な対策を講じる必要がある。

医師法，医療法施行規則では診療録の保存は5年，検査所見，X線，処方箋の保存は2年と定められており，GCP省令と保存期間が異なることに留意が必要である。保管は，施錠できるキャビネットもしくは施錠可能な部屋で行い，鍵の管理者を定め，資料の貸出・返却記録を作成し管理する。保管場所は，耐火性があり，第三者の外部からの侵入が不可能な構造が望ましい。スプリンクラーが設置されている部屋に資料を保管する場合は，資料を防水シートで覆うなど防水対策も考慮する必要がある。医療機関内で保管のスペースが確保できない場合は，外部倉庫の利用も認められており，契約を締結して外部保管する。

資料が誤って廃棄されないよう，以下の工夫が必要である。

- 治験終了後も診療で継続して使用する診療録については，診療録の表紙に保存期間と，治験参加者であったことがわかるようにラベリングを行う。
- X線フィルム等の診療録とは別に保管されている資料についても同様のラベリングを行う。
- 資料を保管ボックスで保存する場合は，試験の略称，保存期間，治験依頼者担当者名，保存責任者，全体の冊数がわかる整理番号をファイルとボックスにラベリングする（図6.1.1）。
- 外部倉庫を利用する場合は，資料の一覧を作成するとともに，倉庫から資料を取り寄せる際にどの程度時間がかかるのか，どのような手続きが必要なのかを確認し，実地調査時等に速やかに資料が揃えられる仕組みを構築しておく。

● 2. ALCOA-CCEA

治験では第三者が見ても容易に理解でき，経過が確認できるよう記録を作成することが重要で，以下のALCOA-CCEAの原則に従って記録を残す必要がある。

アメリカ食品医薬品局（FDA）や欧州医薬品庁（EMA）では，原資料の品質に求める基本要素をあげており，それぞれ，頭文字をとって「ALCOA（アルコア）」（表6.1.2，図6.1.2），「ALCOA-CCEA」（表

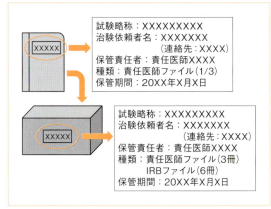

図6.1.1　保管時のラベリングの例

用語　独立行政法人医薬品医療機器総合機構（Pharmaceuticals and Medical Devices Agency；PMDA），アメリカ食品医薬品局（Food and Drug Administration；FDA），欧州医薬品庁（European Medicines Agency；EMA）

6.1.3, 図6.1.3)と呼んでいる。

ALCOAの原則は，国内では医師法第24条第1項および診療情報の提供等に関する指針の第5項等に掲げられており，診療録または診療記録を記載する上での原則となっている。「診療記録」とは，診療録，処方箋，手術記録，看護記録，検査所見記録，エックス線写真，紹介状，退院した患者に係る入院期間中の診療経過の要約その他の診療の過程で患者の身体状況，病状，治

表6.1.2 FDAがあげている5つの基本要素（ALCOA原則）[1]

Attributable（帰属性）：帰属／責任の所在が明確である
・データの記録者が明確である。
・データを観測，記録，修正，追記，削除した個人を特定し，遡ることができる。
Legible（判読性）：判読／理解できる
・誰もが間違いなく簡単に読み取ることができる。
・丁寧に記載する。
Contemporaneous（同時性）：同時である
・データが発生してからできるだけ速やかに記録する。
・追記の場合は日付を残す。
Original（原本性）：原本である
・最初に記録したもの。複製や転記したものではない。すべての原本を保存する。
・修正時は元の記載が見えるように訂正する。
・転記はなるべく避け，他の場所へ記載する必要がある場合は○○の原データ参照とコメントを残す。原データが記載される場所をあらかじめ決めておく。
Accurate（正確性）：正確である
・正しく客観的に事実を記録する。
・患者日誌と本人の申告に相違がある場合などは，何が正しいのか必ず確認し，医師が特定する。

ALCOA

Attributable　帰属性
Legible　判読性
Contemporaneous　同時性
Original　原本性
Accurate　正確性

Attributable　帰属性
いつ，誰が，記載・確認（追記，修正，削除含む）したのか記録する。基準値外のデータについては，臨床的意義の有無を記載する必要がある。異常がなくても署名と確認日の記載が必要。

測定結果
AST　30　IU/L
ALT　35　IU/L
・
・
20XX/X/X　佐藤
（異常がないことを確認した医師の日付・署名）

測定結果
AST　30　IU/L
ALT　43　IU/LH
・
・
NCS 20XX/X/X　佐藤
（臨床的意義の有無を記載　例：NCS（臨床的意義なし）等）

Legible　判読性
誰でも間違いなく簡単に読みとることができるように丁寧に記載する。アルファベット，数字，カタカナは特に注意する。

"1"なのか"7"なのか？
"n"なのか"r"なのか？

Contemporaneous　同時性
データが発生したら速やかに記録する。確認した日付や署名がないと，第三者からは確認していないととらえられる。

測定結果
20XX年X月X日
AST　30　IU/L
ALT　35　IU/L
・
・
（確認した医師の日付・署名がない）
→ 医師がデータを確認していないのでは？安全性に問題があるのでは？

Original　原本性
最初に記載したものが原本であり，原本はすべて保存する。元の記載が見えるように訂正する。

診療録
20XX/X/X　佐藤
著変なし
血圧　130/65
脈拍　~~60~~　62　誤記
20XX/X/X　佐藤
→ 元の記載が見えるように二重線で修正し，修正者の日付（同時性）と署名（帰属性）を記載する。

診療録
20XX/X/X　佐藤
著変なし
血圧　135/60
脈拍　60
← 診療録のバイタル値をワークシートに転記した場合は，診療録が原本となる。

ワークシート
Visit2 20XX/X/X
血圧
135/60mmHg
脈拍
60bpm

Accurate　正確性
正しく客観的に事実を記載する。

図6.1.2　ALCOAの対応例

表6.1.3 EMAがあげている要素（ALCOAの要素にCCEAを加えている）[1]

Complete（完全性）完結している
・第三者が見ても記録が完結していることがわかるように，空欄，余白は残さない。
・空欄は検査等実施していない場合は「未実施」と記載し，非該当の場合は「非該当」と記入するか，斜線を引くなどする。
Consistent（一貫性）矛盾がない
・原資料内，他の原資料との矛盾がない。
・矛盾が発生した場合は，理由を記載する。
Enduring（耐久性，普遍性）永続的である
・消去できない筆記具で記録する。
・時間の経過とともに印字が薄くなる感熱紙はコピーをとり原本と一緒に保管する。Certified Copy（コピーした者の署名と日付を記入し原本と同一であることが保証された複写物）を作成する。
Available when needed（要時利用可能）：必要時に取り出せる
・原資料を所定の順序でファイリングし，インデックスなどを工夫する。

CCEA

Complete　完全性
Consistent　一貫性
Enduring　耐久性, 普遍性
Available when needed　要時利用可能

Enduring 耐久性, 普遍性
消去できない筆記具で記録する。感熱紙はコピーをとり原本と一緒に保管する。Certified Copy（コピーした者の署名と日付を記入し原本と同一であることを保証する）。

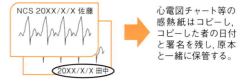

心電図チャート等の感熱紙はコピーし，コピーした者の日付と署名を残し，原本と一緒に保管する。

Complete 完全性
第三者が見ても記録が完結していることがわかるように，空欄，余白は残さない。空欄は検査等を実施していない場合は「未実施」と記載し，非該当の場合は斜線を引くなどする。

空欄とせずに，斜線を記載するか，"非該当"と記載する。

Available when needed 要時利用可能
原資料を所定の順序でファイリング, インデックスなどを工夫

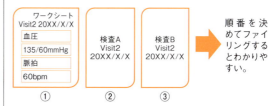

順番を決めてファイリングするとわかりやすい。

Consistent 一貫性
原資料内, 他の原資料との矛盾がない。矛盾が発生した場合は，理由を記載する。

図6.1.3　CCEAの対応例

療等について作成，記録または保存された書類，画像等の記録をいう。

● 3. 実地調査への対応

GCP実地調査・適合性書面調査は治験依頼者が当該医薬品の承認申請後にPMDAにより行われる調査で，原資料から承認申請資料までの信頼性を保証するために実施される。

GCP実地調査は，PMDAの信頼性保証部の調査員が治験実施医療機関に訪問して行われる。

実地調査の前に治験実施医療機関がPMDAへ提出する資料として，調査直前提出資料（p98 3.3.1参照）があり，調査の依頼日から原則として3週間で提出する必要がある。提出する資料は，当該治験を実施していた期間に係わるものすべてとなり，例えばSOPが治験実施期間中に改訂となっていた場合は，該当するすべての版のSOPを提出する必要がある。

実地調査当日に必要な資料は，病院概要，治験実施状況，治験に係る規程文書，症例報告書作成の基とな

った原資料（診療録，検査伝票，画像データ等），同意の記録，治験薬管理の記録，契約書，治験審査委員会の議事録等である。調査員がどこにどの資料がファイリングされているか特定しやすいように，ファイリングの順序やインデックスを工夫することは，調査を円滑に進めるうえで重要である。また，調査が効率的に行われるためには，症例報告書に記載されているデータがどこに記載されているかという原資料の特定だけでなく，標準業務手順書の内容についても回答できるようにあらかじめ確認しておくことが望ましい。調査中の質疑応答については議事録として残しておくと，関係者との情報共有や今後の業務改善に活用できる。

6.1.2 臨床検査に関わる記録

臨床治験の実施に伴い臨床検査で発生する記録には，画像診断フィルム，心電図チャート，臨床検査測定結果，検査依頼伝票控，検査基準値一覧，精度管理に関する記録などがある。

ALCOA以外で，臨床検査に関わる記録の残し方で留意すべき事項を以下に示す（表6.1.4）。

表6.1.4 記録の残し方で留意する必要があるその他の事項

記録の種類	留意事項
個人情報が記載されたデータ	製薬会社，CRO，ARO，統計解析機関等の第三者へデータを提出する場合は，患者氏名や生年月日等の個人情報をマスキングする必要がある。
心電図の正異判定解析結果	臨床的に意味のない波形であっても異常判定される場合があるので，担当医師の臨床的判断結果の記載が必要となる。
検査依頼伝票（結果報告書）	生年月日，体重から結果を算出する場合（例：クレアチニンクリアランス）ミスがあると正しい結果が得られない。2名で読み合わせるなど，十分なチェックが必要となる。
検査基準値およびその範囲	治験では試験開始前に治験依頼者へ提出する。治験期間中に，基準値が変更になった場合は，治験依頼者へ随時提出が必要である。
精度管理の記録	治験では精度管理や校正・保守点検に関する記録を適切に管理することが求められている。治験における当該評価項目の重要度に応じて，治験依頼者が確認する。

［中島文晴］

参考文献

1) 日本製薬工業協会　医薬品評価委員会　臨床評価部会［タスクフォース1］，治験の効率的実施に向けた品質管理プロセスに関する提言［医療機関における治験データの記録から症例報告書作成まで］，2012年4月
2) 厚生労働省，医薬品の臨床試験の実施の基準に関する省令（平成9年3月27日厚生省令第28号，最終改正平成26年7月30日厚生労働省令第87号）
3) 日本QA研究会編，詳細GCP省令　GCPの正しい理解のために，ICH-GCP（和文），薬事日報社，東京，2009
4) 文部科学省，厚生労働省，人を対象とする医学系研究に関する倫理指針，平成26年12月22日
5) 厚生労働省医薬食品局審査管理課長，医薬品GCP実地調査の実施要領について（薬食審査発1121第1号），平成26年11月21日
6) 独立行政法人医薬品医療機器総合機構理事長，医薬品の承認申請資料に係る適合性書面調査及びGCP実地調査の実施手続きについて（薬機発第1121006号），平成26年11月21日
7) 社団法人日本臨床衛生検査技師会，CRC研修のための実習教則本，3.11GCP実地調査について，日本臨床衛生検査技師会，2006
8) GCP実地調査／適合性書面調査（PMDAホームページ）
　　https://www.pmda.go.jp/review-services/inspections/gcp/0004.html，アクセス日：2015年11月13日
9) FDA，Guidance for Industry- Computerized Systems Used in Clinical Investigations, May 2007
10) GCP Inspectors Working Group/EMA：Reflection paper on expectations for electronicsource data and data transcribed to electronic data collection tools in clinical trials, Jun 2010
11) 医師法，昭和23年7月30日法律第201号（最終改正平成26年6月13日法律第69号）
12) 厚生労働省，医療法施行規則，昭和23年11月5日厚生省令第50号（最終改正平成19年3月30日厚生労働省令第39号）
13) 厚生労働省，診療情報の提供等に関する指針，平成15年9月12日医政発第0912001号

7章 臨床研究の実施計画書

章目次

7.1：臨床研究のデザイン ………… 138
    7.1.1 臨床研究の分類とエビデンスレベル
    7.1.2 バイアス
    7.1.3 統計学

7.2：実施計画書の構成 ………… 150
    7.2.1 実施計画書に記載されるべき事項

SUMMARY

　研究の質は実施計画書（プロトコル：protocol）で決まる。研究者は解決する疑問（リサーチクエスチョン：research question）を検証するのに適切な研究デザインを選び，デザインに沿った研究手順を「実施計画書」として文書で詳細に明示しなければならない。実施計画書は査読（ピアレビュー：peer review）により科学的な質を評価した後，倫理委員会などの第三者による審査が求められる。研究を実施・支援する者は，実施計画書を遵守して研究を行い，結果を正確に報告する必要がある。
　本章では，研究デザインと実施計画書の構成を解説する。臨床研究は科学的でなければならず，科学的手法とは事前に計画を立て，それに従って実施した結果から推論することである。計画せず実施した結果には科学的な価値がないのみならず，計画せず実施することは倫理的に大きな問題である。

7.1 臨床研究のデザイン

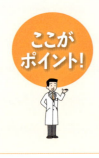

ここがポイント！

- 臨床研究は介入研究と観察研究に大きく分けられ，観察研究はさらに「記述的」と「分析的」に分けられていることを理解する。

7.1.1 臨床研究の分類とエビデンスレベル

　病院をはじめとした医療現場は医師・看護師・医療技術者および事務職等の多職種で構成されている。医師は診断と治療を，看護師は看護を，そして臨床検査技師は臨床検査を日々行っている。そのような中，カルテ等の記録や検査値などの毎日蓄積されるデータは膨大なものである。日常業務の中で遭遇した希少症例や自部署の新たな取組みとその成果を学会や研究会等で発表することは多いが，それ以外にも過去に遡って一定の症例を抽出し，興味のある事象で2群に分けて検査値を比較してみたりすることもある。これら臨床検査技師が行う研究の多くは人（＝患者）の症例やデータが主体で，人を対象とする医学系研究に関する倫理指針（以下，指針）[1]を遵守して研究を行うことが必要である。臨床研究に含まれない臨床研究には基礎実験，動物実験，医療経済学的研究や医療に関する各種公開データを用いた研究が含まれ，これらと合わせて医学研究と呼ぶことがある。

　研究は表7.1.1のように，介入のある介入研究と介入のない観察研究に大きく分けられる。観察研究はさらに比較対象の有無によって分析的・記述的に分けられ，分析的研究は研究の方法によりコホート研究，症例対照研究および横断研究に分けることができる[2]。臨床検査技師が行う研究で多いのは，記述的観察研究である症例発表（Case Report）と試薬・機器の性能の検討等の研究である。後者は臨床研究というよりは医学研究に相当する。

　記述的観察研究としてCase Reportと症例集積（Case Series）がある。違いは対象となる症例数の違いのみである。症例は発表する臨床検査技師の視点に委ねられるが，一般的に通常とは異なる経過をたどった症例，極めて稀な症例，診断に難渋した症例や特徴的な検査所見を呈した症例などが発表されることが多い。指針と照らし合わせるとCase ReportやCase Seriesを発表することは，個人情報の保護に最大限の注意を払う[※1]ことで可能である。そのため臨床検査技師としても発表も行いやすく研究の原点ともいえる研究である。発見者が病名になっている橋本病，川崎病やBrugada症候群などはこの研究から生まれたも

表7.1.1 臨床研究の分類

		研究の種類
臨床研究（臨床試験を除く）	介入研究	ランダム化比較試験
		非ランダム化比較試験
	観察研究 記述的	Case Report
		Case Series
	観察研究 分析的	横断研究
		症例対照研究
		コホート研究

のである。また自己免疫性膵炎において免疫グロブリンのサブクラスであるIgG4が上昇することを突き止めたのは主治医ではなく臨床検査技師（1997年）であり，大変すばらしい功績である[3]。それ以外の観察研究として中村は次の6つに分類している[4]。

※1 氏名・患者番号や検査日をスライドに掲出しないだけで個人情報が十分に保護されたとはいえない。組み合わせることで特定されてしまうこともあるからである。

● **1. 記述疫学**

疾病発生以前に存在する状態を疫学分野では「曝露」と呼ぶ[4]が，曝露には触れずに疾病の頻度を明らかにする研究を指す。性別，年齢分布別，地域別，季節別，診療科別等に病気の発生状況等を調査したものである。細菌検査や感染コントロールチーム活動における感染症の発症推移や耐性菌の検出状況を記述した研究はこの記述疫学（descriptive study）に相当する。その他希少症例や共有したい症例はCase ReportとCase Seriesとして発表する。

● **2. 生態学的研究**

関連の有無を検討するために行う集団間での特性の比較を生態学的研究（ecological study）という[4]。集団での特性であるのですでに発表・公開されているデータが主となる。費用も時間もかけずに行える。都道府県（もしくは市区町村）の高齢化割合と脳梗塞患者発生の関係※2などがこの研究に該当する。しかし，集団間での把握であるので因果関係を述べるには弱く，その点が弱点でもある。

※2 人口密度は総務省統計局，脳梗塞発生患者はDPC公開データから求めることが可能である。

● **3. 横断研究**

横断研究（cross sectional study）とはその名のとおり，流れている川を横断するような研究デザインであ

る。喫煙・高血圧・運動・食事という生活習慣によって糖尿病・腎臓病や動脈硬化性の心血管疾患が起こることは周知の事実である。生活習慣（これを曝露※3という）と心血管疾患（アウトカム）の関連を同時に収集して両者の関連性を検討する研究である。研究しやすいデザインではあるが，時間的な要素は考慮していないために因果関係を論じることができないことは最大の弱点でもある。

※3 曝露とは研究を行う上で不可避な用語の1つである。疾病を発生する前に存在する状態のことを呼ぶ。喫煙も曝露であるし，肥満状態，運動習慣，通勤手段，婚姻種別など疫学研究を行う上ではすべて曝露となる。文献4)によれば宿主要因，社会文化経済的環境要因と自然環境要因に分けられる。

● **4. コホート研究**

コホートとは「一定期間にわたって追跡される人々」という意味である。コホート研究（cohort study）とは疾病の自然経過に沿って観察を行う研究方法で，前向きコホート研究と後ろ向きコホート研究がある。前向きコホート研究は曝露の有無別に順行性に観察し，疾病の発生やアウトカムの状況について調査を行う。後向きコホート研究は過去において曝露の状況が明らかになっている集団を現在から遡って確認し，現時点での疾病の発生やアウトカムの状況を調査する研究である。前向きコホート研究は曝露の有無から観察が始まるので情報についての妥当性は高いが，時間や費用がかかってしまうのが難点である。

● **5. 症例対照研究**

症例対照研究（case control study）とはその名の通り，症例（例えば疾病を有する群）と対照（疾病を有しない群）に分けて過去の曝露状況を確認するものである。現時点から過去（通常はカルテに記載されている情報など）に遡るので記録の不備があれば欠損扱いとなる。また症例と対照を比較するので鏡に相当する比較の立て方が重要になる。何も調整することなく症例と対照を集めても2群間で年齢・性別や重症度が異な

ってくる。このような異質な集団で比較を行うことはあまり望ましくなく，これらの点を考慮した対照の選定が重要となる。

最後に介入研究（interventional study）について説明する。研究の型としては前向きコホート研究と同様であるが，曝露が介入となることなり研究者が介入の有無を決めることができる。

人の健康に関するさまざまな事象に影響を与える要因は無数にある。喫煙は肺がんの危険因子であるし，運動習慣は生活習慣病の発症を防ぐ因子といえる。介入研究では研究者が対象者に対して意図的に介入を行うので，当然，予防的な介入しか行えないし，観察研究よりもさらに倫理的な配慮が必要である。

6. 介入研究

前向きに介入を伴う試験は特に臨床試験と呼ばれる。臨床試験では，研究者は対象者（患者）に介入を行い，アウトカムに対する影響を観察する。観察研究よりも優れているのは，因果関係について結論を下すことができるからである。介入の割り付け方にはランダム化と非ランダム化がある。ランダム化を用いることで未知の交絡因子を調整することができる。また盲検化を行うことにより，アウトカムの判定にバイアスが混入することを避けることができる[5]。患者に介入を伴う研究であるため，介入因子については患者にとって確実に有益である必要がある。また費用も時間も要する研究デザインであるため，観察研究等で有効性が示唆された段階で，本当に行うか否か，慎重に吟味される必要がある。研究の型としては前向きコホート研究と同様であるが，曝露が介入となることになり，研究者が介入の有無を決めることができる。

参考文献

1）人を対象とする医学系研究に関する倫理指針（文部科学省・厚生労働省）
2）福原俊一：臨床研究の道標，認定NPO法人 健康医療評価研究機構，東京，2013
3）浜野英明：自己免疫性膵炎／IgG4関連疾患，信州医誌 2010；58：3-10
4）中村好一：楽しい疫学（第3版），医学書院，東京，2013
5）木原雅子，木原正博：医学的研究のデザイン（第3版），メディカル・サイエンス・インターナショナル，東京，2010

7.1.2 バイアス

図7.1.1は研究における信頼性（reliability）と妥当性（validity）を表したものである。信頼性は再現性（repeatability）もしくは精度（precision）ともいう[1]。信頼性は「ばらつきの程度」に相当し，妥当性は「的を突いているかの程度」に相当する。質の高い臨床研究を行いたいことは研究者であれば誰もが願っていることである。しかし実際（現実）は理想と異なり，さまざまな制約を受ける。

図7.1.2は母集団とサンプル集団との関係を示したものである。PICO・PECO[※1]のPに相当するのが標的母集団（target population）である。標的母集団は除外基準や適格基準といった条件をつけてより現実的な集団にする必要がある[※2]。標的母集団では標本数が膨大か無限であることが多く全数集めることは通常困難であるし[2]，そのような時間も通常，研究者にはない。そこで一定の期間や登録する症例数を決めて研究を行う。

実際に調査の対象となる集団が観察対象集団（study population）である。観察対象集団が定まっても観察研究であれば転院や検査の未実施に伴うデータの欠損，

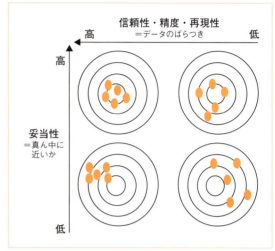

図7.1.1 信頼性と妥当性

介入研究であれば参加拒否や脱落等が生じてしまう。

最終的に研究を実施できた集団が観察集団（examined population）である。最終的に研究者は観察集団からのデータを数値化・図表化することで標的母集団を推測するのである。

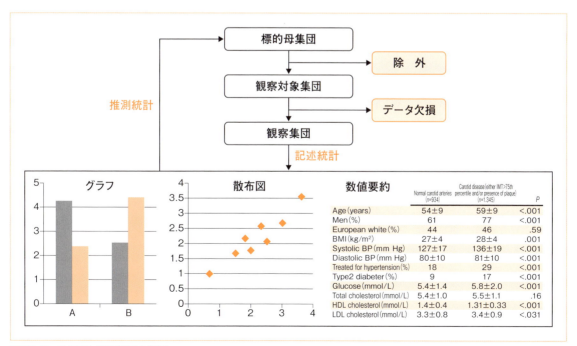

図7.1.2 母集団と観察集団の関係

※1 臨床研究を実施していく上での基本的な枠組みで、さまざまな疑問を研究できる形に落とし込む作業（リサーチクエスチョンに変換する作業）が必要である。PICO・PECOを必要としない研究もあるが、症例対照研究・コホート研究・介入研究を実施する上では必要不可欠である。PICO・PECOの構造が不完全であれば、研究が成功しない可能性は高くなる。
- P：patient/population　患者／標的母集団
- I：intervention　介入
- E：exposure　曝露
- C：comparison　比較
- O：outcome　結果／転帰／アウトカム

※2 糖尿病に関する研究を行う場合、糖尿病に相当するのが標的母集団である。しかし、年齢、重症度、服薬状況や血糖コントロールの状態までさまざまな背景が存在し、一律に扱うことは無理がある。当院糖尿病外来を受診し糖尿病と初めて診断された40～60歳の患者というように条件をつけることで観察可能な集団となる。

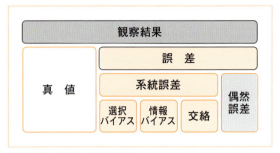

図 7.1.3　研究における誤差

臨床研究で収集されるデータは観察結果であり通常、誤差（error）を含んでいる。観察結果は真値[3]に誤差を加えたものになる。誤差が限りなくゼロに近い場合、観察結果≒真値となる。誤差には偶然誤差（random error）と系統誤差（systematic error）に大別される。

偶然誤差はその名の通りランダムな誤差であるので質の悪いものではない。ある臨床検査に関する研究において、特定の1カ月とその翌1カ月の対象者で検査結果の基本統計量[4]を比較した場合、通常一致することはない。標的母集団は同じであるが観察対象集団が異なるからである。偶然誤差は標本数を増やすことや信頼区間（95%信頼区間）や統計学的仮説検定で評価することが可能である。それ以外にも一般的な手段として、実施マニュアルの作成と測定方法の標準化、測定者のトレーニングと技能チェック、測定手段の改善、測定手段の自動化、測定の反復等を実施することにより制御することが可能である[5]。

これに対して系統誤差は質の悪い誤差であるといえる。系統誤差はさらに選択バイアス（selection bias）、情報バイアス（information bias）と交絡（confounding）に分けることができる（図7.1.3）。交絡に関してはデータ収集後でも制御する[6]ことが可能であるが、前二者のバイアスはデータ取得後の制御が不可能であるため、<u>研究計画での制御（＝研究デザイン・研究計画書）が極めて重要になる</u>。

1. 選択バイアス

選択バイアスは対象を選択する段階で生じてしまうバイアスである。症例対照研究の症例群と対照群、コホート研究における曝露群・非曝露群において、ある要因が一方には含まれているが他方には含まれていないかその程度が違うために、要因と結果の因果関係が歪んでしまうことである[7]。以下のような選択バイアスが知られている。

①Berksonバイアス（Berkson's bias）
　病院の患者などを調査対象とした場合、一般の人よりも有病率が高く、病院の専門性などによって特性に偏りがあったりすること。入院率バイアス（admission rate bias）ともいう。

②Neymanバイアス（Neyman's bias）
　症例対照研究の多くは病院への来院者から患者群と対照群を選ぶため、進行が早く、来院前に死亡することがある疾患や、来院しなくとも治癒する疾患では正しい比較ができないことで、罹患者-有病者バイアス（prevalence-incidence bias）ともいう。

③脱落バイアス（losses to follow up）
　長期にわたる追跡調査などでは、死亡・転居・同意撤回等により脱落の可能性は不可避であるが、脱落の理由が調査の目的や方法と関連がある場合、結果が歪む原因となる。

2. 情報バイアス

情報バイアスは情報の集め方が不十分なために、曝露とアウトカム、症例群と対照群の両者もしくは一方に関する情報が不正確である場合に生じるもの

で，誤分類（misclassification）または観察の誤り（observational bias）ともいう。誤分類にはアウトカムと曝露がある。アウトカムの誤分類は疾患を発生していない患者を症例群とすることである。曝露の誤分類は，実際は曝露していないのに曝露群としてしまうようなものである。誤分類はその生じ方によって選択的（差異）と非選択的（非差異）の2種類に分けられる。選択的（差異）誤分類とは誤分類の割合が群間で異なるもので質の悪いバイアスである[5]。よく知られた情報バイアスとして以下のようなものがある。

①想起バイアス（recall bias）

　過去に起こったことを質問する場合，人によって思い出す内容の正確・完全さが異なるバイアス。

②思案バイアス（rumination bias）

　回答者が質問の内容に思いを巡らして，実態と異なる回答をすることによるバイアス。

③質問者バイアス（interviewer bias）

　聞き取り調査のとき，質問者が先入観を持っていると，回答を誘導してしまったり，先入観に当てはまるように回答を解釈してしまったりすることで生じるバイアス。

④測定バイアス（measurement bias）

　測定装置に問題があったり，測定する人によって違いがあったりすることによるバイアス。

⑤家族情報バイアス（family information bias）

　特定の疾病について調査する場合，罹患者の方が症状について詳しいために家族の病気にも気付きやすく，罹患者の家族の罹患率が実態よりも高めになってしまうようなバイアス。

⑥社会的望ましさによるバイアス（social desirability bias）

　アンケートでよく遭遇するバイアスで，無意識のうちあるいは意識的に，回答者が自分をよく見せかけるような回答をするために生じる。

　交絡とは疫学研究における必発用語で，いかに制御するかが研究の成否を決めるといっても過言ではない。図7.1.4は交絡因子を説明した模式図である。生化学検査のAST，ALT両者で散布図を描画するとAのように正の相関が得られる。両者とも肝機能の指標であるので相関することは理解できる。一方Bは収縮期血圧と平均年収の散布図であるが，これも実際に正の相関が得られる。収縮期血圧が上がれば年収は増加するのであろうか。結果は当然「NO」である。このように関連がないもの同士があたかも関連があるように見えることを偽相関関係という。

　相関関係は因果関係を表してはいない。ASTとALTの関係も因果関係ではなく，項目間の相関関係にすぎない。なぜ，このような偽相関関係が起きるのであろうか。人は加齢とともに収縮期血圧は上昇する。また年収も能力重視とはいえ，日本国内では年功序列制度が広く浸透している。加齢とともに平均年収は増加する。これら両者に関連するのは「年齢」であり年齢の影響を調整する（もしくは年代別に層別する）と両者には関連性はなくなる。このような両者の関連性を歪めてしまう因子が交絡因子（confounding factor）である。

　臨床（疫学）研究において性と年齢は必ず交絡因子として扱う。以下の3つの定義を満たす場合，交絡因子として扱う。

①交絡因子が疾病発生やアウトカムの危険因子であること

②交絡因子が曝露と関連があること

③交絡因子が曝露とアウトカムの中間過程[8]ではないこと

解析段階でも交絡因子は制御可能であるが，当然，

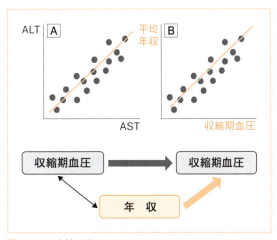

図7.1.4　交絡因子

データとして取得していなければ調整を行うことはできない。文献検索や研究者間のディスカッションで調査対象となる交絡因子を特定し，制御する方法をきちんと研究計画に落し込むことが極めて重要である。

参考文献

1) 中村好一：楽しい疫学(第2版)，p87-93，医学書院，東京，2013
2) 全数集める研究(調査)もある。国勢調査は5年に一度行われる全数調査である。
3) 真値は「神のみぞ知る」ものである。
4) 最小値，最大値，平均，分散，標準偏差，中央値，四分位範囲等の最も基本的な統計のことである。
5) 木原雅子，木原正博訳：医学的研究のデザイン(第3版)，p39-50，メディカル・サイエンス・インターナショナル，東京，2010
6) 通常，「多変量解析」もしくは「層別」するという方法を選択する。
7) 「非喫煙者よりも喫煙者の血管年齢が若い」というような研究結果は選択バイアスが疑われる。
8) A→B→CにおいてBはAとCの中間過程である。交絡因子はAとCの中間過程ではない。

7.1.3 統計学

　公衆衛生学と統計学を融合させた学問を一般的に疫学と呼ぶ。臨床と疫学を融合させた学問を臨床疫学と呼び，臨床研究を遂行していく上での必須の学問である。端的にいうと臨床疫学は，情報学と統計学を駆使して疾病発生やアウトカムとの関連性を明らかにする学問であるといえる。ここでは臨床研究を遂行する臨床検査技師が，最低限知っておくべき統計学に関して述べる。

　図7.1.5は研究サイクルと統計学の関わりを示したものである。統計学＝データ解析というイメージを持つが，実際は症例数の設計，交絡因子の調整・解析法やその解釈など研究開始前の段階から大きく関与している。研究者自身が統計学に関する最低限の知識を習得することも重要であるが，良質な臨床研究を行うためには，研究者と統計家や専門家が一体となって臨床研究を遂行することがとても重要である。

● 1. データの種類

　データには数字の他に文章・画像や音声といったさまざまなデータがある。数字や記号(a, b, c等)の個人や状況に応じて値が変わるものを変数(variable)という。図7.1.6に示すように変数は質的変数と量的変数に大別される。質的変数は名義変数と順序変数に，量的変数は間隔尺度と連続変数に分けられる[1]。量的変数から質的変数への変換は可能であるが，その逆は行えない。

(1) 質的変数
①名義変数

　数量でなくカテゴリで表示されるデータで最も低水準である。数字自体に意味はなく大小関係の順序性もない。四則演算はできない。
　例）性別，輸血歴，血液型など

②順序変数

　名義尺度に順序性(大小関係)を表したデータであるが等間隔性はない。四則演算はできない。
　例）学歴(高卒・大卒・院卒)，心不全の重症度(NYHA)分類，慢性腎臓病(CKD)stage分類など

(2) 量的変数
①間隔尺度

　等間隔性がある変数を間隔尺度という。2点間の差(間隔)には意味があるが，絶対零点(原点)を持たないため，加法・減法は可能であるが，乗法・除法は不可能である。

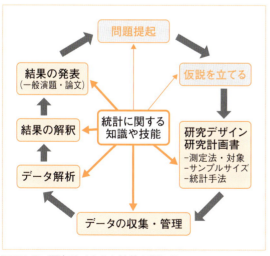

図7.1.5　研究サイクルと統計の関わり

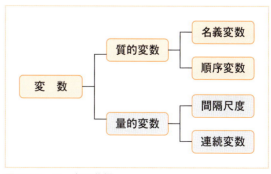

図7.1.6　データの分類

用語　慢性腎臓病(Chronic Kidney Disease；CKD)，心不全の重症度分類(New York Heart Association；NYHA)

例）体温，摂氏気温，西暦，時刻，知能指数など
②連続変数

最も高性能で高水準な変数である。加減乗除も可能で絶対零点を有する。

例）身長，体重，BMI，収縮期血圧，臨床検査値，在院日数など

● 2. 数値化と図表化

変数を記述する場合，数値化と図表化の2つがある。どちらかを行えばよいというものではなく両者を併用する必要がある。量的変数である場合，通常は図表化を行ったうえで数値要約を行う。図表化（特にヒストグラム）を行うことで入力ミス，層別の可能性や分布の状況という数値のみではわからない多くの示唆を与えてくれる。

● 3.1 変量の記述

1変量の記述法には表7.1.2のように数値要約か図表化かで，用いる方法が異なる。

〔代表値〕

代表値は分布を代表する1つの値で分布の中心的な位置を示す。分布が左右対称（これを正規分布という）であれば平均値，中央値，最頻値は一致するがそうでない場合は一致しない（図7.1.7）。図表化を先に行ってから数値要約を行う必要があるという所以である。

〔平均（mean）（相加平均・算術平均）〕

データをすべて足してその個数で割ったもので，数式で表現すると以下のようになる。

表7.1.2 変量の記述方法

	図表化	数値要約
質的変数	度数分布表 グラフ（円・帯）	
量的変数	度数分布表 ヒストグラム（連続変数） 棒グラフ（間隔尺度） 幹葉表示 箱ヒゲ図	〔代表値〕 平均値，中央値，最頻値，四分位 〔散布度〕 範囲，分散，標準偏差 〔分布の形状〕 尖度，歪度 〔想定的指標〕 変動係数

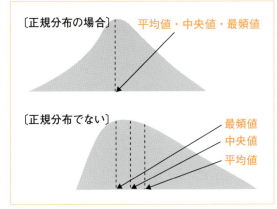

図7.1.7 代表値の位置関係

$$\bar{x} = \frac{x_1 + x_2 + \cdots + x_n}{n}$$

〔中央値（median）〕

データを小さい（大きい）順に並べた時に中央へくる値のこと。データの個数が偶数個の場合は中央の値2つを合計して平均する。

〔最頻値（mode）〕

最も頻度（度数）の多い値（ヒストグラムであれば階級値）のこと。

該当するデータが2つ以上ある場合は定まらない。

〔散布度〕

次に散布度の指標についてである。散布度とはばらつきの指標で偏差，分散，標準偏差がある。偏差 d は個々のデータから平均値を引いた値であるが，合計するとゼロになるためばらつきの指標として用いるには不適であるといえる。偏差の2乗とすることで－は＋となり合計してもゼロにはならなくなる。偏差の2乗の合計を偏差平方和という。分散 S^2 は偏差平方和をデータの個数nで割ったものである[※1]。

$$S^2 = \frac{(d_1)^2 + (d_2)^2 + \cdots + (d_n)^2}{n-1}$$

分散 S は2乗で次元が異なるので元に戻す必要がある。分散の平方根が標準偏差である。

$$S = \sqrt{S^2}$$

データが正規分布する場合の平均と標準偏差の関係を表したのが図7.1.8である。データの平均値は▲である[※2]。このときの標準偏差を S とすれば，▲±S は

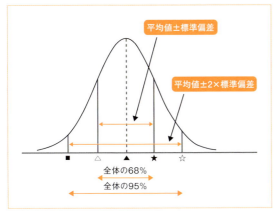

図7.1.8 平均と標準偏差の関係

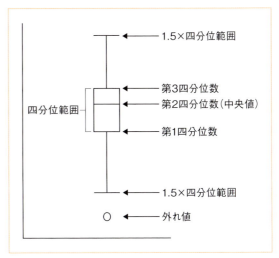

図7.1.9 箱ヒゲ図

△〜★を表し全体の約68%を，▲±2Sは■〜☆を表し，全体の約95%をカバーする。正規分布であればどんなにデータ数が多くても平均値と標準偏差で全体像を把握することが可能である。しかし正規分布でない場合，単純に平均を用いることは解釈を誤る原因となり危険である。そのような場合，対数変換を用いてデータを正規分布に近づけるか，四分位範囲や箱ヒゲ図を用いて表現する必要がある。データを小さいほうから数えて25%に相当する値を第1四分位数，50%に相当する値を第2四分位数[※3]，75%に相当する値を第3四分位数という。第3四分位数と第1四分位数の差を四分位範囲といい，それを図表化したものが箱ヒゲ図である。図7.1.9は箱ヒゲ図を模式的に示したもので，データの分布の状況や外れ値といった情報が可視化されている。

[※1] 分散のことを不偏分散と呼ぶこともある。nで割った分散もあるが，$n-1$のほうが統計学的性質が多用される。
[※2] 完全な正規分布であれば，中央値も最頻値も平均値と同じ数値になるはずである。
[※3] 第2四分位数は中央値を言い換えた言葉でもある。

● 4.2 変量の記述

2変量における記述法には質的変数か量的変数かの組み合せにより種々あるが，クロス表と散布図（相関係数・回帰直線）が代表的である。

〔クロス表〕

クロス表（cross table）とは質的変数どうしの分布状況を示した表で，2×2表が最小単位となる。また，これら関連の指標としてχ^2検定（chi-square test）がある。ある質的変数と質的変数をクロス表に表せば表7.1.3【A】のようになる。a，b，c，dは実際の度数で観察度数といい，その枠をセルという。周辺（合計）のa+b，a+c，c+d，b+dを周辺度数，総合計であるa+b+c+dを総度数という。これに対して周辺度数から求めた度数を期待度数といい（表7.1.3【B】），対応する各セルの観察度数と期待度数のズレを算出し合計したものがχ^2値である。

$$\chi^2 = \sum_{i=1}^{k} \frac{(観察度数_i - 期待度数_i)^2}{期待度数_i}$$

2×2表（自由度1）でχ^2値が3.84よりも大きい場合，両者に関連性があると判断する[※1]。

〔相関関係〕

相関係数は量的変数どうしの場合に用いられ-1〜

表7.1.3 クロス表（2×2表）

【A】観察度数	列変数		合計
行変数	a	b	a+b（= s_1）
	c	d	c+d（= s_2）
合計	a+c（= t_1）	b+d（= t_2）	a+b+c+d（= n）

【B】期待度数	列変数		合計
行変数	(s_1* t_1)/n	(s_1* t_2)/n	s_1
	(s_2* t_1)/n	(s_2* t_2)/n	s_2
合計	t_1	t_2	n

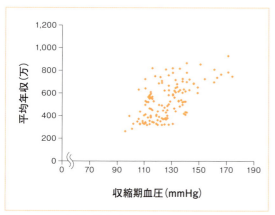

図7.1.10-1【A】 散布図

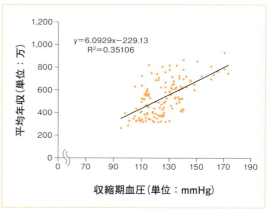

図7.1.10-2【B】 散布図と回帰直線

+1の間の値をとる。図7.1.10はある企業の従業員健診受診時の収縮期血圧とその年の年収金額を例に，散布図（【A】）と回帰直線（【B】）を模式的に表したものである。収縮期血圧の上昇に伴い平均年収が増加していることがわかる。R^2は決定係数と呼ばれ，相関係数rを2乗したものである。実際に計算するとr＝0.59となる。相関係数の符号は相関が正か負かの定性的な情報を，相関係数rは相関の強さで定量的な情報を表す。相関係数が高いに越したことはないが，外れ値の影響を強く受けるので，実際に散布図を描画して総合的に判断する必要がある。また相関係数と合わせて有意性（p値）判断をすることが重要である。

[※1] 表の構成（＝自由度）が異なれば，判断基準となる数値も異なる。

● 5. 統計学的仮説検定

統計学的仮説検定とは，以下のように定義される[2]。

　母集団について設定した仮説の採否を，誤差を含んだ標本の結果に基づいて，一定の確率水準で判断すること。

例えば病院における改善活動で外来患者の待ち時間短縮の取り組み前後で比較を行うと仮定する。

活動前平均はa分，対策後平均がb分であった場合，その差（a-b分）は果たして改善活動による差[※2]といえるのであろうか[※3]。このような場合，統計学的仮説検定を用いることで客観的に判断することが可能である。

一般的に以下の5ステップで行うが，実際の統計ソフト[※4]ではボタンをクリックするのみで結果が算出される。

① 仮説の設定

　帰無仮説と対立仮説を立てる。通常，関心があるのは対立仮説である。

　〔帰無仮説〕対策前後の待ち時間の平均は等しい
　〔対立仮説〕対策前後で待ち時間は異なる[※5]

② 検定法の選択

　データの種類，正規性，対応の有無，分散の状態からふさわしい検定法を選択する。

③ 有意水準の設定

　有意水準とは本当は差がない（帰無仮説は正しい）のに，差があると判断する（帰無仮説を棄却する）確率のことである。研究者側で自由に設定できるが，通常5%（0.05）に設定する。

④ 検定統計量の算出

　実際のデータに基づいて検定統計量を算出する。

⑤ 仮説の判断

　有意水準と自由度から一意的に求められる検定統計量と④で求めた検定統計量を比較し，帰無仮説が棄却できるか否かを判断する。帰無仮説が棄却できた場合に対立仮説を採用し，有意差ありと判断する。p値と帰無仮説・対立仮説の関係は下表のようになる。

p値	帰無仮説	対立仮説
0.05未満（＜0.05）	棄却	採用
0.05以上（≧0.05）	棄却できない	―

表7.1.4 統計学的仮説検定の種類（2群）

	正規性	対応の有無	分散の状態	検定方法
連続変数	正規分布する	対応なし	等分散である	Student's t-test
		対応なし	等分散である	Welch's t-test
		対応あり		Paired t-test
	正規分布しない	対応なし		Wilcoxonの順位和検定 (Mann-Whitney U-test)
		対応あり		Wilcoxonの符号付順位和検定
名義変数 順序変数		対応なし		χ^2検定
		対応あり		McNemar検定

表7.1.5 統計学的仮説検定の種類（多群）

	正規性	対応の有無	検定方法
連続変数	正規分布する	対応あり	反復測定分析
		対応なし	一元配置分散分析
	正規分布しない	対応あり	Friedman検定
		対応なし	Kruskal-Wallis検定
名義尺度		対応あり	CochranのQ検定
		対応なし	χ^2検定

統計学的仮説検定の種類は種々あるが、2群間の比較であれば表7.1.4のように変数の種類のほかに正規性、対応の有無、分散の状態から選択する。多群間であれば表7.1.5のように求める。

[*2] a−b>0であれば「改善」、a−b<0であれば「悪化」しているといえる。

[*3] このような比較は、連続変数の対応のない2群間の比較である。正規分布か否かに関してはヒストグラムを描画するか、正規性の検定もしくは尖度・歪度といった数値化で確認する必要がある。

[*4] Microsoft社のExcelでもある程度の統計解析は可能である。

[*5] このような対立仮説を両側検定という。もし改善活動後において待ち時間が短くなった、もしくは長くなったかどうかを明らかにしたいのであればそれは片側検定になる。

● 6. 多変量解析

多変量解析は臨床研究において多用される。それは7.1.2 バイアスで述べたように交絡因子を除去（調整）するための強力なツールであるからである。しかし初心者が乱用するのは誤使用・誤解釈の原因となるので、専門家と共同で実施することが望ましいといえる。ここでは代表的な多変量解析について紹介する。アウトカムに相当する変数を目的変数（従属変数）という。それに対し曝露や要因に相当する変数を説明変数（独立変数）という。目的変数の性質に応じて使い分ける。

■ 重回帰分析
　目的変数が連続変数の場合に用いる。

■ ロジスティック回帰分析
　目的変数が2値の場合に用いる。

■ Coxの比例はハザードモデル
　目的変数が生存データ（生死と時間）の場合に用いる。

■ ポアソン回帰分析
　アウトカムが稀な事象の場合に用いる。

［古賀秀信］

参考文献

1) 大木秀一：看護統計学入門，p11-17，医歯薬出版，東京，2009
2) 44の例題で学ぶ検定と推定の問題と解き方，オーム社，東京，2009
3) 横川博英，藤林和俊：看護研究をはじめるために統計と臨床疫学，学研，東京，2013

7.2 実施計画書の構成

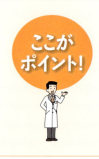

ここがポイント！

・実施計画書に記載されるべき事項を理解する。

7.2.1 実施計画書に記載されるべき事項

臨床研究の実施計画書に記載すべき事項について，治験はGCP省令第7条または第15条の4「治験実施計画書」に，人を対象とする医学系研究に関する倫理指針に従う場合は第3章 第8「研究計画書の記載事項」に規定されている（表7.2.1，7.2.2）。実際に計画書を作成するにあたっては，実施する医療機関や学会・研究組織から作成要領やひな形が公開されているので，それらに従って作成するとよい（表7.2.3）。

作成要領やひな形は，研究の品質確保のためであるが，標準化をすることで作成および内容を審査するにあたっての効率化も目的としている。研究者および支援者はこれを活用し，必要かつ十分な事項を含む実施計画書を作成する。ただし，法令や指針は社会の変化に応じて改正されており，常に最新の情報を入手する必要がある。

以下に，公益財団法人先端医療振興財団 臨床研究情報センター（TRI）が公開している「臨床試験実施計画書作成要領」[※]から，実施計画書の項立てと各項に記載されるべき主な事項を列記する。各事項の解説も含めたため，実施計画書の内容を理解またはレビューする際にも役立つと思われる。

なお，本書への転載については，TRIの許可を得ているが，版権についてはTRIに帰属していることを付記する。

表7.2.1 治験実施計画書に記載すべき事項

医薬品の臨床試験の実施の基準に関する省令（GCP省令）第7条より「治験実施計画書」
1) 治験の依頼をしようとする者の氏名及び住所
2) 治験に係る業務の全部又は一部を委託する場合にあっては，当該業務を受託した者の氏名，住所及び当該委託に係る業務の範囲
3) 実施医療機関の名称及び所在地
4) 治験責任医師となるべき者の氏名及び職名
5) 治験の目的
6) 被験薬の概要
7) 治験の方法
8) 被験者の選定に関する事項
9) 原資料の閲覧に関する事項
10) 記録（データを含む。）の保存に関する事項
11) 治験調整医師に委嘱した場合にあっては，その氏名及び職名
12) 治験調整委員会に委嘱した場合にあっては，これを構成する医師又は歯科医師の氏名及び職名
13) 効果安全性評価委員会を設置したときは，その旨

表7.2.2 研究実施計画書に記載すべき事項

人を対象とする医学系研究に関する倫理指針第3章第8「研究計画書の記載事項」
① 研究の名称
② 研究の実施体制（研究機関の名称及び研究者等の氏名を含む。）
③ 研究の目的及び意義
④ 研究の方法及び期間
⑤ 研究対象者の選定方針
⑥ 研究の科学的合理性の根拠
⑦ インフォームド・コンセントを受ける手続等（説明及び同意に関する事項を含む。）
⑧ 個人情報等の取扱い（匿名化する場合にはその方法を含む。）
⑨ 研究対象者に生じる負担並びに予測されるリスク及び利益、これらの総合的評価並びに当該負担及びリスクを最小化する対策
⑩ 試料・情報（研究に用いられる情報に係る資料を含む。）の保管及び廃棄の方法
⑪ 研究機関の長への報告内容及び方法
⑫ 研究の資金源等、研究機関の研究に係る利益相反及び個人の収益等、研究者等の研究に係る利益相反に関する状況
⑬ 研究に関する情報公開の方法
⑭ 研究対象者等及びその関係者からの相談等への対応
⑮ 代諾者等からインフォームド・コンセントを受ける場合には手続
⑯ インフォームド・アセントを得る場合には手続（説明に関する事項を含む。）
⑰ 研究対象者に緊急かつ明白な生命の危機が生じている状況における研究を実施しようとする場合には、要件の全てを満たしていることについて判断する方法
⑱ 研究対象者等に経済的負担又は謝礼がある場合には、その旨及びその内容
⑲ 侵襲（軽微な侵襲を除く。）を伴う研究の場合には、重篤な有害事象が発生した際の対応
⑳ 侵襲を伴う研究の場合には、当該研究によって生じた健康被害に対する補償の有無及びその内容
㉑ 通常の診療を超える医療行為を伴う研究の場合には、研究対象者への研究実施後における医療の提供に関する対応
㉒ 研究の実施に伴い、研究対象者の健康、子孫に受け継がれ得る遺伝的特徴等に関する重要な知見が得られる可能性がある場合には、研究対象者に係る研究結果（偶発的所見を含む。）の取扱い
㉓ 研究に関する業務の一部を委託する場合には、当該業務内容及び委託先の監督方法
㉔ 研究対象者から取得された試料・情報について、研究対象者等から同意を受ける時点では特定されない将来の研究のために用いられる可能性又は他の研究機関に提供する可能性がある場合には、その旨と同意を受ける時点において想定される内容
㉕ モニタリング及び監査を実施する場合には、その実施体制及び実施手順

※公益財団法人先端医療振興財団　臨床研究情報センター
臨床研究実施計画書作成要領　http://www.tri-kobe.org/references/tool.html

表7.2.3 実施計画書のひな形

東京大学医学部附属病院　臨床研究支援センター
自主臨床試験の実施計画書作成の手引き
http://www.cresc.h.u-tokyo.ac.jp/site/doctors/

京都大学医学部附属病院　先端医療機器開発・臨床研究センター
医療機器介入研究の研究計画書テンプレート
http://crpcmed.kuhp.kyoto-u.ac.jp/flow/tool.html

山口大学医学部附属病院　臨床研究センター
計画書作成・説明文書雛形一式
http://ds.cc.yamaguchi-u.ac.jp/~crc-di/rinsyokenkyu_sop/rinsyokenkyu_sop_syosiki

大阪医薬品協会　実施医療機関／治験依頼者連携　治験の効率向上プロジェクト
治験実施計画書作成の手引き
http://www.dy-net.or.jp/chiken/

日本臨床腫瘍学会
早期臨床試験プロトコールマニュアル
https://www.jsmo.or.jp/news/jsmo/doc/20121203.pdf

「臨床試験実施計画書作成要領」＜抜粋＞

注意事項：本要領は、「がん化学療法に関するランダム化比較臨床試験」を想定している。この試験には、割付や治療コースの概念、被験薬の中止・減量規準等、臨床試験の基本コンポーネントがすべて含まれる。試験の目的やデザインに応じて表現や章立てを適切に修正することで、あらゆる種類の臨床研究に利用可能である。

● 1. 目的

- 当該試験目的を記載する。試験対象集団、試験治療及び対照治療、評価する特性（有効性、安全性、臨床効果等）、評価項目を含める。
- 目的が複数ある場合は、それらを1つの主要目的とその他の目的（副次目的）に分けて、すべて記載する。

● 2. 背景と根拠

- 当該試験実施の正当性を裏付けるための情報を要約して記載する。内容には、対象疾患（病期・病型）、

現在の標準治療，試験治療の根拠等が含まれる。
- 対象疾患（病期・病型）については，病因，病態，併存症，予後，有病割合と罹患率，増加又は減少のトレンド等当該試験に特に関わる最新情報について述べる。
- 現在の標準治療については，治療の内容およびコンセプト，標準治療として確立される根拠となった臨床試験の結果について述べる。
- 対照群を設定する場合，対照治療の設定根拠について述べる。
- 既存治療の限界と，それを革新すべく試みられている新しい治療方法に関して国内外の最新情報を収集し評価する。いずれの治療法についても，まず，国内外の他の臨床試験又はメタアナリシスの報告があればそれを症例数とともに提示する。臨床試験の報告がない場合，症例調査等の観察研究の提示を考慮する。
- 提案する試験治療の根拠については，治療の内容及びコンセプト，新しい治療方法に関するメカニズム等の代表的基礎研究報告，非臨床試験の結果，臨床試験の結果，標準治療に対して有効性，安全性，利便性又は経済性等において勝ると考えられる根拠等について述べる。可能であれば当該試験の実施医療機関における標準治療の成績を記載する。臨床試験の文献だけでなく，新しい治療方法に関するメカニズム等の文献を少数でも引用して論述するとより新しい治療の理解が深まる。
- 提案する新治療が，当該試験実施前に予想されたとおりの優れた結果を示した場合に，次世代の標準治療及び次に行うべき試験の目的やデザインの概要について述べる。

● 3. 薬物／機器情報

- 試験薬及び対照薬の概要や薬物動態について添付文書又は概要書の要約を記載する。試験薬が本邦未承認の場合には，文献や海外の添付文書等を調査して記載する。
  - 当該薬剤の成分，作用機序を含む特徴を記載する。
  - 剤形，投与経路，適応症，用法・用量，貯法（保管方法）について記載する。ただし，適応症，用法・用量については，保険収載された内容を記載する。
  - 薬物動態については当該試験に関係する重要な所見を簡潔に記載する。
- 試験機器及び（使用する場合は）対照機器の概要について，添付文書又は概要書の要約を記載する。試験機器が国内で未承認の場合には，文献や海外の添付文書等を調査して記載する。
  - 試験機器に関しては，直接被験者に適用しない（Preparationのみで使用する等）場合も記載する。
  - 当該機器の使用目的・原理，効能又は効果，構成（試薬，回路等の付属品を含む）等を含む特徴を記載する。
  - 適応症，使用方法，貯法（保管方法）について記載する。ただし，適応症，使用方法については医療機器の場合のみで，保険収載された内容を記載する。

● 4. 診断基準と病期・病型・病態分類

- 適格規準及び割付調整因子で規定される疾患又は病態の診断基準及び病期・病型分類を記述する。
- 当該試験を開始する時点で標準的に用いられている（各国内及び国際学会発行のガイドラインもしくは文献的に広く用いられている）疾患・病態の診断基準や病期・病型・病態分類を用いる。標準的な分類が存在しない場合は，それに代るものを記述する。当該試験中に病期・病型・病態分類の改訂版の公表が見込まれる場合は，対応を定めておく。

● 5. 適格規準

(1) 選択規準
- 選択規準とは，試験治療法の有効性が示された場合にその治療を適用できる対象集団（目標集団）を規定する条件である。以下の項目について記載する。
  - 疾患名及び診断方法
  - 病期・病型・病態の規定
  - 性別・年齢

- ●全身状態の指標（例：PS等）
- ●関連する主要臓器機能
- ●文書による被験者の同意
- ■選択規準の設定根拠が明らかでない項目については，その設定根拠を付記する。
- ■代諾者による同意を認める場合には，その旨記載すると共に，その適用及び選定条件を明記する。

(2) 除外規準

- ■除外規準とは以下のような集団を除外するための条件である。
  - ●試験治療に対する安全性上のリスクが高いと想定される集団
  - ●評価項目の評価に支障をきたす可能性のある集団
- ■除外規準は，対象疾患に関連するもの，安全性に関連するもの，その他の順に記載する。以下の項目について規準を設定する。
  - ●前治療
  - ●既往歴
  - ●併存疾患・合併症
  - ●アレルギー歴
  - ●併用薬・併用療法
  - ●妊娠及び授乳に関する事項
- ■除外規準の設定根拠が明らかでない項目については，その設定根拠を付記する。

● 6. 説明と同意

- ■説明と同意取得の手順，説明文書・同意書（様式）の交付・保管，説明文書改訂時の手順，同意撤回時の手順を記載する。
- ■代諾者（当該被験者の法定代理人等，被験者の意思及び利益を代弁できると考えられる者）から同意を取得する必要がある場合には，倫理指針に従い，その手続きを記載する。
- ■介入を伴う研究では，文書を用いた説明と文書による同意が必須である。観察研究の場合，倫理指針により手続きを簡略化できることがある。

● 7. 試験参加の手続きと症例登録・割付

(1) 試験参加の手続き

- ■試験参加登録とは，実施医療機関の試験責任医師が，所属する医療機関の倫理審査委員会での承認及び医療機関の長の許可後，実施医療機関及び参加医師としての登録を受ける一連の手続きを指す。

(2) 症例登録及び割付

①症例登録及び割付手順

- ■症例登録とは，試験責任医師又は試験分担医師が，被験者の適格性に関わる必要事項をデータセンターへ報告し，データセンターによる適格性の確認を経たのちに，当該試験に被験者として登録されるまでの一連の手続きを指す。
- ■症例登録を2段階登録（一次登録・二次登録）で行う場合，段階ごとの適格規準や登録の具体的な手順等を記載する。2段階登録は，主に適格性判定に必要な検査や治療に関して，実施条件等を試験計画として規定したい場合又は侵襲性を有する検査の実施する際に被験者を保護したい場合等に，検査実施前に試験への参加を用いる手段である。
- ■ランダム化比較臨床試験の場合，症例登録後，データセンターが割付を行うタイミング及び試験責任医師又は試験分担医師への割付結果の連絡方法について記載する。
- ■患者の取り違え等を防ぐため，匿名化番号対照表を用いて被験者の管理を行う。被験者の管理に当たっては，匿名化番号対照表の管理者を設ける。

②割付方法と割付調整因子

- ■割付方法の概略と割付調整因子（層別ブロック法における層別因子又は最小化法におけるバランス因子等）について記載する。
- ■割付とは，複数の治療群からなる試験において，被験者をいずれの治療群に割り当てるかを決定する行為である。
- ■割付にはランダム化を伴う割付（ランダム割付）と伴わない割付（非ランダム割付）がある。非ランダム割付の例として，被験者自身がプロトコル治療を

- 選択する場合やコホート単位で用量を漸増する場合等がある。
- ランダム化とは，複数の治療群に対し，被験者がいずれかの群に無作為（ランダム）に割り当てられる過程をいう。
- 代表的なランダム割付の方法は，以下のとおりである。ランダム化の方法は，統計解析責任者または割付責任者が決定する。
  - 静的ランダム化（単純，ブロック，層別ブロック等）
  - 動的ランダム化（最小化法，アダプティブ等）
- 次の被験者の割付結果を予見できないようにするため，層別ブロックランダム化法におけるブロックサイズ等の割付方法の詳細は試験実施計画書中に記載しない。
- 治療群間の比較可能性を高めるために，割付調整因子を設定する場合がある。その際，割付調整因子としては，施設に加えて評価項目に影響を及ぼしうる因子を選択する。因子数は統計解析責任者または割付責任者が決定する。
- 二重盲検ランダム化比較試験の場合，割付法の検討，割付表の作成，割付けコードの管理を行わせるための割付責任者を置く。

● 8. 治療計画

(1) プロトコル治療

- 症例登録から治療開始までの期間を規定する。治療開始が遅れてしまった場合についても規定しておく。
- プロトコル治療の基準日を明確にする。
- プロトコル治療の定義を明確に行い，後治療との区別を明記する。
- プロトコル治療の前後に，前観察期間又は後観察期間がある場合には，期間を明記する。
- 前治療（制吐薬の予防投薬等を含む）に関する規定やウォッシュアウト期間を明記する。
- プロトコル治療中の入院，外来の別を明記する。
- 用法・用量の詳細について明記する。
  - 比較試験の場合，治療群別に記載する。
  - 薬剤名，投与量，投与法，投与日を明記する。
- 注射薬以外の場合，規格（10mg錠等）を明記する。
- 体表面積の計算が必要な場合には，使用する計算式を明記する。
- 実投与量（/body）への換算が必要な場合は，そのルール（使用する計算式，まるめ等）を明記する。同一薬剤で複数の剤型が存在する場合には，それぞれについて明記する。
- 治療開始後の体重変動による投与量補正が必要な場合は，そのルールを記載する。

(2) 用量・スケジュール変更規準

- 治療効果を損なうことなく安全性を確保するために，用量及びスケジュールの変更規準を定める。
- 下記の定義に従うことを基本とするが，試験薬の製造企業が作成しているガイドライン（使用ガイド等）の定義と異なる場合はガイドラインを優先する。
  - 治療開始：試験治療（試験薬）の初回投与（1コース目）の開始。
  - 治療（投与）可能：コース開始時又はコース途中（例：3週1コースの場合のday8の治療）で試験治療が行えること。
  - コース開始：2コース目以降のコースにおける治療開始（day1）。1コース目もこれに含む場合，その旨明記する。
  - 延期，休止規準を設けた場合は，必ず再開・治療可能・コース開始規準等のいずれか，又は複数を設定して，再開の条件を明示する。
  - 延期：規定のコース開始時に投与せず，それを遅らせる。
  - 減量：規定の用量未満に減じて投与する。
  - 休止：治療全体又は特定薬剤の投与を再開条件が揃うまで一時的に休む。再開時には，休止時点のスケジュールに戻って治療を再開する。
  - 再開：延期又は休止した治療について，条件が揃ってから再度開始する。
  - スキップ：治療レジメン中の一部の薬剤を投与せず次の投与スケジュールに進む。
  - 中止：プロトコル治療全体又は特定薬剤の投与をプロトコル治療期間中は取り止める。再開しないことが前提である。

- ・「休薬」はプロトコル治療中，あらかじめ規定された薬剤を投与しない期間であり，ここで定義した「休止」と厳密に使い分ける。
- 延期，減量，休止，再開，スキップのいずれか，又はその組み合わせについて下記項目が明らかになるように規定する。
  - 用量の変更（規準となる投与量からの減量の割合，減量回数）
  - 毒性から回復した後の投与の再開や投与量の増量の可否
  - 減量後にも規定の毒性が継続又は再出現する場合の投与量
  - 次コースの開始条件・治療（投与）可能条件
  - 体重変動による投与量変更
- 延期，減量，休止，再開，スキップを行う根拠となる規準は数値等を用いて客観的に定義する。
- 延期に関する規定
  - 前コースにおける毒性のため次コース投与の延期が必要な場合はその延期期間の許容日数を定める。
  - 次コースを開始するのに安全と判断できる程度に回復していることを確認するための条件を明記する。
  - 次コースを開始するにあたっては，適格規準に定める臓器機能条件（通常は第1コースの開始規準）との整合性を確保する。
- 減量に関する規定
  - 前コースで観察された有害事象がある条件を満たす場合に，次のコースの投与量を減量するための規準。
  - すべての薬剤を減量する場合と特定の薬剤のみを減量する場合がある。
  - 毒性の種類により減量規定が異なる場合，毒性別に記載する。
  - 減量レベルが明確にわかるように表にまとめる。
  - 回復後の薬剤の再増量の可否について記載する。
  - 体重変動による投与量変更の可否について記載する。体重変動による投与量変更は「増量」「減量」とはしない。
- 休止に関する規定
  - コース中に観察された有害事象がある条件を満たす場合に，それ以降の投与を休止するための規準。
  - すべての薬剤を休止する場合と特定の薬剤のみを休止する場合がある。
  - 毒性の種類により休止する薬剤を特定する。
- 再開に関する規定
  - 延期又は休止した治療について，再度治療を開始するための規準。
  - 延期・休止の条件との整合性を特に注意して規定すること。
  - どの時点を指しているのか（コース途中か，コース開始時か）明確に記述する。
  - 治療開始規準と再開規準で分けて設定する場合，一般的に治療開始規準の方が厳しくなる。
- スキップに関する規定
  - コース中に観察された有害事象がある条件を満たす場合に，それ以降の投与をスキップするための規準。
  - すべての薬剤をスキップする場合と特定の薬剤のみをスキップする場合がある。
  - 毒性の種類によりスキップする薬剤を特定する。
- 必要に応じて障害に関する国際的な定義を参照する。
- 用量・スケジュールの変更と同時に支持療法が必要となる場合は，その支持療法の内容を記載する。

(3) 治療の中止

- 以下の項目について，最低限記載する。
  - 被験者（又は代諾者）の治療中止の申し出
    - ・有害事象によるもの
    - ・有害事象以外によるもの
  - 原疾患の増悪・再発
  - 有害事象：試験責任医師又は試験分担医師の判断
    - ・用量・スケジュール変更規準に該当し，中止に至ったもの（コース開始延期期間の許容範囲，プロトコル治療全体の許容範囲，薬剤投与量の減量に関する許容範囲）
    - ・用量・スケジュール変更規準に該当しないもの
  - 死亡
  - 併存疾患・合併症の増悪
  - プロトコル治療開始後，不適格であると判明した場合

- ●転居等により被験者が来院しない場合
- ●被験者（又は代諾者）の同意撤回
- ●その他
■治療中止例の取り扱いについて記載する。
  - ●データの取り扱いについては別途「統計学的考察」，又は統計解析計画書で記載する。
    - ・プロトコル治療の中止
    - ・当該試験参加の中止
    - ・プロトコル治療開始後，不適格であると判明した場合
  - ●プロトコル治療中止後の追跡調査

(4) 併用治療・支持療法
■併用治療については，併用禁止，併用制限及び併用注意治療について記載する。
  - ●併用禁止治療：有効性／安全性評価が困難となる，又は被験者の安全性確保のため，併用してはいけない治療（例：適応症あるいは作用機序が同じ薬剤，プロトコル治療に用いられる薬剤の添付文書において併用禁忌と記載されている薬剤）。
  - ●併用制限治療：用法・用量等の変更があると，有効性／安全性評価に影響を及ぼすと考えられるため，併用を継続すべき治療（例：適応症が同じで作用機序が異なる薬剤，又は他の治療法（運動療法等））。
  - ●併用注意治療：ある規準を満たした場合のみ，新たに併用してもよい治療（例：試験薬とのキレート形成等のため，一定時間以上間隔をあければ併用可とする薬剤）。
■支持療法については，有害事象別に推奨される治療法を指示する。
■全被験者に必須の治療は，プロトコル治療として記載する。
■前投薬についてはプロトコル治療の項に記述する。

(5) 後治療
■後治療を規定する場合には，観察期間を明記する。
■治療効果を維持するために行う維持療法は，プロトコル治療の一部であり，後治療には含めない。
■プロトコル治療中止／終了後，プロトコル治療と同じ薬剤を用いた治療は行わないが，行った場合には，プロトコル治療の継続とするのか後治療とするのか，予め決めておく。当該治療によって生じた有害事象は，安全性評価に含める。

● 9. 有害事象の評価・報告

(1) 有害事象の定義
■有害事象及び重篤な有害事象の定義を明記する。
■医療機器を用いたプロトコル治療を評価する場合，不具合に関する定義を明記する。
■必要ならば薬物有害反応及び予測できない薬物有害反応の定義も加える。例を以下に示す。
  - ●薬物有害反応（adverse drug reaction；ADR）とは，有害事象のうち，当該医薬品の使用との因果関係が否定できないもの（医薬品の使用との因果関係で「否定できない」と判定されたもの）をいう。
  - ●予測できない薬物有害反応（unexpected adverse drug reaction）とは，薬物有害反応のうち，試験薬／試験機器概要書又は添付文書に記載されていないもの，あるいは記載されていてもその性質や重症度が記載内容と一致しないものをいう。

(2) 有害事象の評価と報告
■定義された有害事象について，症例報告書への記入事項及び重症度評価規準を明記する。
■プロトコル治療終了後に発現した有害事象については，プロトコル治療の特性等を考慮して報告すべき範囲を試験ごとに定める（例：プロトコル治療終了後30日以内等）。
■がんの臨床試験の場合，NCI-Common Terminology Criteria for Adverse Eventsに基づき，判定する。

(3) 予期される有害事象等
■薬剤又は治療法別に，重大な有害事象名とそれらの発現割合をすべて記載する。その他の有害事象については，当該試験上特に注意を要すると考えられる事象名とそれらの発現割合（対象数）を記載する。対象数が不明の場合は，その旨，記載する。
■重大な有害事象とは添付文書に記載された重大な副

作用のことを指す．添付文書に記載がない，又は添付文書がない場合，例えば併用によって初めて起こる又は増強される有害事象については，先行試験のデータを参照し，試験上特に注意を要するものを記載する．
- 文献や添付文書に発現割合が記載されていない場合は，「頻度不明」と明記する．
- 比較試験の場合，試験治療群だけでなく対照治療群についても予期される有害事象等を記述する．

(4) 有害事象の緊急報告とその後の対応
- 各実施医療機関の試験責任医師又は試験分担医師が，所属する医療機関の長等へ緊急に報告する義務のある有害事象の範囲，報告手順及び主任研究者等の対応手順を定める．
- 重篤な有害事象の報告は必須とし，それ以外の有害事象（例：予測できない薬物有害反応，グレードX以上の有害事象等）についての報告義務は試験別に定める．
- プロトコル治療終了後に発現した有害事象については，プロトコル治療の特性等を考慮して報告すべき範囲を試験別に定める（例：プロトコル治療終了後30日以内等）．
- 主任研究者は，関連する企業（製薬企業等）と有害事象の報告手順及び報告内容について，当該試験開始前に契約を含む取り決めを行っておく．
- 主任研究者は，独立データモニタリング委員や各実施医療機関の試験責任医師等との連絡に用いる書式を当該試験開始前に準備しておく．

● 10. 観察・検査・報告項目とスケジュール

(1) 被験者の試験期間
- がん領域のように，長期の生存に関する追跡が必要な場合は，「観察期間」と「追跡期間」を分ける．追跡期間は観察期間終了後から当該試験全体の終了ないし被験者ごとに試験実施計画書で規定する期間までとする．

(2) 観察・検査項目及び報告すべき情報
- 適格性判断や安全性・有効性評価のために最低限必要な観察・検査項目及び報告すべき情報（治療情報：投与日，投与量等，確認情報：実施の有無，実施しなかった理由等）を規定する．
- 観察・検査項目の実施時期は，薬物治療や放射線治療のようにある一定期間におよぶ治療を対象とする場合は，治療期間は原則として規定する基本のコース単位で記載する．外科治療のように単発の治療の場合は，前・中・後等に大きく分けて日として表記する．
- 規定された観察・検査項目の結果は原資料に記載されるが，必ずしもすべて症例報告書としてデータ収集するとは限らない．
- 自他覚所見又は検査所見に応じて追加する検査項目についてはその実施条件を明記する．
- 「登録時」「治療開始前」「治療期間中」「治療終了・中止後（観察期間）」等，時系列に観察・検査・報告項目とその実施時期を明記する．実施時期に許容範囲がある場合はそれを併記する．
  例）Day15（許容範囲：Day13～15）
  - 実施日で「Day○」を使う場合，基準日の説明を加える．
    例）投与開始日をDay1とする．手術日をDay0とする．
  - 「○日目に」は起算する日を含める．
  - 実施期間を○日目（Day○）のような時点ではなく，○週目（Day○～○）のような期間として指定した場合は，重複して許容期間は設けない．
  - 「登録時」には，被験者背景情報及び適格性判定に必要な観察・検査項目を規定する．治療開始前にベースラインデータとして揃えばよい項目については，「登録時」には入れない．
  - 「治療開始前」には，評価項目のベースラインデータを得るための観察・検査項目，治療開始の可否の確認のために必要な観察・検査項目を規定する．ベースラインデータは，治療開始前の最新のものとする．治療開始規準に含まれる検査項目と期限について整合性をとる．登録前値で代用できる場合には「治療開始前」を規定する必要はない．

- ●「治療期間中」には，安全性・有効性評価及び試験の品質管理確認のために必要な，プロトコル治療の期間における観察・検査項目を規定する。
- ●「治療終了・中止後（観察期間）」には，安全性・有効性評価のために必要な，プロトコル治療終了後の観察期間における観察・検査項目を規定する。有害事象の報告期間（例：最終治療日から30日以内等）の情報を収集できるようにする。
- ■ 一般的でない検査項目については想定される実施医療機関で規定とおりに実施可能であることを事前に確認する。
- ■ 測定法が複数あり，それらの間で換算が必要な場合は，一意に特定できるように記載する。
  - 例）クレアチニンクリアランス：計算法の短時間法（1回法，2回法）か24時間法，体表面積補正の有無。
  - 例）カルシウム：アルブミン補正するか否か。
- ■ 画像検査の場合，精度の面から必須となる画像検査方法（測定機器，スライス幅，造影剤の有無等）を記載する。
  - 例）CT：単純CT，造影CT，単純又は造影CTのいずれか。
  - 例）脳造影CT又はMRI
  - 例）胸部単純X線写真（2方向）
- ■ 登録時に採用した測定方法及び条件で追跡期間中も測定する。
- ■ 以下に代表的な検査・観察項目を示す。
  - ● 被験者背景
    生年月日，性別，既往歴，合併症，アレルギーの有無
  - ● 画像診断
    胸部造影CT，腹部造影CT，脳造影CT，胸部単純X線 心エコー
  - ● 身体所見
    PS（ECOG），身長，体重，血圧，脈拍，体温
  - ● 臨床検査
    血液学的検査，生化学検査，腫瘍マーカー等
  - ● 病理学的検査（組織診・細胞診）

(3) 観察・検査・報告スケジュール
- ■ 規定した項目の内容と実施時期及び治療スケジュールを表形式で示す。1項目あるいは一つの分類を1行とし，時期を見出し行とする。
- ■ 被験者背景，病理学的検査，治療情報，全身状態，臨床検査，自他覚所見，画像検査，その他の検査・観察・調査項目（QOL等），後治療，転帰の項目を見出し列とする。

(4) 観察・検査・報告項目に関連する基準の定義
- ■ 評価項目に腫瘍縮小効果を設定する場合は，以下の事項を明記する。
  - ● 腫瘍の測定方法
  - ● 測定可能病変の定義，その際用いるべき測定機器
  - ● 標的病変と非標的病変の定義，標的病変の選択規準及び個数
- ■ 増悪をイベントとする場合，画像診断の間隔によって結果にバイアスが生じる可能性があるため，その間隔について詳細に記載する。
- ■ 評価のために調査票（例えば，QOL質問票）を用いる場合には，妥当性及び信頼性がすでに検証されている調査票を用いるべきである。
- ■ 観察・検査・報告項目が必ずしも一般的でない可能性がある場合，その設定根拠を明記する。
- ■ 評価項目のイベントとして定義されているものは，有害事象と重複して報告しない。

● 11. 目標登録症例数と試験期間

(1) 目標登録症例数
- ■ 当該試験に登録すべき症例数の目標値を記載する。複数の群を設定する場合には各群の内訳も記載する。

(2) 試験期間
- ■ 症例登録期間は，各実施医療機関の年間予定登録症例数に基づいて見積もる。その際には年間予定登録症例数の妥当性を十分考慮すべきである。診療実態に基づいて見積もられた数は，試験の適格規準及び同意取得割合が考慮されていないことが多く，過大推定の可能性が高いことに留意する。
- ■ 追跡終了日は，全被験者におけるすべての評価項目を適切に評価できる期間に基づいて設定する。

12. 評価項目の定義

- 評価項目（エンドポイント；endpoint）とは，試験の目的に関連する仮説を検証するうえで臨床的に意味があり，客観的に評価できる観察・検査項目又はそれらの合成指標である。
- 評価項目は，各被験者について定義されるものであり，発生割合や有効割合等，集団について定義される指標ではない。例えば，奏効率（response rate）は集団について定義される指標であり，評価項目として記載すべきでない。この場合，各被験者について定義される腫瘍縮小効果又は腫瘍反応／奏効（response）を評価項目として記載するのが適切である。ただし，当該領域における慣習から，集団について定義される指標を評価項目として記載する方が好ましいと考える場合に限りこれを許容する。その際には当該指標が集団について定義されるものである旨を注釈として付す。
- 評価項目のうち，試験の目的に最も合致したものを主要評価項目とし，それ以外を副次評価項目とする。
- 主要評価項目は1つとする。複数設定する場合は，複数設定することの根拠及び意義を記載した上で，統計学的多重性の問題への対処方法を「統計学的考察」に記載する。
- 複数の評価項目を組み合わせた複合評価項目（composite endpoint）（例えば，致死的心筋梗塞又は死亡）を設定する場合は，医学的な意義と解釈について十分検討した上で設定する。
- 副次評価項目は，主要評価項目によって得られる情報を補完するため，あるいは副次目的に対応して設定されるが，検証的ではなく探索的な位置付けであることに留意する。副次評価項目の設定は必須ではなく，設定する項目は複数でもよい。
- 評価項目の測定について評価者間での信頼性が疑われる場合には，中央判定や1被験者に対して複数の評価者を設定する等の対応策を実施すべきである。信頼性が強く疑われる場合には，評価者間での信頼性を評価する研究を当該試験内又は当該試験外において計画することが好ましい。がんの増悪判定等においては中央判定の結果を用いると情報のある中途打ち切り（informative censoring）が発生する可能性があるため注意が必要である。
- 評価項目に特定のイベントが発生するまでの時間（例えば，全生存時間，無増悪生存時間等）を設定する場合には，以下の項目を明記する。イベントと中途打ち切りの定義が複雑な場合には，表等を用いてわかりやすく記載する。
  - 時間の起点（origin）
  - イベントの定義（複数ある場合にはそのすべて）
  - 中途打ち切り（censoring）の定義（複数ある場合にはそのすべて）
- 評価項目が必ずしも一般的でない可能性がある場合，その設定根拠を明記する。

13. 統計学的考察

(1) 目標登録症例数の設定根拠

- 目標登録症例数の設定根拠となった臨床的仮説，評価項目，統計的方法及びすべての仮定を記述する。
- 検定に基づく場合は，設定した有意水準と検出力を記載する。
- 区間推定に基づく場合は信頼係数と許容される信頼区間の幅を設定して記載する。
- 予測される不適格症例及び解析除外症例の割合を考慮し，登録すべき目標登録症例数を設定する。
- いくつかの仮定の下に計算された複数のサンプルサイズを考慮し，かつ，集積可能な最大の症例数も踏まえて，総合的に判断することを推奨する。

(2) 解析対象集団

- 解析対象集団とは，当該試験に登録された被験者のうち，統計解析の対象として，試験目的に関連する仮説を検証するために最も適切な被験者集団を指す。
- 解析対象集団は単一であるが，評価項目ごとに解析対象集団を設定する場合はそれぞれについて定義する。
  - 例1：有効性解析対象集団と安全性解析対象集団
  - 例2：最大解析対象集団（Full Analysis Set；FAS），試験実施計画書遵守集団（Per Protocol Set；PPS）及び安全性解析対象集団

- 症例の取り扱い（適格症例，登録症例，不適格症例，プロトコル治療前中止・脱落症例，プロトコル治療後中止・脱落症例，試験実施計画書不遵守症例（例：用法・用量違反，併用薬違反，評価違反，データ不完備；PPS）に関する定義を記述しておく。

(3) 解析項目・方法
- 主要評価項目に関する仮説検証的解析とその結果に関する判断基準，及び副次評価項目の解析について記載する。必要に応じて主要評価項目と副次評価項目に関する仮説探索的解析について記載する。
- 上記以外に，解析対象の要約として解析対象集団の構成について記載し，被験者背景因子及びベースラインデータ，治療情報等に関する解析方法を記載する。被験者背景因子には，性別，年齢，既往歴，病期・病型等が含まれる。ベースラインデータには，治療又は観察開始前の臨床症状・徴候及び臨床検査値等が含まれる。
- 統計的検定を用いる場合は，検定手法，帰無仮説及び有意水準を明記する。
- サブグループ解析を行う場合には，サブグループを規定する因子を明記する。
- 試験実施計画書に規定した評価日と実際の評価日のズレを許容する場合，その許容範囲を明記しておく。
- 統計解析責任者は統計解析計画書を別途作成し，解析方法の詳細を規定する。

(4) 中間解析
- 中間解析とは，正式な完了に先立ち，有効性や安全性に関してプロトコル治療群間を比較することを意図したすべての解析を指す（ICH E9）。
- 中間解析の実施時期は，登録症例数（例：目標登録症例数のXX％が登録された時点からt年後），イベント数（例：全体でM人の死亡があった時点），試験開始又は最終症例登録からの経過時間（例：試験開始t年後）等によって特定しておく。
- 中間解析の手法については，解析対象集団，解析方法及び項目，多重性の調整方法等を記載する。
- 中間解析の結果は，独立データモニタリング委員会（又はそれに準ずる組織）に報告する。試験の継続及び評価に影響を及ぼす可能性があるため，独立データモニタリング委員会以外の組織及び個人には中間解析の結果を知らせてはならない。
- 症例登録期間中に中間解析を実施する場合は，中間解析実施中及び結果の審議中における登録一時中断の必要性についても記載する。

14. 症例報告書の提出と内容の確認

(1) 記入と提出
- 症例報告書の様式（分冊型，単票型，ブック型）と提出期限をわかりやすく記載する。
- 症例報告書の記入（電子的データ収集の場合は入力）の際の遵守事項を記載する。
- 分冊型の場合，各分冊のタイトルとその提出時期がわかるようにする。
- 症例報告書の送付手段（郵送，FAX等）と送付先を記載する。

(2) 内容の確認と問い合わせ
- 症例報告書内容の確認，問い合わせ及び回答の方法を記載する。
- データ固定とは，全症例の症例報告書内容の確認が完了し，データが確定したことを指す。

15. 試験管理

(1) 進捗管理
- 当該試験の進捗管理の方法について記載する。
- 電子的データ収集（Electronic Data Capture；EDC）システムを使用する場合は，試験登録から各データが入力されるまでの許容時間（警告が発せられるまでの時間）の設定の有無，管理者，管理者用機能を明記する。

(2) 試験モニタリング
- 試験モニタリングの方法と項目について記載する。
- 試験モニタリングは，以下の2種類に大別される。
  - 中央モニタリング：データセンターに収集される症例登録票，症例報告書等の記録に基づいてプロ

トコル遵守を確認する活動。
- 施設訪問モニタリング：モニタリング担当者が，実施医療機関を訪問して，報告内容と原資料との照合等を行い，プロトコル遵守を確認する活動。

● 16. 各種委員会

(1) 独立データモニタリング委員会
- 独立データモニタリング委員会は，試験の進行状況，安全性データ及び重要な有効性評価項目を適切な間隔で評価し，主任研究者に試験の変更又は中止等を提言することを目的とした委員会であり，「効果安全性評価委員会」とも呼ばれる。
- 主任研究者は，試験実施計画書を倫理審査委員会に提出するまでに3名以上の独立データモニタリング委員（うち，1名は独立データモニタリング委員長）を任命する。
- 独立データモニタリング委員は適切な学識を持った臨床試験の専門家から選出する。特に，委員には関係領域の臨床医を少なくとも1名，中間解析を行う場合は生物統計学の専門家を1名含めなければならない。
- 独立データモニタリング委員は主任研究者，副主任研究者及び試験責任医師から独立していなければならない。
- 独立データモニタリング委員会は適切な間隔で定期的に開催し，当該試験の進行，安全性に関するデータ及び重要な有効性に関する評価項目の評価を行う。
- 独立データモニタリング委員会の審議形式については，委員の招集による会議の開催のほかに，審議内容の重要度に応じて稟議，電話・メール等による意見の聴取，独立データモニタリング委員長決済等があるため，この形式についても記載しておく。
- 主任研究者は，独立モニタリング委員会の了承のもとにすべての審議及び会合の記録を作成し，主任研究者がこれを保存する。

(2) その他の委員会
- その他，必要に応じて委員会を設置する。
- 腫瘍縮小効果，画像判定の結果等を評価項目とする場合には，効果判定，画像評価を実施する機能を有する委員会を設置する。

● 17. 倫理的事項

(1) 遵守すべき諸規則
- 最新版の遵守すべき綱領，法律，規則，指針等を記載する。
- ヘルシンキ宣言は必ず含める。
- 医薬品の臨床試験の実施の基準（GCP），倫理指針等が適用される臨床試験の場合は，それらの指針又は基準を含める。

(2) 説明文書・同意書（様式）の作成と改訂
- 説明文書とは，臨床試験の意義，目的，方法等を分かりやすく記述した文書であり，被験者にそれらを説明する際に用いられる。
- 同意書とは，被験者が当該試験への参加の意思を表明する文書である。
- 同意撤回書とは，被験者が当該試験参加への同意撤回の意思を表明する文書である。
- 代諾者による同意を認める場合には，その旨記載すると共に，その適用及び選定条件を明記する。
- 必要項目については，倫理指針のインフォームド・コンセントを遵守する。

(3) 実施医療機関における実施許可の取得
- 当該試験の実施にあたっては，各実施医療機関が参加する前に，主任研究者の所属する機関の長の許可が必要である。
- 主任研究者の所属する機関での許可後，許可された版の試験実施計画書等を以って各実施医療機関の試験実施の申請を行う。
- 各実施医療機関における申請から許可までの手順は，原則として以下のとおりである。
  ①試験責任医師から医療機関の長への申請
  ②医療機関の長から倫理審査委員会への審査依頼
  ③倫理審査委員会から医療機関の長への審査結果報告
  ④医療機関の長から試験責任医師への実施の許可

- ■ 倫理審査委員会が設置されていない医療機関については，共同研究機関，公益法人，学会等に設置された倫理審査委員会に審査を依頼してもよい。
- ■ 倫理審査委員会の審査対象資料は，各倫理審査委員会の規定によるが，試験実施計画書のみならず，試験薬／試験機器概要書（すでに市販されている場合は添付文書で可），被験者への説明文書・同意書（様式）及び重篤な有害事象発現時の報告・対応マニュアル等，試験にかかわるすべての資料が審査されることがある。

(4) 個人情報の保護
- ■ 被験者の個人情報とは，診察，検査等により実施医療機関が知りうるすべての情報のことである。例えば，氏名，生年月日，診断名，臨床検査値，画像所見，遺伝子情報等が含まれる。
- ■ 匿名化とは，個人情報から個人を識別する情報の全部又は一部を取り除き，代わりにその個人とかかわりのない符号又は番号を付すことをいう。匿名化には次の二とおりがある。
  - ● 連結可能匿名化とは，必要な場合に個人を識別できるように，その個人と新たに付された符号又は番号の対応表を残す方法による匿名化である。
  - ● 連結不可能匿名化とは，個人を識別できないように連結可能匿名化のような対応表を残さない方法による匿名化である。
- ■ 被験者の個人情報を当該医療機関外に提供する場合には，試験責任医師又は試験分担医師が匿名化を行う。匿名化後の被験者識別の方法（被験者識別コードの付与等）についても記載する。
- ■ 倫理指針の記載に留意する。

● 18. 試験の費用負担

(1) 資金源及び財政上の関係
- ■ 資金源及び利害の衝突（conflict of interest）を起こしうる財政上の関係について明記する。
- ■ 報告書・ガイドライン等を理解しておく。
- ■ 当該試験に係わる資金源（公的な研究助成金，試験／研究支援機関からの研究費，企業からの研究費等）を明記する。
- ■ 企業等から試験薬／試験機器の無償提供を受ける場合には，その旨記載する。
- ■ 当該試験に係る資金源以外の経済的利益等については，各機関の利益相反審査委員会等が定めた基準に従って記載する必要がある。例えば，プロトコル治療で用いられる試験薬／試験機器を開発又は製造・販売する企業と研究者等（主任研究者，試験責任医師等）との間に以下の条件を満たす財政上の関係が存在する場合には，その内容を記載する。
  - ● 経済的権利（株式，知的財産，金銭的収入，借入，役務提供等）
  - ● 経営関与（役員，顧問等）

(2) 臨床試験に関する費用
- ■ 臨床試験期間中の医療費の負担者について記載する。
- ■ 当該試験期間を明確に定義する。特に登録前検査を試験期間に含めるか明らかにする。
- ■ 当該試験の内容によっては，健康保険が適用できないことを考慮する。
- ■ 先進医療に関しては，通知を参照し，誤解の無いような記載を心がける。
- ■ 保険診療による自己負担分や保険外診療負担分について，被験者，研究者，実施医療機関による分担の項目，割合等を可能な限り記載し，当該試験に係る費用について明確にする。
- ■ 試験薬又は試験機器が当該疾患に対して保険収載されていない場合，又は収載されている用法・用量と異なる治療計画になる場合について記載する。
- ■ 試験薬又は試験機器を研究費の利用により配布する場合，保険請求を行わない旨記載する。
- ■ 試験薬又は試験機器の配布及び管理方法については，別途規定する。

(3) 健康被害に対する補償
- ■ 補償とは，違法性の有無に関わらず被験者の被った損失を填補することをいう。
- ■ 賠償とは，製造物の欠陥，試験計画の欠陥，インフォームド・コンセントの不備又は医療者の過失等に対する損害賠償請求に応じて責任を負う者が損害を

填補することである。施設登録時に試験責任医師及び試験分担医師が医師賠償責任保険に加入していることを確認する。
- 補償保険に加入している場合は，その旨を記載して補償内容を明記する。
- 補償保険が設定できず医療費又は医療手当を用いた補償措置を講ずる場合には，その内容を明記する。
- 補償保険が設定できず，医療費あるいは医療手当の支給も困難である場合には，補償保険商品の設定できないことを確認した上で，次善策である医療費あるいは医療手当の支給も困難である理由について，倫理審査委員会で審査を受けた上で，被験者から同意を得ることが必要である。

● 19. 試験実施計画書の改訂

- 主任研究者は，必要に応じ，試験実施計画書の改訂を実施し，所属する医療機関の長に報告する。その際，重大な改訂の場合には，倫理審査委員会への報告あるいは審議を依頼する。プロトコル改訂の重大性の判断基準として，試験の科学性に関係することと被験者のリスクを増大させることを考慮する必要がある。例としては，適格規準，治療計画，評価項目，予期される有害事象等に関係する変更が挙げられる。
- 主任研究者は，改訂内容の重大性に拘らず，改訂した試験実施計画書及びその改訂履歴（改訂内容とその理由）を文書で作成し，所属する医療機関の長及び各実施医療機関の試験責任医師に報告する。
- 試験責任医師は，試験実施計画書の改訂内容に応じて，説明文書の改訂が必要な場合には改訂し，所属する医療機関の長に報告する。その後，実施医療機関ごとに改訂の手続きをする。軽微な変更に関しては，各実施医療機関の規定に従う。

● 20. 試験の終了と早期中止

(1) 試験の終了
- 本試験の終了の定義及び終了後の手順について記載する。

(2) 試験の早期中止
- 試験の早期中止とは，以下のいずれかの理由により予定より早く当該試験全体又は一部（例：3治療群のうちの1群）が中止されることを指す。
  - 有効性の中間解析により，試験治療あるいは対照治療のいずれかが優れていることが示された。
  - 有効性の中間解析により，当該試験の主たる仮説を証明する可能性が小さいと判断された。
  - 重篤な有害事象報告や当該試験以外の情報を含む安全性情報に基づき，試験治療又は対照治療の安全性に問題があると判断された。
  - 症例登録の遅れ，試験実施計画書逸脱の頻発等の理由により，試験の完遂が困難と判断された。
  - 重篤な有害事象の報告数に基づいて当該試験の早期中止を行う場合には，あらかじめその中止規則を設定しておく。

● 21. 記録の保存

- 主任研究者，試験責任医師等が保存すべき記録の種類と保存期間を記載する。

● 22. 試験の公表と成果の帰属

(1) 臨床試験登録
- 臨床試験登録とは，医学雑誌編集者国際委員会（Internatinal Committee of Medical Journal Editors；ICMJE）の勧告に基づくものである。（JAMA 2004；292：1363-4）。
- 侵襲性を有する介入研究を実施する場合には，予め登録された試験計画の内容が公開されているデータベースに試験を登録しなければならない。
- 主任研究者は当該試験開始前（症例登録開始前）に，臨床試験登録を行う。

(2) 成果の帰属
- 当該試験で得られた成果の帰属と公表論文の著者決定方法について記載する。
- トラブルを未然に防ぐため，当該試験結果を発表・出版する際の著者等について予め具体的に決めてお

くべきである。
- データを別の目的で解析する可能性がある場合には，その手続きについて記載する。

● 23. 試験組織

- 当該試験に関連する組織及び個人を記載する。
- 「主任（副主任）研究者」，「試験事務局及び担当者」，「試験実施計画書作成者」，「統計解析責任者」，「データマネジメント責任者」，「独立データモニタリング委員」，「予定実施医療機関及び試験責任医師」を含め，必要に応じて，「試験／研究支援機関」，「運営委員」，「イベント評価委員」，「画像評価委員」，「病理組織評価委員」，「試験薬／試験機器製造者」，「試験薬／試験機器提供者」，「症例登録センター」，「割付責任者」，「検査実施機関」等を追加する。
- 「主任（副主任）研究者」，「試験事務局及び担当者」，「データセンター」については，その連絡先を明記する。
- 各々の役割の独立性を保ち，試験データの信頼性を担保するため，独立データモニタリング委員は当該試験実施計画書に関して他の役割を担うことはできない。統計解析責任者及びデータマネジメント責任者は主任（副主任）研究者，試験事務局担当者，試験責任医師及び試験分担医師を兼ねることはできない。
- 当該試験実施中に担当者に変更が生じた場合には，試験実施計画書の変更及び倫理委員会への提出は必要ないが，追記しておく必要がある。

● 24. 文献

- 文献は引用順に番号をつける。
- 本文中の引用箇所に文献番号を上付き文字で示す。
- 書式は『生物医学雑誌への統一投稿規定』（バンクーバー・スタイル日本語訳；2001年10月改訂版）に従う。

［河野健一］

参考文献
1) 臨床試験実施計画書作成要領，公益財団法人先端医療振興財団　臨床研究情報センター

8章 応用実践編

章目次

8.1：検体や情報を用いた
　　　臨床研究の実例 …………… 166

　8.1.1　ST上昇心筋梗塞の心電図所見から
　　　　　最大CK値を予測した研究
　8.1.2　重症度，医療・看護必要度と転倒・転落の
　　　　　関連性について検討した研究
　8.1.3　公開データとDPCデータを用いた
　　　　　将来患者推測

8.2：体外診断用医薬品の
　　　開発の進め方 ……………… 171

8.3：コンパニオン診断薬の
　　　開発の実例 ………………… 175

8.4：再生医療の法令と
　　　臨床応用に向けた取り組み …. 183

SUMMARY

　新規の医療技術には，医薬品や医療機器のみならず，さまざまな診断・治療および予防技術の開発が求められている。中でも「体外診断薬」は臨床検査技師にとって身近なものである。特に「コンパニオン診断薬」は，医薬品の有効性・安全性を高め，効果的な医療を推進するものとして多くの開発が進められている。また，近年では再生医療の技術が著しく進歩し，実臨床への適応がはじまっている。これらの開発に積極的に関わることは，医療職としての臨床検査技師の役割である。

　本章では，臨床検査技師との関わりが大きい，「検体を用いた臨床研究」，「体外診断薬の開発」「コンパニオン診断薬の開発」と「再生医療の臨床研究」について実例を紹介する。医療現場における日常の業務での疑問（クリニカルクエスチョン：clinical question）や課題の評価が医療の発展につながる。検査技師発の新しい医療技術を期待する。

8.1 検体や情報を用いた臨床研究の実例

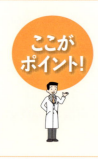

- 観察研究を中心に検査所見を用いた臨床研究の実例を学ぶ。

　実際の研究例を提示しながら，解説を加えていきたい。観察研究を中心に，検査所見や医療情報，公開データを用いた研究例を紹介する。

8.1.1　ST上昇心筋梗塞の心電図所見から最大CK値を予測した研究

　急性心筋梗塞症例の心電図所見とCK値に着目した研究である。アウトカムは最大CK値で，それ以外の項目を説明変数として検討を行った。

● 1. はじめに

- ST上昇型急性心筋梗塞（STEMI）は再灌流療法を中心とした早期介入が重要で，診断には1枚の心電図診断が極めて重要。
- 心筋梗塞後の心筋ダメージを反映するマーカーとしてCK値等があるが，これは通常分析装置で測定され心電図所見から推測することは少ない。
- 心電図検査のさらなる意義を探索するため，心電図所見を調査した。

● 2. 対　象

- 2006年6月～2008年1月にSTEMIとして来院された患者。
- ST上昇は前胸部誘導（V1～V6）の近接3誘導以上で上昇している心電図と定義した。
- 冠動脈造影上，病変が左前下行枝と確定している連続47症例（平均年齢：67.9 ± 13.9歳）。
- 陳旧性心筋梗塞やその他の器質的異常（大動脈弁狭窄症・肥大型心筋症）や発症後12時間以上経過して，心電図所見が変化していると思われる症例は除外した。

● 3. 方　法

　以下の方法を行った。ST部位の計測はJ点（QRS波からST部分へ移行する部位）から80msec後方において1mm単位で計測した。

✎ 用語　ST上昇型急性心筋梗塞（ST-elevation Acute Myocardial Infarction；STEMI）

①閉塞部位（近位部，非近位部）による心電図所見の差異について
②最大CK値と心電図所見・除細動器使用の有無との関連

心電図所見→最大ST上昇・ΣST上昇誘導数・閉塞部位・V5誘導のR波高（カテ前，カテ後，カテ前後の変化分）

除細動使用の有無
③最大CK値予測因子の探索（多変量解析）

● 4. 結 果

最大CK値に関しては極端に高かった症例が2症例あり，解析に強い影響を受けるので回帰直線を描画する②1)および2)に関しては，除外した症例で検討した図を示す。

①閉塞部位による心電図所見の差異について
表8.1.1のように近位部と非近位部では最大ST上昇（mm）とΣST上昇誘導数に差異を認めた。

②最大CK値と心電図所見・除細動使用の有無との関連

1) 最大ST上昇（mm）と最大CK値
図8.1.1のように最大ST上昇（mm）と最大CK値には正の相関を認めた。
回帰式を求めれば，下式のようになる。
最大CK値 = 1337.0 + 367.4 × 最大ST上昇（mm）

2) ΣST上昇誘導数（mm）と最大CK値
図8.1.2のようにΣST上昇誘導数と最大CK値には正の相関を認めた。
回帰式を求めれば，下式のようになる。
最大CK値 = 24.2 + 554.8 × ΣST上昇誘導数

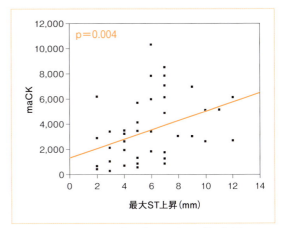

図8.1.1 最大ST上昇（mm）と最大CK値の相関

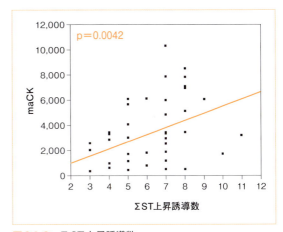

図8.1.2 ΣST上昇誘導数

3) 閉塞部位と最大CK値
下表のように近位部と非近位部では最大CK値は異なる傾向にある（近位部で高値）。

	近位部 (n = 30)	非近位部 (n = 15)	p value
最大CK値 (mean ± S.E.)	4229.1 ± 520.1	2664.4 ± 575.7	0.074 (student t-test)

4) 閉塞部位と最大CK値
下表のように除細動使用の有無で最大CK値は異なる傾向にある（使用例で高値）。

	除細動使用無 (n = 42)	除細動使用 (n = 5)	p value
最大CK値 [四分位範囲]	[1124.8, 5074.3]	[4410, 11146.5]	0.002 (wilcoxon rank sum test)

表8.1.1 近位部と非近位部における心電図所見の違い

	近位部 (seg⑥)	非近位部 (seg⑦)	p value
最大ST上昇 (mm)	6.9 ± 0.6	4.8 ± 0.8	0.0153 (Welch's test)
ΣST上昇誘導数 (個)	6.8 ± 0.3	5.4 ± 0.5	0.0184 (student t-test)
対側性変化の 割合	14/31 (45.2%)	8/16 (50%)	0.7525 (chi-square test)
右脚ブロック	10/31 (32.3%)	3/16 (18.8%)	0.3162 (chi-square test)

8章 応用実践編

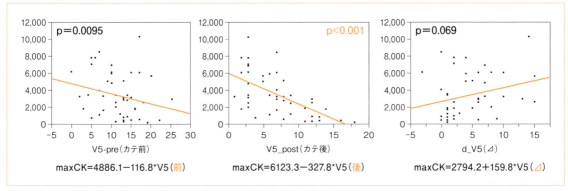

図8.1.3 V5誘導（カテ前，カテ後，カテ前後の変化分）と最大CK値の相関

5) V5誘導のR波高（前，後，変化）と最大CK値

図8.1.3のように心臓カテーテル検査終了時のV5誘導のR波高が，心臓カテーテル検査前および前後の変化量と比べて，最大CK値と最も強い相関を示した。

③最大CK値予測因子の探索（多変量解析）

最大CK値を目的変数，最大ST上昇（mm），ΣST上昇誘導数，閉塞部位，心臓カテーテル検査実施後のV5誘導のR波高および除細動器利用の有無を目的変数として，多変量解析（目的変数が連続変数なので重回帰分析）を用いて行ったところ，最終的に表8.1.2のようになった（R2＝0.62）。重回帰式で表せば下式のようになり，最大CK値は除細動器を利用しなければ約1440低下し，心臓カテーテル検査終了時のV5誘導のR波高が高いと最大CKは低下し，最大ST上昇（mm）が高いと最大CK値は高くなることを意味している。

表8.1.2 多変量解析の結果

	推定値	SE	t value	p value
Intercept	4498.8	917.46	4.90	<0.0001
除細動器の利用（利用－）	－1439.0	464.0	－3.1	0.0034
V5R波（心カテ終了時）	－273.44	69.7	－3.92	0.0003
最大ST上昇（mm）	379.0	84.2	4.50	<0.0001

最大CK値＝4498＋（－1439×除細動未使用）＋（－273×心臓カテーテル検査終了時V5のR波高）＋379×最大ST上昇（mm）

5. 結　語

前下行枝が責任病変である初発のST上昇型急性心筋梗塞症例において，心電図所見（最大ST上昇mm，心臓カテーテル検査終了時のV5のR波高）から最大CK値が予測可能であると思われた。

8.1.2　重症度，医療・看護必要度と転倒・転落の関連性について検討した研究

看護現場で入力されている「重症度，医療・看護必要度」の意義を，転倒・転落のデータと絡めて調査した研究である。

看護必要度が入力されており，病床管理や重症度把握等に利用されている。

1. はじめに

医療・介護現場における転倒・転落事故は，場合によっては悲惨な結果を招き兼ねない，リスク管理上重要な問題の1つである。病棟では日々重症度，医療・

2. 対　象

2014年11月〜2015年3月までに院内で転倒・転落した症例200名を対象と，対照として転倒・転落が発生していない患者200名の合計400名。対照の選定は性と年齢を用いた傾向スコア法（1：1マッチング）にて行った。

3. 方法

以下の2点に関して調査した。ここでは統計学的手法を用いる②について紹介する。
①転倒・転落に関する記述統計
②転倒・転落と関連する重症度，医療・看護必要度の探索

②は具体的には，目的変数を転倒，転落の有無，説明変数を重症度，医療，看護度として多変量解析（条件付ロジステック回帰分析）を行った。

4. 結果

表8.1.3のとおり，A項目「専門的な治療・処置」やB項目「口腔清潔」は性・年齢を調整した上でも転倒・転落に対するリスクを表す項目として，A項目「シリンジポンプ」は転倒・転落に対して予防として働く項目である可能性が示唆された。

表8.1.3 重症度，医療，看護必要度を説明変数に用いた多変量解析（ロジスティック回帰）

		傾向スコア調整なし			傾向スコア調整あり		
		点推定値	95%信頼区間		点推定値	95%信頼区間	
A	創傷処置	1.06	0.71	1.56	1.19	0.62	2.28
	呼吸ケア	1.04	0.69	1.58	0.89	0.43	1.84
	点滴ライン	0.25	0.03	1.84	0.57	0.04	7.40
	心電図モニター	1.19	0.82	1.72	1.41	0.75	2.64
	シリンジポンプ	0.32*	0.11	0.88	0.19*	0.04	0.91
	輸血・血液製剤	1.45	0.64	3.30	4.34	0.72	26.02
	専門的な治療・処置	1.29*	1.09	1.51	1.33*	1.02	1.74
B	寝返り	0.64*	0.44	0.91	0.65	0.38	1.14
	起き上がり	1.23	0.70	2.16	1.47	0.65	3.32
	座位保持	0.89	0.59	1.35	1.07	0.55	2.07
	移乗	1.61*	1.21	2.13	1.21	0.78	1.90
	口腔清潔	2.10*	1.35	3.27	3.10*	1.47	6.53
	食事接種	0.84	0.61	1.14	0.87	0.53	1.42
	衣服の着脱	0.95	0.71	1.27	0.72	0.45	1.17

8.1.3　公開データとDPCデータを用いた将来患者推測

2025年問題や地域医療構想の下，今後の医療は大きな変革が求められている。公開データと院内の診断群分類包括評価（DPC）データを用いて，所属2次医療圏の将来患者を推計する試みを行った（図8.1.4）。

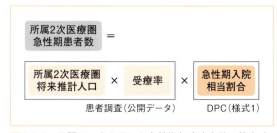

図8.1.4　公開データを用いた急性期相当患者数の算出式

1. 用いたデータ

・国立社会保障人口問題研究所で公開されている自治体単位の将来推計人口
・厚生労働省 基幹統計「患者調査」で公開されている国際疾病分類（ICD）別受療率
・DPC様式1に記載されているICD分類と在院日数

用語　診断群分類包括評価（Diagnosis Procedure Combination；DPC），国際疾病分類（International Statistical Classification of Diseases and Related Health Problems；ICD）

8章 応用実践編

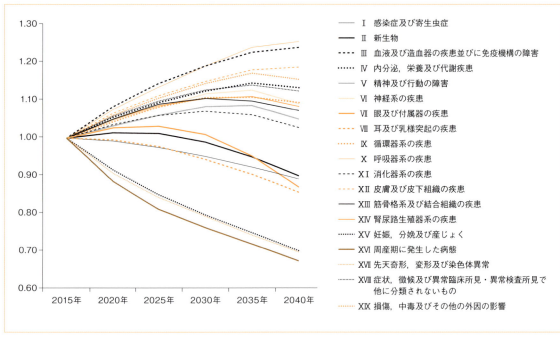

図8.1.5 飯塚2次医療圏における2040年までの急性期相当患者数の推移（2015年を1として比で表示）

● 2. 方　法

　診断群分類包括評価（DPC）データから国際疾病分類（ICD）ごとに急性期相当（75％タイルまでの入院期間）する入院期間を算出し，患者調査からその入院期間の占める割合を算出する。将来の推計患者数（将来推計人口×受療率）に割合を乗じて急性期患者数とする。なお，患者調査は9月1カ月あたりの退院患者数であり，推計結果を12倍すれば年間患者数となる。

● 3. 結　果

　2015年の患者数を1とした場合，将来増加する疾患と減少する疾患を知ることができた。

［古賀秀信］

✎ 用語　　診断群分類包括評価（Diagnosis Procedure Combination；DPC）

8.2 体外診断用医薬品の開発の進め方

● 1. 体外診断用医薬品とは

体外診断用医薬品は,「医薬品,医療機器等の品質,有効性及び安全性の確保等に関する法律」(薬機法)において,以下のように定義されている。

> 専ら疾病の診断に使用されることが目的とされている医薬品のうち,人又は動物の身体に直接使用されることのないものをいう(第2条 第14項)。

もう少し具体的には,「体外診断用医薬品の取扱いについて 別添1」(昭和60年6月29日厚生省薬務局長通知)において,以下のように記載されている。

> 体外診断用医薬品は,人に由来する試料を検体とし,(2)に示す検体中の物質等を検出又は測定することにより,(1)に示す疾病の診断に使用されることが目的とされているものであって,人の身体に直接使用されることのないもの。
> ただし,病原性の菌を特定する培地,抗菌性物質を含有する細菌感受性試験培地及びディスクはこれに含まれる。

上記の「(1)に示す疾病の診断」として,以下が記載されている。

> ・各種生体機能(各種器官の機能,免疫能,血液凝固能等)の程度の診断
> ・罹患の有無,疾患の部位又は疾患の進行の程度の診断
> ・治療の方法又は治療の効果の程度の診断
> ・妊娠の有無の診断
> ・血液型又は細胞型の診断

また,上記の「(2)に示す」として,検出又は測定する対象として,以下の物質または項目が記載されている。

> ・アミノ酸,ペプチド,蛋白質,糖,脂質,核酸,電解質,無機質,水分等
> ・ホルモン,酵素,ビタミン,補酵素等
> ・薬物又はその代謝物
> ・抗原,抗体等
> ・ウイルス,微生物,原虫又はその卵等
> ・pH,酸度等
> ・細胞,組織又はそれらの成分

● 2. 体外診断用医薬品の薬事規制

体外診断用医薬品は,診断におけるリスクに応じて,以下のとおり,クラスⅠ~Ⅲに分類されている。(「体外診断用医薬品の一般的名称について」平成17年4月1日付け薬食発第0401031号厚生労働省医薬食品局長通知)

> **クラスⅢ**
> 体外診断用医薬品を疾病の診断等に使用した際,その診断情報リスクが比較的大きく,情報の正確さが生命維持に与える影響が大きいと考えられるもの
> **クラスⅡ**
> ・クラスⅢに該当しない体外診断用医薬品のうち,一般用検査薬(OTC)
> ・クラスⅠ,クラスⅢに該当しない体外診断用医薬品
> **クラスⅠ**
> クラスⅢに該当しない体外診断用医薬品のうち,国内外で一般的なものとして認知されている較正用標準物質が存在するものであって,体外診断用医薬品の製造管理及び品質管理の一環として行う較正が比較的容易であると認められ,かつ,一般用検査薬(OTC検査薬)以外のもの

また，クラス分類に応じて，本邦において，体外診断用医薬品の製造販売を行うために必要な薬事規制が異なっており，製造販売届出，製造販売認証申請，または製造販売承認申請を行う必要がある。

クラスⅠに分類される体外診断用医薬品には，
- 厚生労働大臣が指定した承認・認証不要基準が定められており，当該基準に適合するものについては，製造販売承認が不要であり，品目ごとに，厚生労働大臣に製造販売届出を行うことになる。
- 当該基準に適合しないものは，製造販売承認申請を行い，承認を取得する必要がある。

クラスⅡに分類される体外診断用医薬品には，
- 厚生労働大臣が指定した認証基準が定められており，当該基準に適合するものについては，厚生労働大臣登録を受けた者（登録認証機関）の認証を受けることとなる（製造販売認証）。
- 当該基準に適合しないものは，製造販売承認申請を行い，承認を取得する必要がある。

クラスⅢに分類される体外診断用医薬品には，
- 厚生労働大臣が指定した認証基準が定められているものの，当該基準に適合するものも，新規品目，承認基準の定めのない品目と同様に，製造販売承認申請を行い，承認を取得する必要がある。

製造販売承認申請がなされると，品質，有効性および安全性に関する審査，製造所での製造管理または品質管理の方法の調査が医薬品医療機器総合機構（PMDA）により行われる。

● 3. 体外診断用医薬品の製造販売承認申請に必要な資料

体外診断用医薬品の製造販売を行うためには，クラス分類等に応じて，製造販売届出，製造販売認証申請，または製造販売承認申請を行う必要がある。これらの中から，最も対応が必要となる製造販売承認申請に必要な資料等を示す。

体外診断用医薬品の製造販売承認申請においては，製造販売承認申請書と添付資料を提出する必要がある。また，製造販売承認申請の区分は，以下の4つがあり，区分により，提出する必要がある添付資料の範囲が異なっている。

> **新規品目**
> 　新規項目を検出又は測定しようとする品目。
>
> **承認基準外品目**
> 　承認基準の定めのない品目。
>
> **承認基準品目**
> 　承認基準の定めのある品目であって，承認基準に適合するもの。
>
> **基準不適合品目**
> 　承認基準，認証基準，承認・認証不要基準の定めのある品目であって，その基準に適合しないもの。

各申請区分における製造販売承認申請書に添付すべき資料と添付資料の項目との関係については表8.2.1に製造販売承認申請書に添付すべき資料の範囲に関しては表8.2.2に示す（「体外診断用医薬品の製造販売承

表8.2.1　添付資料と添付資料の項目との関係

添付資料	添付資料の項目
イ．開発の経緯及び外国における使用状況等に関する資料	1. 開発の経緯及び外国における使用状況等に関する資料 2. 申請品目の説明に関する資料
ロ．仕様の設定に関する資料	1. 品質管理の方法に関する資料 2. 測定範囲等に関する資料 3. 較正用基準物質の設定に関する資料
ハ．安定性に関する資料	保存条件及び有効期間の設定に関する資料
ニ．法第四十一条第三項に規定する基準への適合性に関する資料	基本要件基準への適合に関する資料
ホ．性能に関する資料	1. 性能に関する資料 2. 操作方法に関する資料 3. 検体に関する資料 4. 既存体外診断用医薬品との相関性に関する資料 5. セロコンバージョンパネル等を用いた試験に関する資料
ヘ．リスクマネジメントに関する資料	リスクマネジメントに関する資料
ト．製造方法に関する資料	製造工程と製造施設に関する資料
チ．臨床性能試験の試験成績に関する資料	臨床性能試験成績に関する資料

表8.2.2 製造販売承認申請書に添付すべき資料の範囲

	イ 開発経緯		ロ 仕様			ハ 安定性	ニ 基準適合性	ホ 性能					ヘ リスクマネジメント	ト 製造方法	チ 臨床性能試験
	1	2	1	2	3			1	2	3	4	5			
新規品目	○	○	○	○	○	○	○	△	△	○	—	△	○	○	○
承認基準外品目	○	○	○	○	○	○	○	△	△	○	○	△	○	○	○
承認基準品目	×	○	△	×	△	○	○	×	×	○	○	△	○	○	△
基準不適合品目	○	○	○	○	○	○	○	△	△	○	○	△	○	○	△

○は添付を，×は添付の不要を，△は個々の体外診断用医薬品により判断されることを意味する

認申請について」平成26年11月21日付け薬食発第1121第15号厚生労働省医薬食品局長通知）。

に示した添付資料を作成して，厚生労働大臣に申請する。その後，PMDAによる審査が行われることになる。

4. 体外診断用医薬品の開発プロセス

申請区分が新規品目に該当する体外診断用医薬品について，一般的な開発プロセスを図8.2.1に示す。

最初に，基礎研究として，診断標的や原理の検討，バイオマーカーの検討，新規物質の合成／候補物質の選定等が行われ，その結果，体外診断用医薬品になり得るものが発見された場合，製品の設計・開発が行われる。設計・開発として，臨床的有用性の検討，測定原理・測定方法の確立を行うとともに，感度試験，正確性試験，同時再現性試験等，さらに安定性試験が実施される。また，製品の仕様が設定・決定され，当該製品等を用いて，臨床性能試験が実施される。これらのデータを基に，製造販売承認申請書および表8.2.1

5. 体外診断用医薬品の臨床性能試験の例

2014年9月に日本で製造販売承認を取得した「ベンタナ OptiView CD30（Ber-H2）」（一般的名称：組織検査用腫瘍マーカーキット）の事例として示す。

本品の使用目的，測定原理は以下のとおりである。

【使用目的】
生体由来の組織又は細胞中のCD30の検出（悪性腫瘍の診断補助等）

【測定原理】
本品は，マルチマーを使用した免疫組織化学染色法により，生体由来の組織又は細胞中のCD30を検出

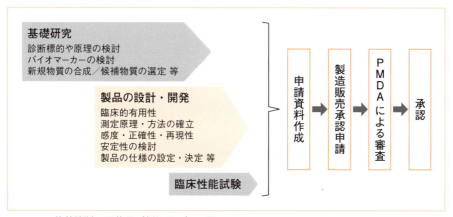

図8.2.1 体外診断用医薬品（新規品目）の開発プロセス

する。スライド標本上の抗原に一次抗体を反応させると，組織切片上に存在する対象抗原と結合する。次にペルオキシダーゼで標識したマルチマーを反応させると，スライドガラス上に対象抗原－一次抗体－リンカー-HQ－マルチマー-HRP結合物が形成される。この結合物にDAB試薬，H_2O_2試薬及びCOPPER試薬を添加すると，酵素反応により，組織中に存在する対象抗原が茶褐色に染色される。茶褐色に可視化された抗原部位を光学顕微鏡で観察し，陽性・陰性の判定を行う。

臨床性能試験は，「ホジキンリンパ腫および未分化細胞リンパ腫におけるCD30/ultraViewおよびCD30/OptiViewの臨床性能試験」を課題名として，実施された。

本試験の概要，方法は，以下のとおりであった。(国立がん研究センター　平成25年度包括的同意利用倫理審査承認課題

http://www.ncc.go.jp/jp//about/rinri/hokatsu/kadai_h25/2013-207.pdf）

研究の概要
リンパ球系の表面マーカーの一つであるCD30はTNFレセプター遺伝子ファミリーの一つで正常組織では胸腺と活性化T細胞に発現しており，T細胞の発生，増殖，活性化に関わっていると考えられている。悪性リンパ腫では，ホジキンリンパ腫（Hodgkin's lymphoma；HL）や未分化大細胞リンパ腫（Anaplastic large cell lymphoma；ALCL）でCD30が高発現していることが知られており，CD30検査は悪性リンパ腫の組織型を判定するために広く実施されている。

悪性リンパ腫はその組織型により，予後や化学療法への反応性が大きく異なるため，個々の悪性リンパ腫の組織型判定及び診断を正確に行うことは非常に重要であるが，各医療施設で行われているCD30検査は研究用試薬を用いたものであり，体外診断用医薬品として承認された検査方法によるCD30検査が望まれている。

方法
手術等で摘出され，病理診断に用いられた後の残余組織を用いて，腫瘍におけるCD30の発現を複数のCD30検査薬を用いて，検査する。

本試験の試験成績は，表8.2.3に示す通りであり，本品と他社品（研究用試薬）との良好な相関性が得られた（ベンタナ OptiView CD30（Ber-H2）添付文書）。

体外診断用医薬品の開発において，臨床性能試験のルールが明確になっていないことは問題である。今後，ガイドライン等で明確にされることを望む。

表8.2.3　臨床性能試験成績

		他社品（研究用試薬）		計
		陽性	陰性	
本品	陽性	65例	1例	66例
	陰性	0例	55例	55例
	計	65例	56例	121例

陽性一致率：100.0%（95% CI：90.4〜100.0%）
陰性一致率：98.2%（95% CI：95.5〜100.0%）
全体一致率：99.2%（95% CI：95.5〜100.0%）

［浅田隆太］

8.3 コンパニオン診断薬の開発の実例

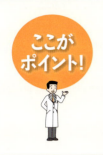

ここがポイント!
- コンパニオン診断薬の概要を理解する。
- コンパニオン診断薬の開発の背景,流れを理解する。

● はじめに

病名に基づき治療法を選択する従来の医療から,バイオマーカー検査等により患者を層別し,層別した個々人に,より有効かつ安全な治療薬を選択する個別化医療への変化が進展している。そのような流れの中にあって,コンパニオン診断薬は,ファーマコジェネティクス,ファーマコゲノミクスとともに個別化医療の大きな役割を果たすものとして期待される。

コンパニオン診断薬に関して,米国食品医薬品局(FDA)が2011年7月にガイダンス案[1]を公表し,本邦においても2013年7月に「コンパニオン診断薬等及び関連する医薬品の承認申請に係る留意事項について」が通知[2]として発出された。このいずれもが新規治療薬とそのコンパニオン診断薬等の原則同時申請・同時承認を求めるものである。

本項では,コンパニオン診断薬の開発に関する課題,コンパニオン診断薬の事例および診断薬の開発に際して臨床検査技師に期待される事項について解説する。

● 1. コンパニオン診断薬とは

近年の遺伝子解析等検査技術の進歩により患者個人に最適な医療を選別し,提供することが可能となってきた。

個別化医療の実践には,投与しようとする医薬品の効果や安全性の予測,用法用量の最適化を目的としたバイオマーカー等を測定し,その医薬品の効果等が期待できる患者を選別する必要がある。

体外診断薬のうち,これらの特定の医薬品を使用するための特定の検査に使用する診断薬を「コンパニオン診断薬」という。

(1) 病名による医療から個別化医療へ,コンパニオン診断薬は個別化医療の担い手

通常の臨床検査は,患者がどのような疾患に罹患しているかを調べる目的であったり,治療効果を判断する目的で実施する。医師は,その結果をもとに患者の病名を決定し適切な治療を施す。

医薬品の選択は医師の経験や医学文献による知識をもとに行われる。これが,いわゆる「病名による医療」である。

一方,「個別化医療」を目的とするコンパニオン診断は,薬剤効果や副作用の患者個人差を検査により予測することで最適な投薬を補助することを目的として実施される。検査法には制限はなく,遺伝子検査,遺伝子発現検査,タンパク質や代謝物質などの血液成分検査,尿検査,組織検査,画像検査(MRI等)等が用

用語 米国食品医薬品局(Food and Drug Administration;FDA)

8章 応用実践編

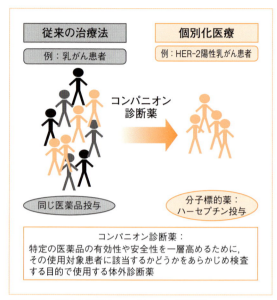

図8.3.1 個別化医療とコンパニオン診断薬

いられる。

この診断を目的とした体外診断薬をコンパニオン診断薬という（図8.3.1）[3]。

薬食審査発0701第10号平成25年7月1日「コンパニオン診断薬等及び関連する医薬品の承認申請に係る留意事項について」では、コンパニオン診断薬等の範囲として、次の事項をあげている。

◆特定の医薬品の有効性又は安全性の向上等の目的
◆特定の医薬品の使用に不可欠な体外診断用医薬品又は医療機器
◆単に疾病の診断等を目的とするものを除く

具体的には、以下の目的で使用されるものと規定されている。

①効果がより期待される患者を特定するため
②特定の副作用が発現するおそれの高い患者を特定するため
③用法・用量の最適化または投与中止の判断を適切に実施するため

また、特定の新規医薬品とそのコンパニオン診断薬は、原則同時申請・同時承認を求められる。

近年、特定の医薬品を最も効果が期待できる患者に投与する目的で、投与前にそのコンパニオン診断薬での確認診断が条件として承認される薬剤が増えている。

特定の効果が期待される新規医薬品が販売されたとしても、使用条件とされる確認診断を行う診断薬がなければ、その医薬品を使用することができない。

特定の医薬品が販売される前、遅くとも医薬品の販売と同時に診断薬も存在する必要がある。

(2) コンパニオン診断薬の対象となり得る層別化バイオマーカー

病気の原因、進展に関与する分子の研究および医薬品の体内動態に関与する薬物代謝酵素等の解明が個別化医療の発展に大きく寄与した。

1) 医薬品の標的分子および関連分子

一例として、がん細胞には、後天的に生じた遺伝子異常による

①タンパク質の過剰発現
②分子変異
③分子融合

等が認められるが、これらのバイオマーカーのいくつかは医薬品の標的分子となるとともに、腫瘍マーカーとして診断薬の対象となり得る。

2) 実用化されたバイオマーカーと対応医薬品

①タンパク質過剰発現

本邦で個別化医療として、最初に認められたのは2001年のトラスツズマブ（商品名：ハーセプチン）である。トラスツズマブ投与前にがん細胞にハーツー（human EGFR-related 2；HER2）タンパク質が過剰に発現しているかを診断する新しい手法が個別化医療として脚光を浴びた。

しかし、当時は「コンパニオン診断薬」の明確な承認規程・ガイドラインが存在しなかったことから、どの標的分子を検出するかにより、また、本剤発売後のバイオマーカー開発の進展により、以下に記載した多くの診断薬が開発された。

i) がん組織中のHER2遺伝子（DNA）検出：

「パスビジョンHER-2DNAプローブキット」、「HER2 FISH pharm Dx Kit」、「スポットライトHER-2」、「DAKO, DuoCISH」、「INFORM HER-2DNA」

ii) がん組織中のHER2タンパク質検出：

「ダコ Hercep Test Ⅱ」、「ベンタナⅠ-VIEWパス

ウェーHER2（4B5）」，「協和ステイン HER2/neu（M）」，「ヒストファイン HER2キット（MONO）」，「ヒストファイン HER2キット（POLY）」
iii）血清中のHER2タンパク質検出：
「ケミルミ Centaur-HER2/neu」等．

続いて，2008年には上皮成長因子受容体（EGFR）過剰発現の診断の下，結腸・直腸がん治療薬として抗EGFR抗体セツキシマブ（商品名：アービタックス）が承認され，販売された．しかし，カーステンラット肉腫ウイルスがん遺伝子（KRAS）は，EGFRシグナルの下流に位置することから，抗EGFR抗体がEGFRのリガンド依存的活性化を抑制してもKRASが変異により活性化するとシグナルが補償されてしまう．つまり，セツキシマブはKRAS遺伝子の変異がない野生型には，効果が高いが，変異がある大腸がん等には効果が低いと考えられる．このことから，2011年からセツキシマブ投与に際しては，EGFR過剰発現の検査に加えKRAS変異がないことを検査することが義務付けられた．

また，セツキシマブと同作用を有するパニツムマブ（商品名：ベクティビックス）は，2011年の販売当初からKRAS変異がないことを検査することが義務付けられた．

② 分子変異

ゲフィチニブは，EGFRチロシンキナーゼ阻害作用を示す分子標的治療薬であり，効果が高く副作用が少ない画期的な抗がん剤として2002年7月，本邦で世界に先駆けて「手術不能又は再発非小細胞肺がん」の治療薬として承認された．

その後，間質性肺炎による死亡例の多発やプラセボと比較して生存期間の延長が示しえなかったとの臨床試験の報告から欧州医薬品庁での申請取り下げ等，紆余曲折があった．ただ，医療現場では本剤が効きやすい患者の存在は認識されており，他の臨床試験の解析結果や本邦での大規模調査結果から，効果の高い患者は「EGFRに変異がある」，「日本や韓国など東アジア人」，「女性」等新たなエビデンスが示された．

その結果，2011年に承認内容が「手術不能又は再発非小細胞肺がん」から「EGFR遺伝子変異陽性の手術不能又は再発非小細胞肺がん」と変更となり，事前のEGFR遺伝子変異検査が義務付けられた．

ゲフィチニブと同様の作用機序を有するエルロチニブ（商品名：タルセバ）も2007年から販売使用されているが，2011年から「切除不能な再発・進行性で，がん化学療法未治療の非小細胞肺がん」患者には事前のEGFR遺伝子変異検査が義務付けられた（表8.3.1）．

表8.3.1 コンパニオン診断薬と対応医薬品（1）

分類	バイオマーカー	保険点数	疾患	対応医薬品	承認（年） 診断薬	承認（年） 医薬品
過剰発現	HER2	690	乳がん	Trastuzumab（抗HER2抗体）	2001	2001
	EGFR	2700	大腸がん他	Cetuximab（抗EGFR抗体）	2008	2008
分子変異	EGFR変異	2500	NSCLC	Gefitinib Erlotinib（EGFR TKI）	2011	2002 2007
	KRAS変異	2100	大腸がん	Cetuximab Panitumumab（抗EGFR抗体）	2011	2008 2010
分子融合	BCR-ABL（Ph染色体）	2730 +400	CML Ph+ALL	Imatinib Nilotinib Dasatinib（ABL TKI）	未承認	2001 2009 2009

用語 上皮成長因子受容体（Epidermal Growth Factor Receptor；EGFR），カーステンラット肉腫ウイルスがん遺伝子（v-Ki-ras2 Kirsten Rat Sarcoma viral oncogene homolog；KRAS）

2. コンパニオン診断薬の開発に関する課題

個別化医療の担い手として期待されるコンパニオン診断薬であるが，その開発，同時申請，同時承認には，
　①製薬企業と診断薬企業のビジネス戦略の違い
　②医薬品と体外診断薬の開発プロセスの違い
　③医薬品と体外診断薬の利益構造の違い
　④コンパニオン診断とコンパニオン診断薬
等，多くの課題があった．

①製薬企業と診断薬企業のビジネス戦略の違い

従来の「病名による医療」の恩恵を被ってきた製薬企業では，投薬の前にコンパニオン診断を行い適用患者を狭めることには必ずしも積極的ではなかった．

しかし，これまでの低分子医薬品からは画期的な新薬の創製が困難な状況になりつつあることから，抗体医薬等，分子標的薬の開発等へ戦略の転換が行われている．

一方，診断薬企業においても，アンメットメディカルニーズに基づく抗体医薬等オーファン的医薬品に対するコンパニオン診断薬の開発に関しては，(ⅰ)検査対象患者が限定される，(ⅱ)検査薬開発に必要な遺伝子情報等は製薬企業中心で研究されるため，企業秘密として情報が十分に与えられないことがある，(ⅲ)検査結果の患者に対する影響が大きいことから精度の高い検査薬品質が求められる，(ⅳ)製薬企業と協働戦略をとり，開発初期から資金を投入したとしても医薬品の成功確率が非常に低い，ことなどから消極的であった．

②医薬品と体外診断薬の開発プロセスの違い

医薬品の開発では，新規物質の創製から承認取得まで，10年から18年の期間を要するが，体外診断薬の開発に関しては，基礎研究開始から保険収載まで，4.5年から8年とされている（図8.3.2）．その主たる違いは，臨床データ取得の違いにある．

医薬品の開発に際しては，臨床データはGCPを遵守した治験により，第Ⅰ相試験から第Ⅲ相試験まで段階的に収集・評価が求められる．それには3年から7年の期間を必要とする．

一方，通常の体外診断薬の臨床データ収集は，GCPを遵守する必要はなく，2施設以上，150検体以上の測定データが求められる．通常半年から1年で収集が可能である（図8.3.3）．

新規医薬品とそのコンパニオン診断薬の同時開発の場合，診断薬企業は医薬品の開発に合わせて，長期間の開発体制を維持しなければならない．

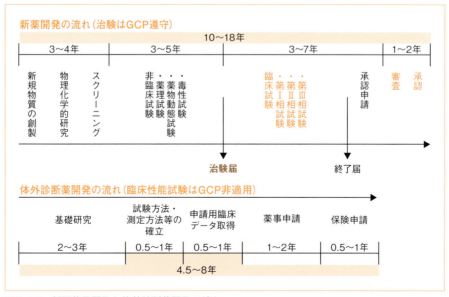

図8.3.2　新医薬品開発と体外診断薬開発の流れ

8.3 | コンパニオン診断薬の開発の実例

基礎研究
診断標的・原理の検討，新規物質の選定，候補物質の絞り込み
測定方法の確立，動物実験等での検証

↓

試験方法・測定方法等の確立
測定系：性能使用設定，仕様実証データ取得
製造系：QMS基準としての原材料の製造方法，規格及び試験測定方法の確立
　　　　製造規格書作成，数ロットの試作製造

↓

申請用臨床データ取得
臨床性能試験（通常医薬品での「治験」）により，性能を検証するデータ取得
新規項目か後続品かで試験内容は異なる
新規項目：≧2施設，≧150検体の規模で性能・有用性等を検討
GCP基準：適用されないが，倫理面，データ信頼性は治験並みに確保

↓

薬事申請	保険申請
承認，認証，届出⇒製品誕生	保険点数収載⇒実質販売可能

図8.3.3　体外診断薬開発のプロセス

③医薬品と体外診断薬の利益構造の違い

医薬品は治癒まで継続的に使用されるが診断薬は1度きりの使用であり，また，医薬品の薬価が品目ごとに設定されるのとは異なり，診断薬の診療報酬は検査の項目別に設定され，検査薬代，測定者人件費，検体前処理，輸送も含め保険点数は2,000点とされてきた。そのため，新技術によるコンパニオン診断薬は採算がとれない可能性がある。

表8.3.2　HER2検査法

測定対象	HER2　検査法（*：体外診断薬あり）
がん組織中のHER2遺伝子（DNA）	Fluorescence in situ hybridization (FISH)*
	Chromogenic in situ hybridization (CISH)
	Silver in situ hybridization (SISH)
	Southern blot
	Polymerase chain reaction (PCR)
がん組織中のHER2遺伝子（RNA）	Northern blot
	Reversed transcription-polymerase chain reaction (RT-PCR)
がん組織中のHER2タンパク	Immunohistochemistry (IHC)*
	Western blot
血清中のHER2タンパク	Enzyme-linked immunosorbent assay (ELISA)
	Chemiluminescent immunoassay (CLIA)*

④コンパニオン診断とコンパニオン診断薬

個別化医療を行うための，コンパニオン診断としての検査方法ならびに検査薬（広義のコンパニオン診断薬）は，1種類のバイオマーカーに対して複数存在する。

HER2を例にとれば，検査法は種々存在し，そのうち，FISH，IHC，CLIAが体外診断用医薬品として承認されている（表8.3.2）。その他は，研究用試薬として入手が可能であり，本邦においては，薬機法に基づく「体外診断用医薬品」（IVD）として承認されていない研究用試薬であっても laboratory developed test (LDT) として，医療法の下に運用される（表8.3.3）[3]。

● 3. 新基準によるコンパニオン診断薬と治療薬の同時承認

2011年のFDAによるコンパニオン診断薬に関するガイダンス案に基づいて，本邦においても新しい方針が示され[4]，新規分子標的薬2品目とそのコンパニオン診断薬が2012年に同時承認を取得した。

表8.3.3　本邦におけるIVD，LDTの事例

検査	法規制	薬事上の許認可	保険適用	対応医薬品
IVD	薬機法 ・体外診断用医薬品，医療機器を用いて実施される検査 ・外注検査が可能	品目ごとに承認が必要	原則として保険適用	血清化学検査，がんマーカー，免疫検査等 EGFR, HER2, KRAS
			現状非適用	CYP2D6 & CYP2C19
LDT	医療法 ・医師の指示のもとに実施される院内検査 ・研究用試薬，研究用機器の使用が可能	法的規制はない	院内検査として適用される項目あり	BCR-ABL, PML/RAR α translocation
			現状非適用	G6PD, VKORC1

用語　体外診断用医薬品（*in vitro* diagnostics；IVD）

これらは，これまでのコンパニオン診断薬開発の課題をクリアし，今後のコンパニオン診断薬の開発に際し道筋をつけたものと考えられる。

開発初期より，標的遺伝子・対象疾患を絞り込み，同時申請・同時承認に成功したコンパニオン診断薬と分子標的薬の事例を表8.3.4に示した。

①がん組織・細胞の未分化リンパ腫キナーゼ(ALK)融合遺伝子の遺伝子検査キット「Vysis ALK Break Apart FISH Probe Kit」と「クリゾチニブ」

未分化リンパ腫キナーゼ(ALK)融合遺伝子と微小管会合タンパク(EML4)遺伝子が融合しがん化を起こすことの発見，さらに，肺がん患者の5%でこの融合が起きていることの発見，およびクリゾチニブがALKを強力に阻害することから，本剤の臨床開発初期より，ALK Break Apart FISH法を用いた遺伝子検査を取り入れて対象疾患をALK融合肺がん患者に絞り込むことによって，効率的な臨床開発が実施された。その結果，クリゾチニブは「ALK融合遺伝子陽性の切除不能な進行・再発の非小細胞肺がん」を適応症として承認された。「Vysis ALK Break Apart FISH Probe Kit」もその遺伝子検査キットとして同時に承認され，診療報酬は「体外診断用医薬品のE3（測定項目が新しいもの）として，2,000点の壁を破り6,520点が認められた。

また，新基準に則り，医薬品クリゾチニブカプセルの添付文書の【効能・効果に関する使用上の注意】欄には，「十分な経験を有する病理医又は検査施設における検査により，ALK融合遺伝子陽性が確認された患者に投与すること。」が明記され，体外診断用医薬品「Vysis ALK Break Apart FISH Probe Kit」の添付文書には本キットの使用目的は「がん組織，細胞中のALK融合遺伝子の検出（クリゾチニブ，アレクチニブ塩酸塩の非小細胞肺がん患者への適応を判定するための補助に用いる。）」と記載されている。

②CCR4タンパク検出検査薬「ポテリジオテストFCM/IHC」とヒト化抗CCR4モノクローナル抗体「モガムリズマブ（遺伝子組換え）」

標的医薬品モガムリズマブは，成人T細胞白血病リンパ腫（ATL）の細胞表面に存在し白血球遊走に関与する「CCケモカイン受容体4（CCR4）」を標的として，抗体依存性細胞障害（ADCC）活性により，抗腫瘍効果を示すヒト化抗モノクローナル抗体である。CCR4はATL患者の約90%に発現しているとされている。

本剤の適応症として当初「CCR4陽性の成人T細胞白血病リンパ腫」が承認され，その後比較的短期間で「再発又は難治性のCCR4陽性の末梢性T細胞リンパ腫」および「再発又は難治性のCCR4陽性の皮膚T細胞リンパ腫」が追加承認された。

本剤に関して2種類のコンパニオン診断薬が同時に承認された。血液中の血球細胞表面上に発現するCCR4タンパクを検出する「ポテリジオテストFCM」と組織，細胞中のCCR4タンパクを検出する「ポテリジオテストIHC」である。

フローサイトメトリー（FCM）は細胞の存在比率や細胞内もしくは細胞表面の情報（大きさ，構造，分子発現等）を光学的に分析する手法で短時間に多量の細胞を個々に測定することが可能である。

表8.3.4　コンパニオン診断薬と対応医薬品(2)

分類	バイオマーカー	保険点数	疾患	対応医薬品	承認（年） 診断薬	承認（年） 医薬品
新基準による同時承認	EML4-ALK	6,520	NSCLC	Crizotinib (ALK TKI)	2012	2012
	CCR4	10,000	ATL	Mogamulizumab (抗CCR4抗体)	2012	2012

用語　未分化リンパ腫キナーゼ(Anaplastic Lymphoma Kinase；ALK)，微小管会合タンパク(Echinoderm Michrotubule-associated protein-Like4；EML4)，抗体依存性細胞障害(Antibody-Dependent Cellular Cytotoxicity；ADCC)，成人T細胞白血病リンパ腫(Adult T-cell Leukemia；ATL)，フローサイトメトリー(Flow Cytometry；FCM)，免疫組織化学的手法(Immunohistochemistry；IHC)

免疫組織化学的手法（IHC）は，抗体を用いて組織中の抗原を検出する手法で，発色操作を行うことで抗原の有無を容易に検出することができる。

モガムリズマブの開発時においては，第Ⅰ相試験，第Ⅱ相試験でFCM法またはIHC法のいずれかでCCR4陽性をまたは確認した被験者を対象に実施された。

このように，新規医薬品の臨床開発初期において，診断薬が準備でき，治療薬と検査薬の開発が並行して可能であったのは，医薬品開発企業と検査薬開発企業が親会社と子会社の関係であったことが，企業連携が綿密かつ円滑に行われた要因と推測される。

これらいずれのコンパニオン診断薬の診療報酬も「体外診断用医薬品のE3（測定項目が新しいもの）」として，10,000点が認められた。

医薬品モガムリズマブの添付文書の【効能・効果に関する使用上の注意】欄には，「1.本剤投与の適応となる疾患の診断は，病理診断に十分な経験を持つ医師又は施設により行うこと。2.CCR4抗原は，フローサイトメトリー（FCM）又は免疫組織化学染色（IHC）法により検査を行い，陽性であることが確認されている患者のみに投与すること。」が明記され，体外診断用医薬品「ポテリジオテストFCM/IHC」の添付文書の重要な基本的注意には，「本品は，モガムリズマブ（遺伝子組換え）の適応を判定するための補助に用います。」と記載されている。

● 4. 個別化医療の展望

抗がん剤領域における個別化医療は欧米企業が先行してきたが，がん治療の分野で国産初となる抗体医薬「モガムリズマブ」がコンパニオン診断薬とともに同時に承認が得られた。

これら薬剤の，これまでの殻を破った高額の診療報酬や末梢性T細胞リンパ腫（PTCL），皮膚T細胞リンパ腫（CTCL）の速やかな効能追加取得等は，国内企業の独自技術（ポテリジェント技術），アカデミアによるCCR4とATL細胞の関係究明等，「産」，「学」の英知の融合と「官」の「先駆け」シーズ対応がマッチしたものと考えられる。

これらを背景に，「バイオバンク」等アカデミアの医療情報を企業が活用すべく，大学の研究成果を実用化するという従来の手法から一歩踏み込み，初期段階から両者が連携する動きが活発化している。

個別化医療は，特定医薬品とそのコンパニオン診断薬を両輪として推進しなければならない。

①臨床開発初期からコンパニオン診断を導入し，効果を示す患者を特定することにより，後期臨床試験の症例数をサイズダウンすることができ，開発期間を短縮できる。

②特定の患者でも，高い効果が得られれば，承認取得の確率が高まることに加え，適切な薬価が得られ，市場への浸透も早まる。

開発初期からコンパニオン診断を導入するためには，製薬企業と診断薬企業のwin-winの関係に基づいた綿密な連携が，今後ともますます重要になるものと思われる[5]。

● 5. コンパニオン診断薬に対する臨床検査部門の役割

分子標的薬等の開発が加速され，同時に開発初期からコンパニオン診断が並行して開発されることが通常化されつつある。

コンパニオン診断の結果が対象患者に与える影響は一般検査に比較してはかり知れなく大きい。

何らかのミスで陰性と測定された場合，本来その患者に使用されるべき特効薬が使用できないことが起こる。

このようなことを少なくするためには，臨床現場・検査部門のコンパニオン診断薬を用いた適正・正確な検査や測定はもとより，開発段階から精度の高い検査方法，診断薬が求められる。

そのためには，医療現場が使用しやすい，ミスの少

📝 **用語** 末梢性T細胞リンパ腫（Peripheral T-cell lymphoma；PTCL），皮膚T細胞リンパ腫（Cutaneous T-cell lymphoma；CTCL）

ない検査方法，検査薬の開発が必要となる。
　現場で扱う検査技師等のひらめき，アイデアが生かされなければならない。

　医療の現場，製薬企業，診断薬企業の綿密な連携の下，個別化医療のさらなる進展が期待される。

［平松信祥］

参考文献

1) FDA CDRH : "Guidance for industry and Food and Drug Administration staff-*In vitro* companion diagnostic devices.(DRAFT GUIDANCE)"(July 14 2011)
2) 通知：「コンパニオン診断薬等及び関連する医薬品の承認申請に係る留意事項について」薬食機発0701第10号（平成25年7月1日）
3) 財団法人　ヒューマンサイエンス振興財団：「平成24年度　規制動向調査報告書　コンパニオン診断薬を用いた個別化医療―その開発と規制の動向―」（2013年3月）
4) 通知：「コンパニオン診断薬等に該当する体外診断用医薬品の製造販売承認に際して留意すべき事項について」薬食発0219第4号（平成26年2月19日）
5) 登 勉：「コンパニオン診断：個別化医療における意義と将来展望」Gout and Nucleic Acid Metabolism, 2012；36：79-85

8.4 | 再生医療の法令と臨床応用に向けた取り組み

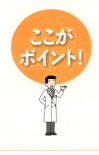

- 再生医療等製品と規制の枠組みを理解する。
- 再生医療等製品の開発の流れを理解する。

● 1. はじめに

　再生医療，特に細胞を用いた再生医療は「組織工学」，すなわち細胞・スキャフォールド（細胞の足場となる担体）・成長因子の3要素をベースに基礎的な研究が行われ，一部では臨床研究が実施されてきた。本邦では2015年には再生医療法案成立後に2品目の製造販売が承認されるなど，国民の期待の大きい医療になりつつある。

　再生医療新法とは，まず理念法である「再生医療を国民が迅速かつ安全に受けられるようにするための施策の総合的な推進に関する法律」（「再生医療推進法」）が2013年4月に成立し，再生医療の普及のための施策の策定・実施は「国の責務」であると明記したうえで，再生医療の研究開発から実用化までの施策の総合的な推進を図るとともに，3年ごとに社会情勢に即して対応をアップデートしていくとしている。本法の成立を受けて，以下に述べる「再生医療等安全性確保法」ならびに「薬機法」が制定され，2013年11月に施行された。

　本項では再生医療等製品を開発する上で重要となる法令を紐解きながら開発の実際を論ずる。

● 2. 再生医療等製品と規制枠組み

　再生医療等製品とは身体の構造・機能の再建・修復・形成や疾病の治療・予防を目的として使用されるヒトの細胞に培養等の加工を施したものであり，再生や治療・予防を目的に使用される製品である。従来から実施されている臓器移植・輸血・骨髄移植・生殖補助医療などは政令で除外されているが，ES/iPS細胞由来の成分や遺伝子導入された細胞等は含まれる。これらを患者に届けるためには2つの道筋が存在し，それぞれを規制する法律が異なる。詳細は総説[1]を参照されたい。ここでは簡便に2つのトラックとその法規制に関して解説する。

(1) 臨床研究・自由診療を実施するためには

　「再生医療等の安全性の確保等に関する法律」（「再生医療等安全性確保法」または「再生医療新法」）が該当する法律となる。

　医療機関で行われるすべての再生医療に対して医療技術リスク（iPS細胞，ES細胞等は高リスク，体性幹細胞等は中リスク，体細胞は低リスクと分類）に応じた実施計画の提出の義務化と審査レベルを分類することで，正しい再生医療を適正かつ確実に患者に届けることを推進している。「医師法」から「再生医療」は独立することとなり，承認機関での審査に通過しなければ幹細胞を用いた治療はできないこととなる。また，

「指針」から「法律」となることで罰則規定もあり，自由診療で実施され問題となっている「似非再生医療」が排斥され，細胞治療の実情の把握が可能となることが予想されている．さらに重要な改正項目としては，細胞培養・加工の外部委託が可能となる．これまでは各大学が細胞プロセッシングセンターという巨大な施設で家内工業的に細胞製品を自作していたが，産業界の参入と培養の機械化・自動化により，加速的に細胞を用いた再生医療研究が推進するものと考えられている．

(2) 製品の承認を目指すには

「医薬品，医療機器等の品質，有効性及び安全性の確保等に関する法律」(略称「薬機法」)が該当する法律となる．

医薬品・医療機器の二択では分類困難であった細胞製品等は，「再生医療等製品」として定義づけられ審査されることとなった．特筆すべき点は「迅速承認の導入」であり，治験第Ⅰ相，第Ⅱ相で安全性が確認され有効性が示唆されれば，第Ⅲ相を省略して市販後調査に重きが置かれる．これにより最新医療の早期提供が実施可能となる．

従来は細胞を用いた製品は，細胞の分泌するサイトカインが主要効能の場合は医薬品として，細胞自身がそこにとどまることによって効能を発揮する場合は医療機器として審査されてきた．しかし，分類が困難である場合も多く，またヒトの細胞の品質が不均一である性質上，有効性の予測が困難な場合もあるため，「再生医療等製品」というカテゴリーが導入されることにより，既存の薬・医療機器に対する基準とは異なる審査プロセスの構築が急務となっていた．再生医療等製品としては本邦では株式会社ジャパン・ティッシュ・エンジニアリングの自家培養表皮ジェイスと，自家培養軟骨ジャックの2製品が旧薬事法下で医療機器として製造販売承認後に保険収載されたのみであったが，2014年11月に薬機法が施行されてからは，2015年9月にテルモの自己骨格筋由来細胞シート「ハートシート」が条件および期限付き承認制度を適用しての承認，またJCRファーマの同種骨髄由来間葉系幹細胞「テムセルHS注」が承認され，再生医療新法下での再生医療等製品の開発が急速に進展している(表8.4.1)．新法の施行ならびに，経過措置期間が2015年5月に終了したことにより，細胞を加工して実施する治療は漏れなく「再生医療等安全性確保法」の範疇となり，「特定細胞加工物製造」ならびに「再生医療等提供計画」を，規制当局ならびに再生医療等委員会の承認の下で実施しなければならないこととなった．

3. 再生医療等製品の開発の実際

基本的には他に代替する治療法がなく，医療上の必要性が高い製品に関して積極的な実用化が進められている．実用化を進めていくうえで重要なのは規制への準拠と，開発戦略の構築である．再生医療等製品では

表8.4.1 日本で承認された再生医療等製品

製造販売承認年月日	販売名	社名	細胞	対象	保険収載年月日	保険償還価格
2007年10月29日	自家培養表皮ジェイス®	株式会社ジャパン・ティッシュ・エンジニアリング	自家培養表皮	深達性Ⅱ度及びⅢ度熱傷創の合計面積が体表面積30％以上の熱傷	2009年1月1日	306,000円／枚(80cm²) 20枚→40枚 (2012.4.1〜)まで
2012年7月27日	自家培養軟骨ジャック®	株式会社ジャパン・ティッシュ・エンジニアリング	自家培養軟骨	膝関節における外傷性軟骨欠損症または離断性骨軟骨炎(除：変形性関節症)	2013年4月1日	2,080,000円 (使用した個数に係わらない)
2015年9月18日	テムセル®HS注	JCRファーマ株式会社	ヒト(同種)骨髄由来間葉系幹細胞	造血幹細胞移植後の急性移植片対宿主病(急性GVHD)	2015年11月26日	868,680円／1バッグ 8-12バッグ／1治療
2015年9月18日*	ハートシート	テルモ株式会社	ヒト(自己)骨格筋由来細胞シート	虚血性心疾患による重症心不全(NYHA心機能分類がⅢ又はⅣ度，安静時における左室駆出率が35％以下	2015年11月26日	Aキット6,360,000円, Bキット1,680,000円

＊薬機法第23条の26に基づく条件及び期限付承認(期限：5年)

薬機法において，安全性が確認され，有効性が推定された段階で条件および期限付きの製造販売承認の取得が可能とされている一方，使用者に対する同意説明や，製造販売に関する記録の保存などが必要とされているのが特徴である。

再生医療等製品の開発において，特に薬機法における治験を実施するにあたり検討すべき事項例として，①品質と製造，②非臨床の有効性・安全性試験，③臨床試験の計画・実施のそれぞれに関して以下に概略を述べる（表8.4.2）。

（1）品質と製造

自己細胞を採取し，培養して移植する際に不均一性が高くなることは否めず，規格で品質をすべて把握することは困難であるため，製造工程のコントロールにより品質を管理する考え方が重要となる。よって工程を管理することによって期待される効果がいつでも得られるような設計が求められており，有効性および安全性に関連する重要な品質特性は事前に特定されている必要があると考えられている。

製造管理および品質管理についてはGood Manufacturing Practice（GMP）とGood Gene, Cellular and Tissue-based products Manufacturing Practice（GCTP）の概念が導入されている。GMPは，①人為的ミスの最小限化，②汚染および品質低下の最小限化，③信頼性の高い品質保証システムを構築することにより，同等の品質の製品を恒常的に作ることである。またGCTPは再生医療等製品の製造管理及び品質管理の基準に関する省令（平成26年厚生労働省令第93号）であり，原材料，品質，製造，ならびに構造設備の管理監督をシステム化することにより，製品品質の高いレベルでの実現を目指している。少なくとも3ロット以上のサンプルを用いて変動要因を考慮して工程を固定し，目的とする品質に適合するかどうかを確認するプロセスバリデーション，ならびにバリデーションが困難な場合は管理戦略と最終結果の整合性を検証するバリデーションの概念を理解すべきである。

また，特に生物由来原料ならびにそれらの原材料に起因する感染等のリスクに関しては，再生医療等製品の特性上，十分に検証する必要がある。

（2）非臨床の有効性・安全性試験

有効性に関しては，小型動物のみならず中型以上の動物にてその製品の有効性を確認するとともに品質基準となるパラメーターを抽出し，臨床効果との相関性があれば(1)の品質と製造の出荷基準項目等に反映させることが望ましい。

安全性に関しては，目的外の形質転換などを起こしていないことなどを科学的合理性のある範囲で確認することが望ましく，非細胞成分や製造工程由来不純物

表8.4.2 再生医療等製品の承認申請において一般的に必要となる添付資料[2]

添付資料	添付資料の項目
1. 起原又は発見の経緯及び外国における使用状況等に関する資料	ア 起源又は発見の経緯に関する資料 イ 外国における使用状況に関する資料 ウ 類似する他の治療法との比較検討等に関する資料
2. 製造方法並びに規格及び試験方法等に関する資料	ア 製品の構造，構成細胞，導入遺伝子に関する資料 イ 使用する原料，材料又はそれらの原材料に関する資料 ウ 製造方法 エ 規格及び試験方法
3. 安定性に関する資料	輸送，保存条件，有効期間の根拠に関する資料
4. 効能，効果又は性能に関する資料	効力又は性能を裏付ける試験に関する資料
5. 製品の体内動態に関する資料	ア 生体内分布に関する資料 イ その他の体内動態に関する資料
6. 非臨床安全性に関する資料	ア 一般毒性に関する資料 イ その他の安全性に関する資料
7. 臨床試験等の試験成績に関する資料	臨床試験等の試験成績に関する資料
8. リスク分析に関する資料	ア リスク対策計画に関する資料 イ 製造販売後使用成績調査計画に関する資料 ウ 実施予定の臨床試験計画に関する資料
9. 法第65条の3第1項に規定する添付文書等記載事項に関する資料	ア 添付文書案に関する資料 イ 効能，効果又は性能，用法及び用量又は使用方法，使用上の注意（案）等及びその設定根拠に関する資料

の残存量などを可能な限り理化学的分析法により評価することが望ましい。造腫瘍性関連試験に関しては in vitro では核型分析，軟寒天コロニー形成試験を，in vivo では免疫不全動物を用いた試験をわれわれは実施した[3,4]）。

最後に，再生医療等製品の信頼性保証の考え方として原則，GLP試験が必要とされており，莫大な費用が想定されるが，適切な理由があればPMDAの見解では非GLP試験を受け入れることは可能としている。

（3）臨床試験の計画・実施

特に自己細胞を用いる臨床研究では疾患が希少であれば少数例での治験成績で評価せざるを得ず，また原料となる細胞が不均質であるため，一定数の限られた治験症例での評価も困難であり，対照群を用いた比較臨床研究も組みにくい。よって，より多くの症例を収集するため全例を対象とした調査や追加臨床試験を製造販売後に実施する条件付き承認や，承認に7年以内の有効期限を付与した期限付き承認を採用することにより，再生医療等製品の早期承認制度が創設された。

他家細胞を用いた再生医療等製品に関しては被験者からの組織採取や治験中の製造に要する期間が不要であることから医薬品の臨床研究との類似性が高く，医薬品に準じた臨床試験のデザインが必要になるかもしれない。PMDAとの相談を通じて最適化を実施すべきであろう。

4．まとめ

患者数の少ない希少疾患においては企業の協力を得られる企業治験を組みにくく，特定医療施設のみで実施される先進医療の枠組みでは多くの患者を救うことはできず，医師主導治験の枠組みを活用するのが1つの出口戦略となり得る。しかしながら，医師サイドからしてみると企業治験では経験していない多くの業務をこなすことは困難であり，専門的な業務はCROやAROへの業務委託，臨床研究コーディネーター（CRC）や治験事務局員など院内スタッフの協力なしで医師主導治験の遂行は困難であると考えている。さらには昨今の臨床研究不正事案を受け，2015年4月より，「人を対象とする医学系研究に関する倫理指針」が導入され，侵襲（軽微な侵襲を除く）を伴う研究であって介入を行う臨床試験ではモニタリングと必要に応じて監査の実施が新たに求められることとなり，2015年10月以降モニタリングや監査に関する体制整備とその厳格な運用が求められている[5]）。

冒頭にもあるように，治験には各種規制への準拠が求められており，再生医療等製品を開発するうえでは規制当局との相談は必須であると考えられている。よって，これらの法律や枠組みを理解し，適切に研究開発を構築でき得る医師のみならず病院スタッフの育成が急務であると考えている。

［岩田隆紀］

参考文献

1) 早川堯夫，佐藤陽治，わが国の再生医療実用化促進の規制整備と世界での位置づけ　再生医療，14(3)：225-241．2015
2) PMDA：薬事戦略相談，2015年4月　第5版，10ページ表3
3) Washio K, Iwata T, Mizutani M, Ando T, Yamato M, Okano T, Ishikawa, I, Assessment of cell sheets derived from human periodontal ligament cells：a pre-clinical study. Cell Tissue Res. 2010, 341(3)：397-404
4) Yoshida T, Washio K, Iwata T, Okano T, Ishikawa I, Current status and future development of cell transplantation therapy for periodontal tissue regeneration. Int J Dent. 2012；2012：307024
5) 臨床試験のモニタリングと監査に関するガイドライン：https://www.jscpt.jp/eng/press/2015/pdf/150601_all.pdf

索　引

●英語索引

AE……13
ALCOA……12, 100, 134
ALCOA-CCEA……132, 133
AMED……57
ARO……55

CAP……70
CAPサーベイ……89
Case Report……138
Case Series……138
CCEA……12, 135
COI……39
CRC……11, 67
CRF……12, 82
CRO……11, 50
CTCAE……71

Directive 65/65/EEC……7
DPCデータ……169

EBM……47
eCRF……83, 127
EDC……60, 83, 127
electronic data capturing……127
EMA……7
EMAによる査察手順……101
EMAのGCP査察状況……101
EU GCP指令……7
EU臨床試験指令……7
evidence based medicine……47

FDAによる査察手順……100
FDAのGCP査察状況……100
Form 483……100

GCP……9, 14
GCP実地調査……13, 96

Good Vigilance Practice……5
GPSP……6
GVP……5

IC……19, 26
ICD別受療率……169
ICH……3, 9, 42
ICH-GCP……3, 7, 9
ICH国際医薬用語集……83
IMP制度……7
IND……6
Investigational New Drug……6
IRB……3, 9, 10, 15, 17, 18, 19
ISO 15189……90, 101
ISO 15189：2012……91
ISO/IEC 17025……91
IVRS……127
IWRS……127

JAB……91
JCCLS……90

MedDRA……83

Off-siteモニタリング……77, 78
On-siteモニタリング……77, 78

PMDA……13

SAE……13
SDV……78, 124
SMO……11, 51
SOP……12, 15

WHO-Drug……84

●ア

安全管理……38
安全性情報の管理……59

●イ

医学研究……138
医師主導治験……4, 6
医師主導臨床試験……53
委受託型SMO……52
遺伝毒性試験……43
医薬品，医療機器等の品質，有効性及び安全性の確保等に関する法律……10
医薬品規制調和国際会議……42
医薬品コード……83
医薬品の製造販売後安全管理の基準……5
医薬品の臨床試験の実施基準……3, 9
医療機器開発の流れ……46
インセンティブ経費……73
院内検査……116
院内検体検査……104
院内臨床検査基準範囲一覧表……71, 110
インフォームド・コンセント……19, 26

●ウ

ウェブ応答システム……127
後ろ向きコホート研究……139
運営委員会……53
運営事務局……53

●エ

疫学……21, 145

●オ

欧州医薬品庁……7
横断研究……48, 138, 139
オーファン指定……97
オプトアウト……27

索引

●カ
外注検査……116
外注検体管理……110
外注検体検査……104
介入研究……4, 23, 138
開発業務受託機関……11
開発研究……42
外部精度管理……70, 88, 109
外部評価……70
概要書……63
がん原性試験……43
監査……13, 48, 59, 78, 79
監査証跡……49
観察研究……4, 48, 138
観察集団……141
観察対象集団……141
観察の誤り……143
患者申出療養……6

●キ
キーフォーバー・ハリス医薬品改正法……6
企業主導治験……4, 6
企業治験……4
記述疫学……139
記述的観察研究……138
記述的研究……48
偽相関関係……143
教育・研修……33
狭義の利益相反……39
共同研究機関……25
共用基準範囲……93
記録保存責任者……132

●ク
偶然誤差……142
クロス表……147

●ケ
系統誤差……142
軽微な侵襲……23
研究カテゴリ……62
研究機関の責務……30
研究機関の長……25, 33

研究計画書……48, 63, 142
研究資金の調達……62
研究者主導臨床試験……4, 53
研究者に対するトレーニング……125
研究責任者……25, 61
研究対象者……25
研究デザイン……48, 142
研究に関する登録・公表……32
研究の許可……34
研究倫理の原則……3
検査測定取消解除依頼書……114
検証的研究……48
原資料……12
検体回収……105, 111
検体検査……72, 104
検体採取……104
検体採取・搬送……104
検体処理……72
検体処理手順書……71, 110
検体処理・保管……105, 111

●コ
効果安全性評価委員会……59
公開データ……169
口頭IC……27
交絡……142
交絡因子……143
コーディング……82, 83
呼吸機能検査……72
国際共同治験……118
国際疾病分類別受療率……169
個人情報管理……38
個人情報の開示……38
個人情報保護法……38
誤分類……143
個別化医療……175, 181
コホート研究……48, 138, 139
日本版コンパッショネートユース……6
根拠に基づく医療……47, 53
コンパニオン診断……177
コンパニオン診断薬……175, 177, 179

コンパニオン診断薬に対する臨床検査部門の役割……181

●サ
採血・検体搬送……72
再生医療……183
再生医療新法……183
再生医療等安全性確保法……183
再生医療等製品……183
散布図……147

●シ
自己点検……33
指針不適合事例の報告・公表……34
システム監査……79
システムの適切性を評価する監査……79
実験的研究……48
実施医療機関……15, 61
実施医療機関の長……10
実施医療機関の長の責務……15
実施計画書……53, 150
実地調査……135
自動音声応答システム……127
自由診療……183
従属変数……149
縦断研究……48
集中測定……116, 123
重篤な有害事象……13, 125
情報バイアス……142
将来患者推測……169
症例研究……48
症例検討会……60
症例集積……138
症例対照研究……48, 138, 139
症例登録……59, 64
症例発表……138
症例報告……48
症例報告書……12, 60, 82
審査報告書……45
侵襲……22, 23
侵襲・介入研究……36
新人CRC研修内容……122

索　引

迅速承認の導入……184
迅速審査……37
診断群分類包括評価……169
心電図検査……72
診療記録……134

●ス
スタディマネージャー……56

●セ
製剤化研究……43
生殖発生毒性試験……43
製造販売後臨床試験……45
生態学的研究……139
精度管理……109
精度管理記録……114
精度保証……109
生理検査……72, 107
責務相反……39
説明同意文書……63
説明変数……149
先進医療B……7
選択バイアス……142
セントラルデータマネジメント
　　……82
専門IRB……18
先進医療制度……5

●ソ
総括報告書……60
相関係数……147
層別化バイオマーカー……176

●タ
第1相試験……44
体外診断用医薬品……171
体外診断用医薬品の製造販売承認
　申請に必要な資料……172
第3相試験……44
代諾者……13, 26
第2相試験……44
第4相試験……45
対話型音声応答システム……127

多施設共同臨床試験グループ
　　……54
立会人……13
多変量解析……149
単回投与毒性試験……43
探索研究……42
探索的研究……48

●チ
治験……4, 42, 43, 50
治験依頼者……4, 11, 50
治験協力者……11
治験計画書……58
治験コーディネーター……11, 67
治験施設支援機関……51
治験実施計画書……12, 127
治験事務局……11
治験審査委員会……3, 10, 17, 50
治験施設支援機関……11
治験責任医師……10
治験相談……56
治験に係る文書または記録……12
治験分担医師……11
治験薬概要書……11
治験薬管理者……11
知財戦略……42
中央一括測定……116
中央判定委員会……54
中央モニタリング
　　……13, 54, 77, 78
超音波検査……73
直接閲覧……78, 124
多施設共同臨床試験……53

●テ
低介入臨床試験……8
データ管理……54, 60, 84
データセンター……54, 82
データの完全性……81
データの信頼性確保……86
データマネジメント
　　……50, 51, 54, 59, 81
データレビュー……83
適合性書面調査……97

電子症例報告書……127

●ト
統計解析計画書……49
統計解析……50, 51, 60
統計学的仮説検定……148
毒性試験……43
特性要因図……89
独立行政法人医薬品医療機器総合
　機構……13
独立データモニタリング委員会
　　……54
独立変数……149
トレーニング……122

●ナ
内部精度管理……88, 89

●ニ
二重盲検比較試験……58
日米EU医薬品規制調和国際会議
　　……3, 9
日臨技精度保証施設……90
日臨技精度保証認証制度申請基準
　　……90
日本医療研究開発機構……57
日本適合性認定協会……91
日本臨床検査標準協議会……90
ニュルンベルク綱領……2, 20
ニュルンベルク・コード……2

●ハ
バイアス……141
バイオマーカー……175
派遣型SMO……52
搬送……105
反復投与毒性試験……43

●ヒ
ピアレビュー……53
被験者スクリーニング……123
秘匿検査項目……105
人を対象とする医学系研究に
　関する倫理指針……5

索引

人を対象とする研究……22
評価医療……6
標準業務手順書……12, 58
標的母集団……141
非ランダム化比較研究……48
非臨床試験……42, 43

●フ
副作用……13
プラセボ……105
プラセボ対象二重盲検比較試験
　……105
分子標的治療薬……177
文書IC……27
分析的研究……48

●ヘ
米国病理学会……70
ヘルシンキ宣言……2, 3, 20
ベルモント・レポート……3

●ホ
補償……31, 32
ポテリジェント技術……181

●マ
前向きコホート研究……139

●ミ
未知・重篤な有害事象の報告・
　公表……35

●ム
無作為割付……59

●メ
メディカルライティング業務
　……51

●モ
模擬査察……101
目的変数……149
モニター……11
モニタリング……12, 48, 59, 78

モニタリング業務……51

●ヤ
薬事申請……42, 45
薬事戦略相談……56
薬物動態試験……43
薬理試験……43

●ユ
有害事象……13, 125

●ラ
ランダム化比較研究……48

●リ
利益相反管理……39
利益相反……39
利益相反の開示……54
臨床疫学……145
臨床研究……4, 21, 42, 43
臨床研究コーディネーター
　……11, 67
臨床研究中核病院……91
臨床研究に係る制度の在り方に
　関する検討会……6
臨床研究に関する倫理指針……5
臨床検査技師CRCの強み……69
臨床検査秘匿項目……110
臨床検査標準化検討委員会……90
臨床試験……4, 42
倫理審査委員会……25, 35
倫理審査委員会報告システム
　……35

●ロ
ローカルデータマネージャー
　……85

●ワ
割付……59

JAMT技術教本シリーズ
臨床検査技師のための臨床研究・治験ハンドブック

定価　本体2,400円（税別）

平成28年7月31日　発　行

監　修　　一般社団法人　日本臨床衛生検査技師会
発行人　　武田　正一郎
発行所　　株式会社　じ ほ う
　　　　　　101-8421　東京都千代田区猿楽町1-5-15（猿楽町SSビル）
　　　　　　電話　編集　03-3233-6361　販売　03-3233-6333
　　　　　　振替　00190-0-900481
　　　　　＜大阪支局＞
　　　　　　541-0044　大阪市中央区伏見町2-1-1（三井住友銀行高麗橋ビル）
　　　　　　電話　06-6231-7061

© 一般社団法人　日本臨床衛生検査技師会，2016

Printed in Japan　　　組版　(有)アロンデザイン　　印刷　シナノ印刷(株)

本書の複写にかかる複製，上映，譲渡，公衆送信（送信可能化を含む）の各権利は株式会社じほうが管理の委託を受けています。

JCOPY ＜(社)出版者著作権管理機構　委託出版物＞
本書の無断複製は著作権法上での例外を除き禁じられています。
複製される場合は，そのつど事前に，(社)出版者著作権管理機構（電話 03-3513-6969，FAX 03-3513-6979，e-mail：info@jcopy.or.jp）の許諾を得てください。

万一落丁，乱丁の場合は，お取替えいたします。
ISBN 978-4-8407-4874-2